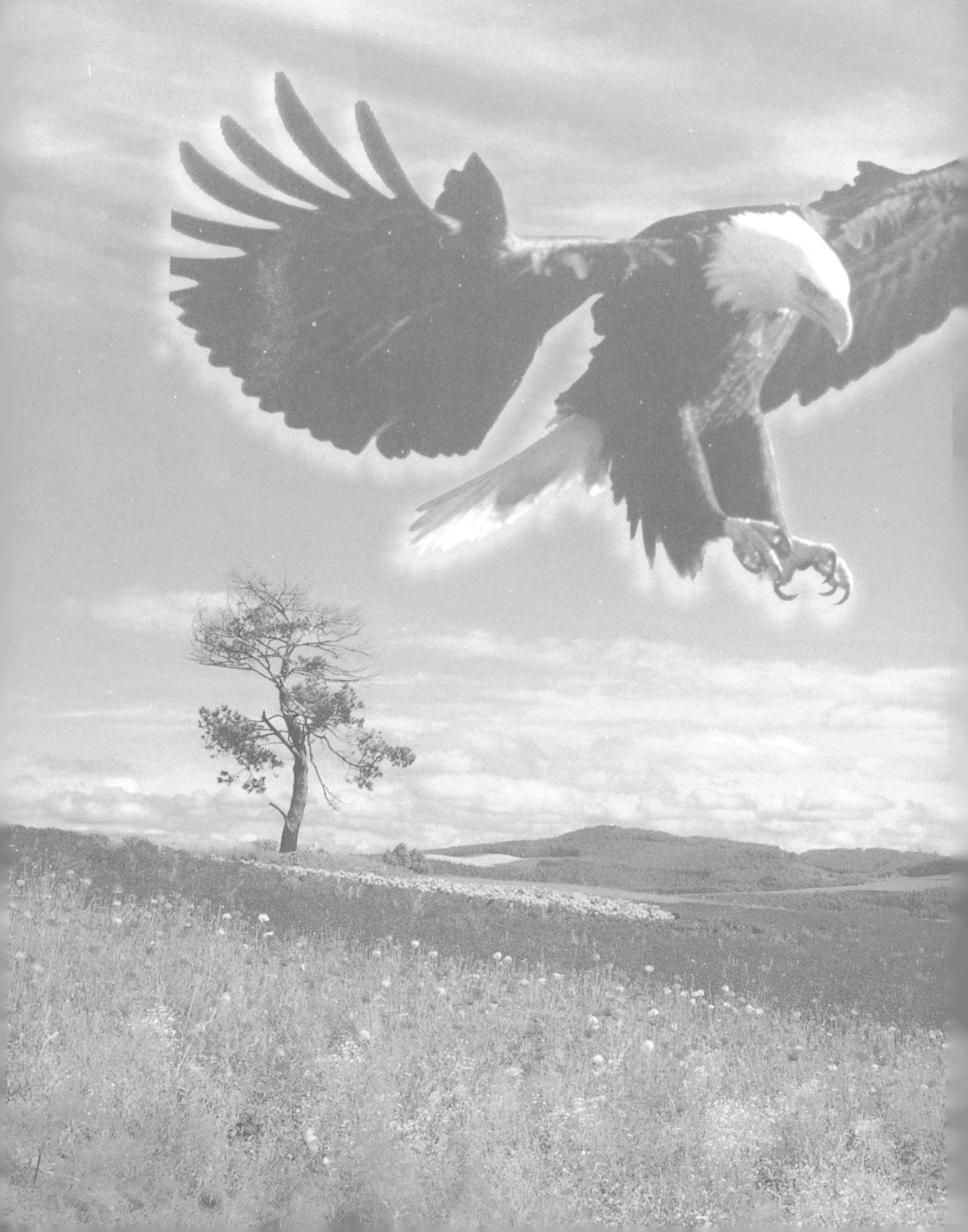

大展好書　好書大展

品嘗好書　冠群可期

休閒保健叢書 20

現代女性養生

（圖解中醫女性養生）

劉青 主編
周泉 主審

編委：鄭代業 曹靖 陳佳
劉文書 劉帥 周明
魏秀芳 田輝 李占靜
趙紅 高青

品冠文化出版社

作者簡介

劉青

著名生活書策劃人，成功策劃和主編健康養生保健類圖書若干，如：《我的健康管理》、《中老年人健康必讀書》、《中老人飲食必讀書》等養生保健類圖書。

作者博客：http://blog.sina.com.cn/qingyulan

郵箱：liuqingxy@163.com

周泉

上海中醫藥大學附屬龍華醫院、上海中醫藥大學脊柱病研究所註冊中醫師，上海中醫藥大學博士，曾到香港大學、美國羅切斯特大學訪問研究，目前承擔國家自然基金青年基金 1 項，參加國家傑出青年科學基金、國家自然科學基金重點項目、上海市醫學重點學科等部級以上課題 6 項。參與完成國家自然科學基金項目 2 項，部市級課題 4 項，獲得中華中醫藥科技進步獎一等獎、上海科技進步獎二等獎、上海市醫學科技進步獎二等獎各1項（參加者），發表論文17篇，SCI 收錄 2 篇。擔任全國高等中醫院校骨傷教育委員會實驗骨傷科學學科委員會常委。目前在美國做專業性研究。

目　錄

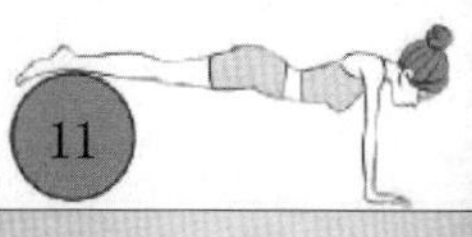

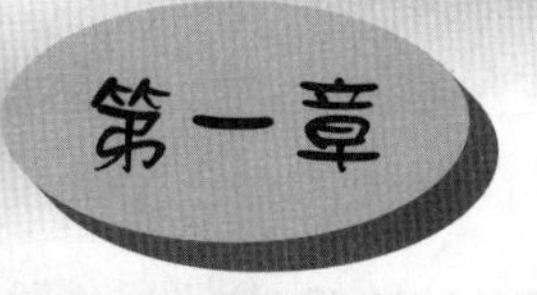

認識女性的身體

女性的身體是一個充滿智慧的機體，有著其獨特的運轉規律。為了孕育新生命，女人要經歷月經、妊娠、哺乳等特殊的生理過程，這個過程是神聖而無法代替的，同時，也給女性的身體帶來很多傷害。

現代中醫認為，女性身體的健康是下一代健康的基本保障。因此，身為女性，應懂得呵護和照顧好自己的身體，這不僅是對自己的負責，也是對家庭和社會負責。

女性的體質特點

中醫認為女性是陰柔之體，即陰盛陽衰，其臟腑功能較男性偏弱。而具體講來，則主要體現在以下幾個方面：

女性養生應以血爲本

歷代中醫關於女性機體的經典言論即「女子主血」，也就是說女性的養生以養血為主。因為女人的經、帶、胎、產、乳等生理特點，都是以血為用，也因此易損耗血液，所以女子血病多見，血虛引起的疾病尤其多。

除了女性的身體特徵離不開血液之外，女人的心理也會影響到血液的健康。因為，從女性心理特徵來看，女性性格一般多偏於內向，多愁善感，感情細膩。女子容易被情緒所傷，產生氣機鬱滯，氣滯又可影響血行，從而產生月經失調、痛經、乳腺增生等各種疾病。

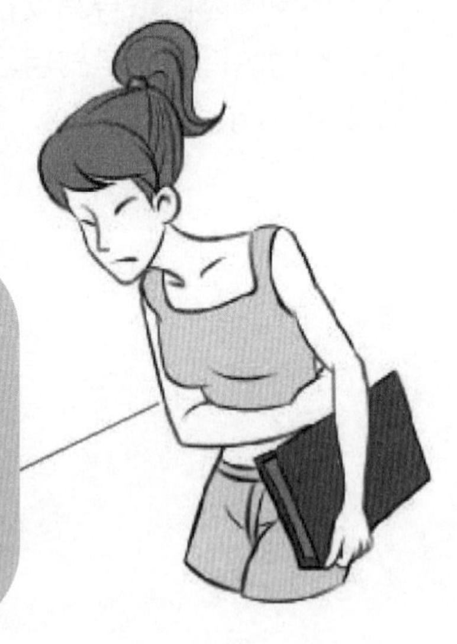

由於女人的經、帶、胎、產、乳等生理特點都以血爲用，因此，如果女性不注意維護血液健康，那麼就會產生氣血不暢的情況，從而引發月經失調、痛經、乳腺增生等各種疾病。

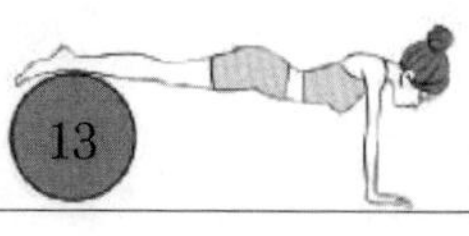

女人養生應以肝爲天

中醫界曾經提出「女子以肝為先天」的著名理論，這是有一定依據的。從生理上講，肝藏血，主疏泄。我們知道「女子以血為本」，血的運行與調節離不開肝的功能，而氣機的調暢離不開肝的疏泄，婦女在經、帶、胎、產、乳的生理過程都與肝的生理功能有關。如果肝的藏血、疏泄功能失調，就會產生月經失調、帶下病、不孕、胎產不安、產後乳汁不暢等病症。臨床上治療這些病症，往往從治肝入手。沖為血海，任主胞胎，沖任二脈的生理功能同樣與婦女的經、帶、胎、產密切相關。

在女性的一生中，最重要的是青春期和更年期，前者是生長發育的重要轉折期；後者是由中年向老年過渡的重要時期。在這兩個生理過程除了與腎相關外，與肝的生理功能也密切相關。在這兩個時期中，女性心理方面的變動也比較大，這也與肝的藏血、疏泄功能有關。

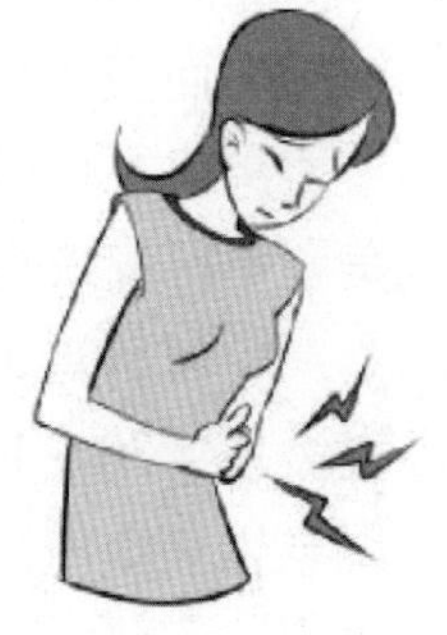

專家寄語

中醫界認為，女性的單位血液中的血漿含量要高於男性，其免疫功能也比男人強。只是女性的基礎代謝率低，所以女性比男性體質弱一些，但是女性的壽命卻比男性長。

女性的健康標準

古今中外，人類對健康的追求從未間斷，健康的標準越來越具體。現代女性在追求形體美的熱潮中，越來越認識到沒有結實健康的身體，就不可能有人體之美。中醫認為健康的女性，總能給人美好的印象，同時也給女性自身帶來益處。而判斷一名女性是否健康，其標準還是比較講究的：

纖細腰肢是女性健康的第一標準

關於女性的細腰，不知有多少文人墨客在其文章中描繪過。而美國科學家認為，儘管人們對女性健康美的標準千變萬化，但是與健康和生育都相關的細腰，一直是女性美麗不可或缺的象徵。

中醫認為，腰粗的人群容易患慢性病。根據中醫的調查發現，30～40歲的人群中，出現腰疼現象的很多，這種現象也在嚴重影響著人們的健康。世界衛生組織已經把腰痛列為人類面臨的主要健康問題之一。

因此，女人的健康和腰密切相關，而女性應懂得如何呵護好自己的腰。

◇保持體重是第一步

體重的增加和減少往往是在我們不經意間發生的事情，而我們並不能意識到超重對我們的不良影響，往往是突然發現自己的腰粗了，稱一下才知道體重增加了。而實際上，體重增加就等於你每天背著包袱在走路，累是自然的，對健康也是非常不利的。

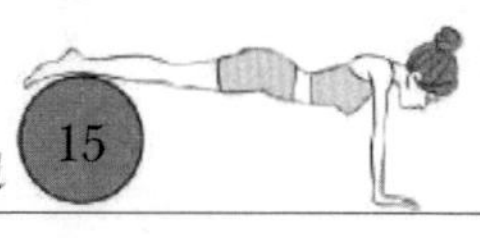

◇學會鍛鍊腹部和背部的肌肉

腰部的鍛鍊需要全身的配合，特別是腹部和背部的肌肉，只有整個軀幹部的肌肉強勁了，才能很好地保護腰背部不受傷害。加強運動，比如打羽毛球、網球，甚至是打掃房間的時候，都可以有意識的鍛鍊肌肉。

肌肉和肌膚富有彈性

富有彈性的肌肉和肌膚是女性美麗的關鍵，也是健康的標準。自古人們對女性的美從肌膚開始形容，真正的美麗是給人以健康蘊於優美形體中的感覺。有了健康的身體，就會強壯有力，精神抖擻，端莊穩重，處事樂觀，機智敏捷，落落大方，能充分適應豐富的文化生活和社會生活。

對於女性肌肉和肌膚的養護需要從飲食、按摩等方面來實現。比如注意飲食的營養均衡，多吃一些含有維生素及抗氧化的食物，多做淋巴排毒的按摩，對肌肉和肌膚的彈性都是有益的。

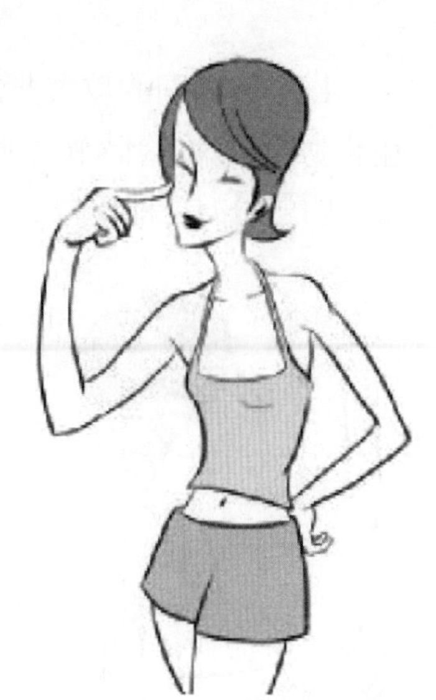

當然除了肌肉和肌膚有彈性外，還有頭髮、指甲有光澤，牙齒潔白光亮等，這些都是女性健康的體現。

抵抗病毒的能力強

中醫認為健康的女性機體應能對抗一般性感冒和傳染病，比如在換季或天氣變化等情況下，

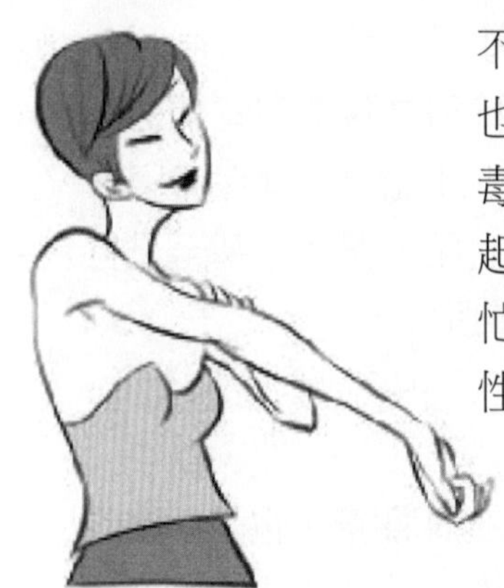

不被病毒所感染，或及時被感染了，也能很快恢復健康。增強機體抵抗病毒能力，需要從日常生活中的小事做起。比如，不要一點小病就小題大做忙著吃藥，如此身體會對藥物的依賴性增強，更易感染疾病。

眼睛明亮

明亮的眼睛可以為美麗加分，同時也是女性健康的標誌。有些女性眼睛無神，眼袋也比較嚴重，這種情況和遺傳、年齡、腎功能、睡眠、妊娠等情況有關，主要是眼瞼部體液堆積形成眼袋。

這就需要我們做好相應的日常護理工作：

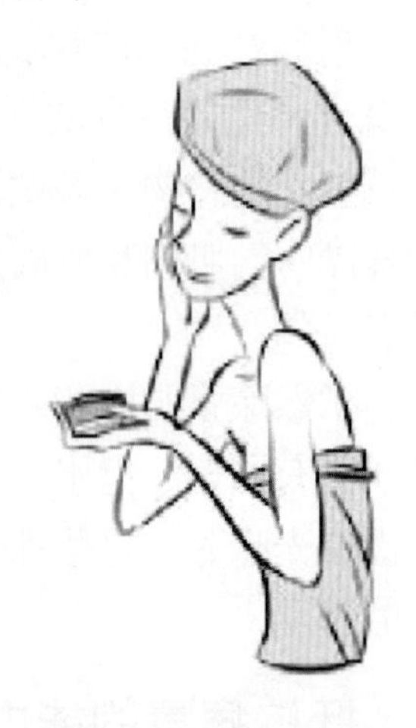

1. 眼睛周圍的皮膚非常薄弱，在化妝或卸妝的時候，動作要輕柔，切忌用力拉扯皮膚。

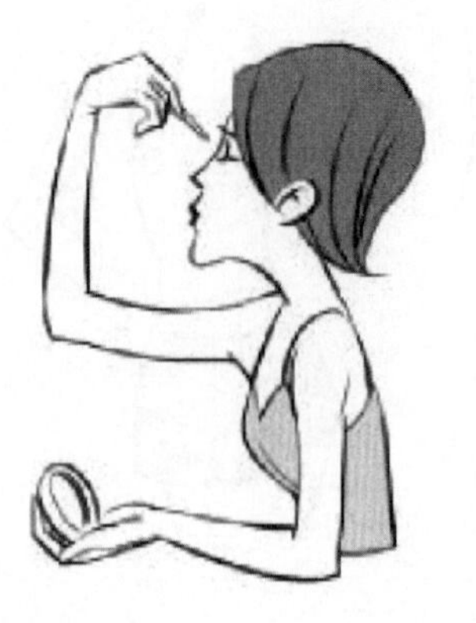

2. 畫下眼線時以不拉動眼皮為原則，為求方便，可以用乾粉撲輕按在面上來穩定手的位置，這便不容易畫錯位置了。

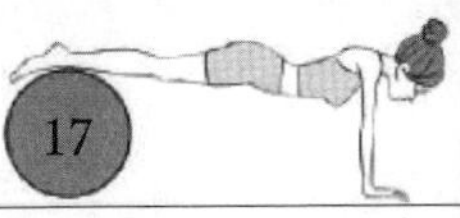

3. 用棉花抹洗眼睛周圍的皮膚，比用粗糙的毛巾好。

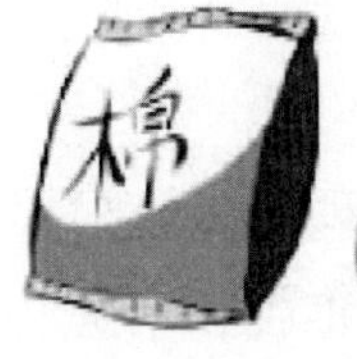

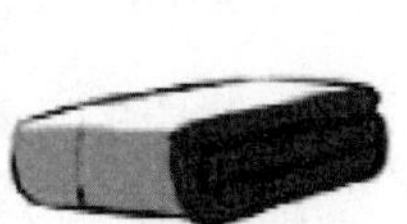

4. 配戴隱形眼鏡，不要拉下眼皮，可輕輕拉高上眼皮。

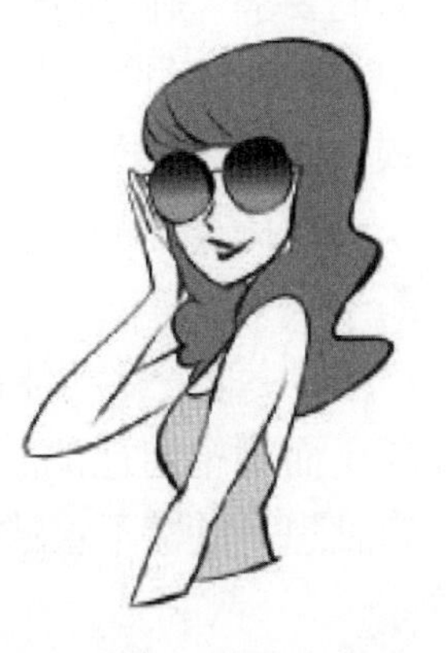

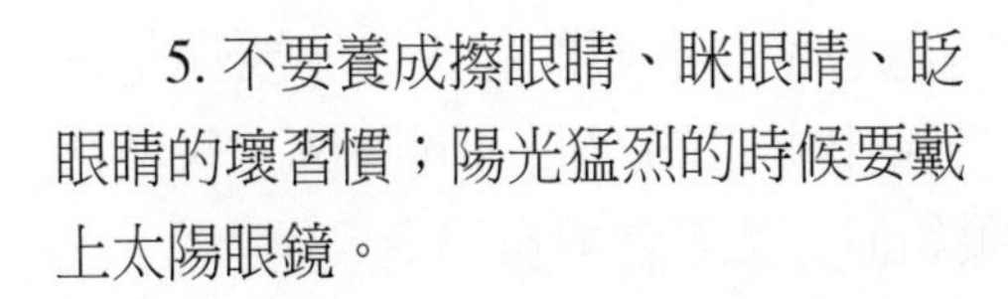

5. 不要養成擦眼睛、眯眼睛、眨眼睛的壞習慣；陽光猛烈的時候要戴上太陽眼鏡。

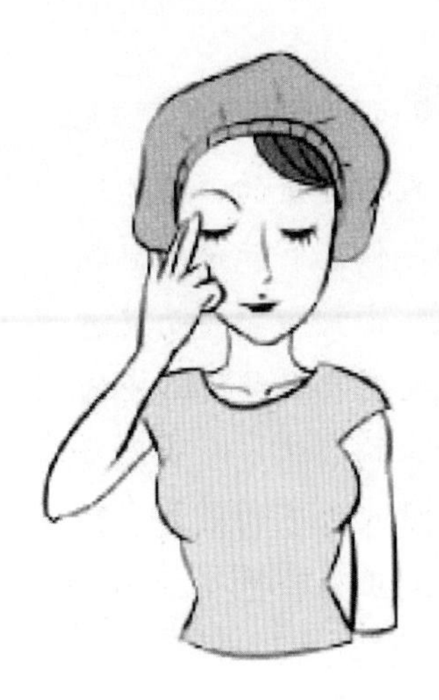

6. 早、晚要塗眼霜，早上可用有緊膚效用的眼霜，晚上使用能補充水分的滋潤性眼霜。

7. 切忌盲目減肥、節食，以致營養不良或體重突然下降的現象出現，因為脂肪量迅速改變會影響皮膚彈性。

8. 每天要多喝清水，至少八杯，尤其是早上起床時，晚上則不適宜飲太多水。

心態好

健康的心理活動是根據心理活動的規律有意識地採取各種措施，以維護和增進心理健康，提高對社會生活的適應能力，同時預防身心疾病的發生。具有健康心理活動的女性懂得加強腦力和創造能力的系統鍛鍊，注意社會條件的最佳選擇，消除勞動和閒時的單調乏味，防止提出過高和偏低的要求，避免神經系統的超負荷，知道如何化解日常生活中人與人之間的各種衝突，懂得如何克服各種病態敏感和懦弱。以上是女性生活品質和身體健康得到提高地重要保障。

保持良好的心態，需要女性學會對自己的情緒進行調節：

1. 每做一件事情時應想著其最壞的結果，不要期望過高，而應給自己的心理留出一定的空間，同時做一些糟糕的設想，這樣不管結果如何，都不會對自己造成傷害。

專家寄語

人的情緒中，只有喜是有益於人體健康的一種生理活動。研究發現，歡笑時，人體的各個器官能產生協調一致的振動，使神經處於興奮狀態，由神經調節而促進人體分泌有益於健康的激素。開懷大笑有助於使心中的鬱悶情緒得到疏導，使臉、頸、背、胸闊肌、腹肌反覆收縮及放鬆，呼吸功能增強，使人吸入更多的氧氣。肌肉、組織得到血氧的供應，功能得到正常發揮。

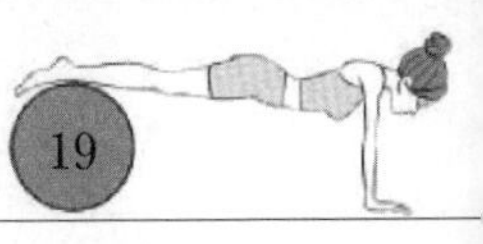

2. 培養樂觀開朗的性格，對生活的艱難和不公正不斤斤計較，不耿耿於懷。學會在不順心的境遇中學會安慰自己。

3. 學會疏泄自己的消極情緒。在遇到不愉快的事情時，最好不要悶在心裏，要主動向丈夫、知心朋友、同事或者單位領導傾訴內心的憂鬱和痛苦。

4. 要學會在失意時轉移注意力，有意識地做些自己平時感興趣的事情，逐漸淡化消極情緒。

女性健康自我測定

很多女性對自己的身體情況不是很瞭解，平時也是以是否經常生病來判斷是否健康。而中醫認為，女性的健康程度是可以由很多細節來進行自我測定的，諸如：

女性健康體重自我測定

體重指數（BMI）＝體重（kg）／身高的平方（m^2）			
級別分類	體重指數（BMI）	參考值	結　論
A	≤18.5	18.5	體重過輕
B	18.5～22.9	18.5	正常
C	23～29.9	18.5	超重
D	≥30	18.5	肥胖

女性健康快速測定

日常生活中是否做到——食慾良好，排便順暢，入睡快速，品質較高？

女性乳房健康自我測定

乳房是否對稱，呈半球形，彈性良好，外觀渾圓，皮膚沒有凹陷，觸摸無腫脹感。

性愛健康自我測定

性生活和諧而適度，能和愛侶充分享受其中的快樂，事後沒有出血情況。

經期健康自我測定

月經週期穩定在28～30天，月經期約為3～7天。每次出血量在30～50毫升，來潮期間很少遭遇痛經、情緒異常波動等狀況。

平日陰道分泌物自我測定

平日裏陰道有少量的白色分泌物，即白帶顏色正常、量適中，下體清爽，沒有異味。

平時習慣自我測定

是否遠離濃茶、咖啡的誘惑，從不黏在電視旁沒完沒了地觀看肥皂劇，更不拒絕運動？

自身細節自我測定

肌膚清潔滋潤，時刻容光煥發；烏髮靚麗；牙齒整齊潔白，齒齦沒有出血的情況。

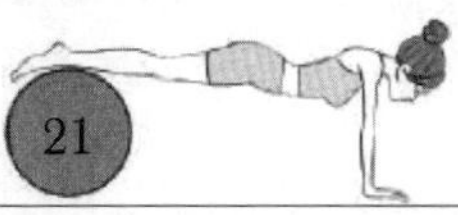

專業性測定

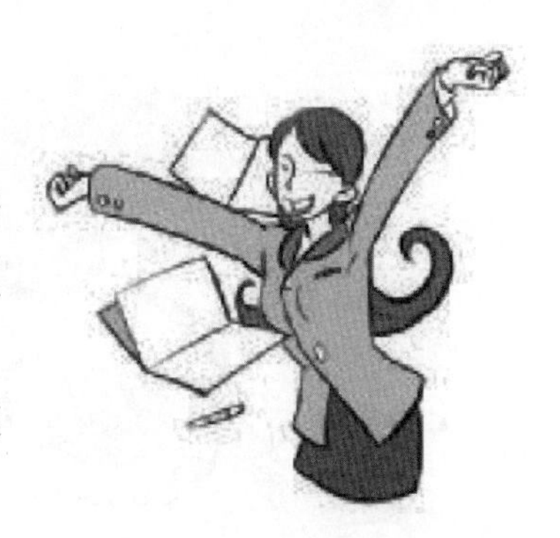

能定期到專業醫療中心檢查婦科，血脂、宮頸抹片、B超、指肛檢查均無異常發現。

以上各項均達到者為健康，達到6項者為基本健康。

專家寄語

中醫發現擅於追求新知識的女性往往最容易獲得健康，這是因為人在追求新知識，不斷學習的過程中能感到心理上的滿足和充實。追求新知，可不斷刺激腦細胞，使思維活躍，反應迅速，有助於預防腦萎縮，減緩大腦的衰退速度。

影響女性健康的因素

日常生活中，我們經常會聽到關於女性朋友患上某種疾病的壞消息。而我們自己也總是提心吊膽，擔心自己也會如此。事實上，女性疾病的到來都不是隨意的。中醫認為，影響女性健康的危險因素主要有以下幾個方面：

吸菸和肥胖

吸菸和肥胖對女性健康的威脅最大，它們也許會使絕

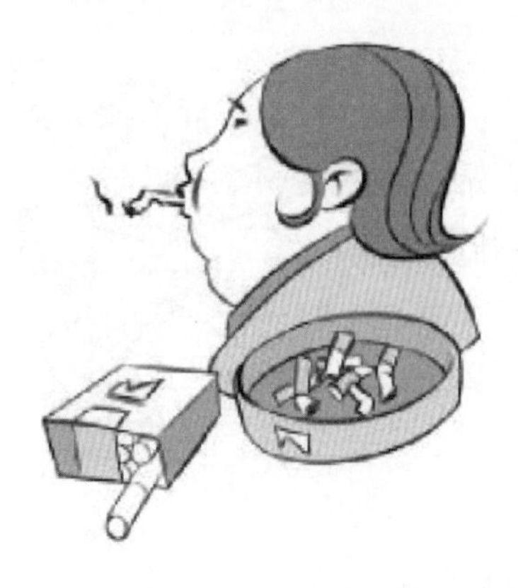

經期婦女的潮熱發生更嚴重或更頻繁。專家調查發現，吸菸的女性發生中至重度潮熱的比例還是比較高的，比不吸菸者的發病率高出近 2 倍。中醫認為，這是因為吸菸加速婦女雌激素的損失而引起潮熱。

同時，吸菸還可增加女性患膀胱癌和乳腺癌的危險。吸菸可使婦女患膀胱癌的發生率比非吸菸者高出 5倍多；患乳腺癌主要與長期大量吸菸有關。而吸菸超過40年，每天至少20支者，發生乳腺癌的概率最高。研究認為，吸菸對乳腺癌主要起始動作用而非促進劑效應。

高澱粉食物

美國一項研究發現，多食高澱粉食物易導致胰腺癌。美國另一項最新研究認為，婦女每天攝取的食物中若含有大量的白麵包、白米飯和馬鈴薯，其患胰腺癌的概率將增加57%。如有上述飲食習慣的女性體重過重且缺乏運動，則患這一疾病的概率為其他人的2.5倍。以上研究也得到了中醫界的認可。

睡眠品質影響心臟健康

中醫指出，睡眠的品質直接影響心臟的健康。太少或太多的睡眠都可能增加女性患心臟病的危險度。與平均每天睡 8 個小時的婦女相比，平均每天睡 5 個小時或少於 5

個小時的婦女有39%的概率更可能患心臟病；每天睡 6 個小時的婦女有18%的概率患動脈阻塞；每天睡 9 個小時以上的婦女有37%的概率患心臟病。睡眠專家指出：足夠的睡眠與正確飲食及鍛鍊對心臟健康同樣重要。

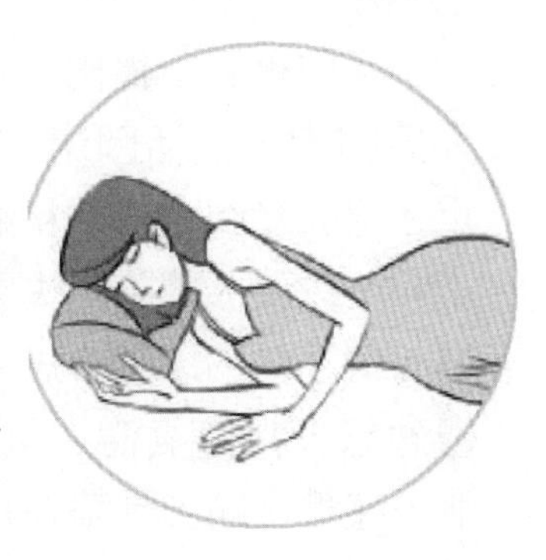

整容對女性健康的影響

瑞典一項前瞻性研究顯示，接受隆胸手術的婦女比普通人群中的婦女自殺可能性大。研究人員發現，與近年來美國研究人員報告的婦女自殺率下降相比，在3000名瑞典隆胸婦女中，自殺率增加了約50%。接受隆胸手術後自殺的危險增高，可能反映更大的心理疾病因素。

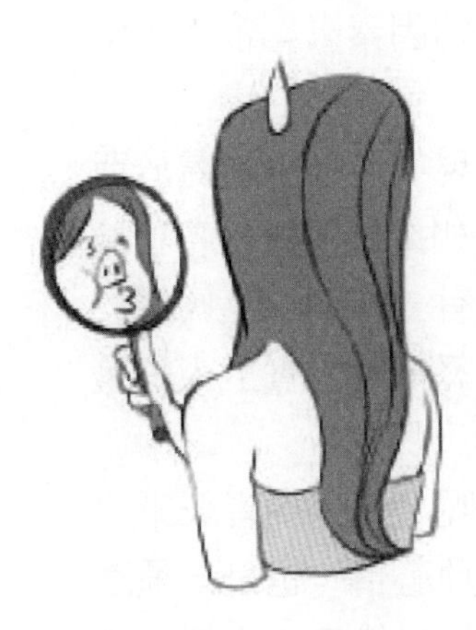

中醫認為，除非因重大車禍影響了面部清晰外，其他的整容手術都會對身體健康有一定的影響的！

情緒影響健康

早在春秋戰國時代，就出現了許多名醫（如扁鵲等），專門從事婦科的醫療工作。在這一時期，還出現了一本醫學巨著《內經》，提出了婦女的解剖、生理、妊娠診斷等基本理論，還初步論述了婦女疾病的病理，這些論述對保護婦女健康是有積極意義的。

《內經》中提出，導致婦女疾病的因素有情志因素、外感因素、生活因素、體質因素，其中尤以情志因素為重。婦女受到過度的精神刺激，情志發生變化，引起氣血不和，以致機體陰陽失調、臟腑功能失常而發病。而在內傷七情之中，以怒、思、恐對婦科病證影響較著。怒為抑鬱忿怒，常使氣滯、氣逆，怒則傷肝。肝主藏血、主疏泄，在體合筋，其華在爪，在竅為目，在志為怒，在液為淚。正常的情志活動，主要依賴於氣血的正常運行，肝可調暢氣機，氣血和調，心情也開朗；反之，若鬱鬱寡歡，情志壓抑，則因鬱致病。在人的情志活動中，對肝主疏泄影響最大的是怒，所謂「怒則傷肝」。

中醫認為，女性的一生，受心情的因素影響很大，常常心隨情境而動。

情緒引發的疾病一般不容易被發現，這是一種處於亞健康的心理狀態。 暴怒與忿怒的人，如果做西醫的各項檢查，是無任何問題的，但在臨床上會有一些表現，應屬於亞健康狀態範疇。雖然不可暴怒與忿怒，而事實上人總是會存在怒氣。

如何治療由不良情緒引發的疾病呢？有人用音樂來治病，效果還真的很不錯。用寫作來治理心情，也是一種讓人回歸於自然的療法，所寫內容最好採自樸實的生活、帶有原創的土著風情。

在採用自然的療法之外，還可以配合中藥來治療， 如疏肝理氣的逍遙散、柴胡疏肝散等，都能從一定程度上舒緩女性壓抑的心理，還女性健康的內心和身體。

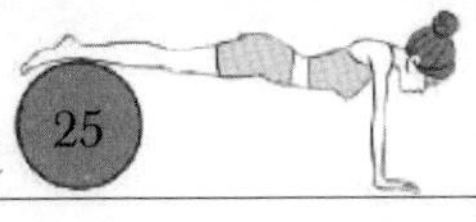

專家寄語

要保持活力旺盛，身材勻稱，頭髮亮澤，皮膚細嫩，運動是最好的辦法。運動能促進血液循環，改善心肺、大腦功能，消耗多餘脂肪，加快新陳代謝，使機體得到充足的血氧供應而青春煥發，身體健康。

女性中醫養生保健法則

很多女性會對那些年過半百而保持青春體態的女性大為羨慕，以為她們天生就是副俏模樣。事實上，女性在年齡大了之後還能保持健康和美麗的秘訣就是養生之術了！科學的養生保健方法總能給女性帶來意想不到的收穫，但是這些好的方法都是長時間堅持的結果，不是一時半會的事，而這也是中醫向來講究的基本原則。

除了長時間堅持這個基本原則之外，女性養生還講究以下幾個方面的法則：

生活有規律

很多看上去依然健康和美麗的中老年女性都是有不錯的生活習慣。她們能幾十年如一日地堅持有規律、有秩序地生活習慣而不改變，不管就寢、起床還是進餐，都按時去進行。比如到菜園子裏做一些力所能及的勞動，或者漫步在田野山間，或者玩牌下棋，也是按時進行，從不間斷，從不打亂，從不改變。

這種良好的習慣使她們的身心得到放鬆，是中醫養生第一法則。

堅持良好的習慣

所謂習慣就是一種長時間形成的行為，我們這裏講的良好的習慣指的是日常生活中的細節，比如：不久坐、不久站、不熬夜、不久睡、不貪玩、不過飽、不過鹹、不動怒、不菸酒、不賭博。

修練平和的心態

我們發現，凡是能長壽的人，他們的心態特別好，凡事都能用理智的情緒來支配自己的言行，想得開、放得下、知足感恩、樂天知命、樂觀處事、低調做人，一切順應自然。

有了平和的心態就很容易滿足，也很容易享受到快樂。俗話說：「要想身體好，不能有煩惱。」樂天達觀，心無憂慮，不和別人比高低、比享受、比虛榮。做快樂事、說快樂話、做快樂人。淡泊名利，加強自我心理修養。以上是中醫養生追求的目標，是健康長壽的關鍵。

選好適合的健身方式

女性應懂得選擇適合自己的健身方式，並學會堅持。如果你不愛運動，也可以選擇一些簡單的方式，比如每天叩齒100次，起健齒固齒的作用，改善口腔健康；每天早晚步行半小時，以便舒筋活血；每天用手梳頭60～80次，促進頭部血液循環，從而防止頭痛眩暈，使頭腦清醒，預防健忘和癡呆的發生；早晚在入睡前和起床前都做揉腹摩

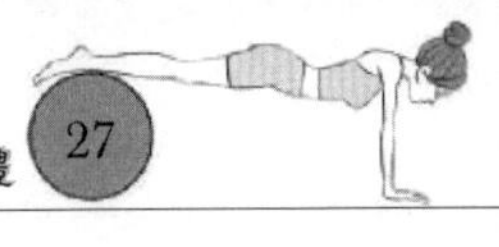

胸，目的是促進胸腺的活躍，減少疾病的產生，防治消化不良和便秘。

把握好抗衰的尺度

每個人都會面對衰老，這是一種自然的規律。而中醫養生的最終內容之一是延緩衰老，但是卻要把握住一定的尺度。比如：勞逸有度、動靜有度、鹹淡有度、葷素有度、悲喜有度等。只有正確掌握這些尺度，延緩衰老才是切實可行的。

爲自己尋找精神寄託

女性應為自己尋找精神寄託，比如可以為自己培養一個愛好。如此，在自己沒有什麼事情可做的時候，可以自我娛樂。有興趣愛好的女性朋友還能很好的預防退休後的失落心理，因為她們有自己喜歡的事情可做。

專家寄語

中醫養生也講排毒，除了正常的大便、小便及出汗三種排毒通路，古人甚至還有春秋放血排毒的說法。但洗腸容易讓腸管變粗，長時間反覆刺激還會使腸管麻痺，最終導致一些人為因素疾病。斷食排毒法也要因人而異。有的人脾胃虛寒，吃水果等涼的東西會發生胃脹氣。如果你是超負荷工作者，該吃飯的時候不吃，身體會出現乏力、眩暈、低血糖症狀，對健康也有影響。

常存善心

無論對誰都常存善心，如此對養生也非常有利。比如與家人、鄰居、親友、同事相處都要講究和諧和善良，努力使自己活在世上於他人有益、有助、有利。只有經常處於無愧於心的環境中，自身免疫力才會提高，抵抗力才會增強，疾病才會遠離，健康才會來到。

女性中醫養生不可忽視的細節

中醫認為，女性比男性更容易衰老，易出現老態。特別是網路普及以來，越來越多的女性開始出現睡眠時間減少的現象，很大程度上影響了容顏、體質等方面的健康。因此，女性養生保健最根本的法則就是要從身邊的小事做起，避免不良的生活習慣影響了健康。

下面這些細節和習慣是值得女性朋友注意的，同時，也應養成良好的習慣，以適應身體健康的需要，為自己贏得更多的青春。

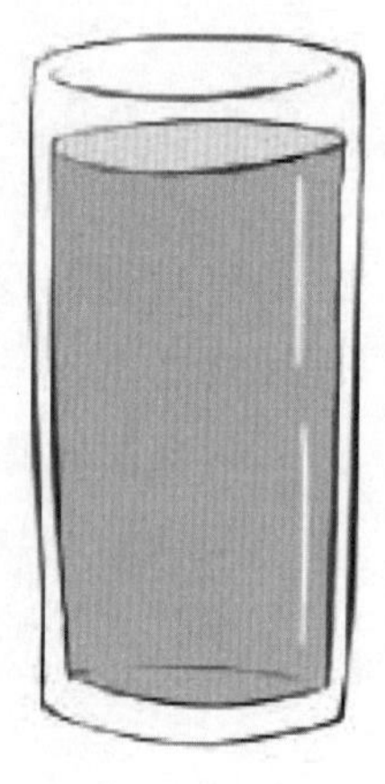

堅持早晚一杯白開水

中醫認為，白開水是最好的排毒劑，早晚一杯能幫助我們的機體恢復正常運轉，排出體內毒素。比如：早晨喝一杯白開水可以很好地清潔腸道，補充夜間流失的水分，而晚上的白開水則能保證一夜之間血液不至於因缺水而變得

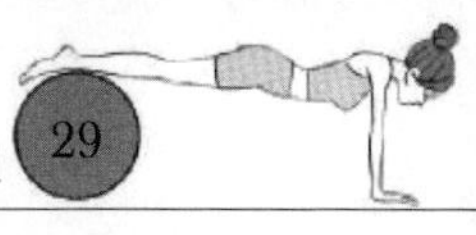

黏稠。中醫指出，如果我們的血液變得黏稠了，則會造成大腦缺氧加快，色素沉積增多，使衰老提前來臨。同時，從美容的角度上來講，女人的美麗也是缺不了水的，水能使女人變得更水靈和漂亮。因此，早晚一杯白開水是萬萬不可缺少的。

堅持服用維生素複合片

事實上，中醫認為，如果能實現飲食平衡和充足一天的營養，是不需要 補充什麼營養的。但是，現代女性為了減肥而節食的人很多，如此就難以保證身體獲得充足得營養。那麼，補充必需的維生素和微量元素變得非常重要，也是女性保健的必需品。如果女性超過30歲，則更應為了延緩衰老而補充維生素C和維生素E。

養成每天一杯醋的好習慣

中醫認為，女性多喝醋對身體有好處，如果一天三餐中有足夠的食用醋，則能起到延緩血管硬化的效果，這已經被很多專家證實了。或許我們的飲食中沒有那麼多的醋，但為了達到一定的養生保健效果，養成每天喝杯醋的習慣對女性健康是非常有幫助的。

堅持每天一包鮮奶

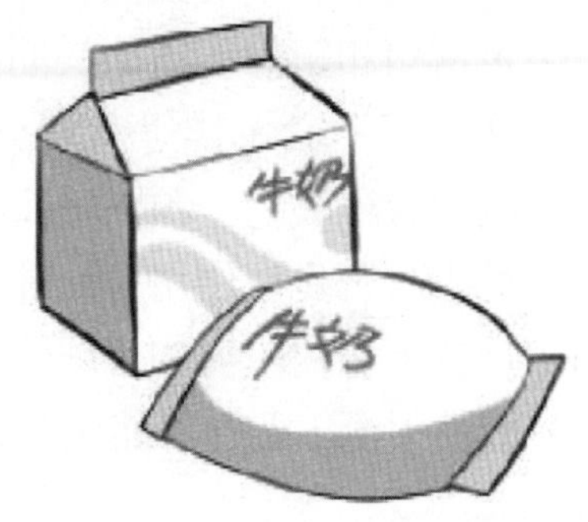

喝鮮奶的目的是補充身體所需要的鈣質，同時對美容也是非常有幫助的。經常喝鮮奶的女性皮膚光滑而透亮，也不容易出痘

痘。而利用牛奶又可以製作出最便宜而有效的美容面膜，因此女性朋友應堅持每天一包鮮奶，對健康和美容都有幫助。

常備一瓶礦泉水

我們這裏所講的礦泉水是那種真正意義上的礦泉水。我國飲用天然礦泉水國家標準規定為：天然礦泉水是指從地下深處自然湧出的或經人工開發的未受污染的地下礦泉水，含有一定量的礦物鹽、微量元素和二氧化碳氣體；在通常情況下，其化學成份、流量、水溫等動態在天然波動範圍內相對穩定。此標準還確定了達到礦泉水標準的界限指標，如鋰、鍶、鋅、溴化物、碘化物，偏矽酸、硒、游離二氧化碳以及溶解性總固體，其中必須有一項（或一項以上）指標符合上述成份，才可稱為天然礦泉水。

中醫認為，我國天然礦泉水含量達標較多的偏矽酸、鋰、鍶為例，這些元素具有與鈣、鎂相似的生物學作用，能促進骨骼和牙齒的生長發育，有利於骨骼鈣化，防治骨質疏鬆，還能預防高血壓，保護心臟，降低心腦血管的患病率和死亡率。因此，偏矽酸含量高低，是世界各國評價礦泉水品質最常用、最重要的界限指標。

礦泉水中的鋰和溴能調節中樞神經系統活動，具有安定情緒和鎮靜作用。長期飲用礦泉水還能補充膳食中鈣、鎂、鋅、硒、碘等營養素的不足，對於增強機體免疫功能、延緩衰老、預防腫瘤及防治高血壓、痛風與風濕性疾病也有著良好作用。此外，絕大多數礦泉水屬微鹼性，適合於人體內環境的生理特點，有利於維持正常的滲透壓和酸鹼平衡，促進新陳代謝，加速疲勞恢復。

每天泡杯茶

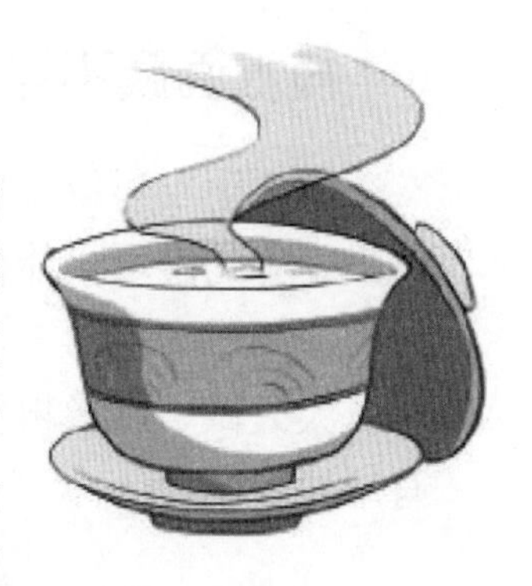

中醫認為，女性一定要堅持喝點茶，這對女性的身體特別有幫助。選茶的時候應以綠茶和烏龍茶為主，這些茶不僅能為女性朋友提供更多的營養和微量元素，同時也是最天然、最有效的減肥劑。中醫指出，再沒有什麼比茶葉更能消除腸道脂肪的了。

每天要吃維生素C

健康專家指出，維生素 C 對於肌膚、骨骼、血管健康等都有很強的功效。服用維生素 C 可以改善身體狀況，從新陳代謝到疾病的預防和治療，都有相當大的幫助。維生素 C 的功能可絕不僅僅是治療感冒、美化肌膚，它還能幫助身體功能運作，治療疾病，是維持生命不可缺少的營養素。

對於女性來說，維生素 C 更可幫助葉酸和礦物質代謝，攝取葡萄糖和氨基酸；幫助肌膚和骨骼組織生成膠原蛋白，維持骨質密度；幫助腎上腺皮質分泌激素，以對抗壓力。

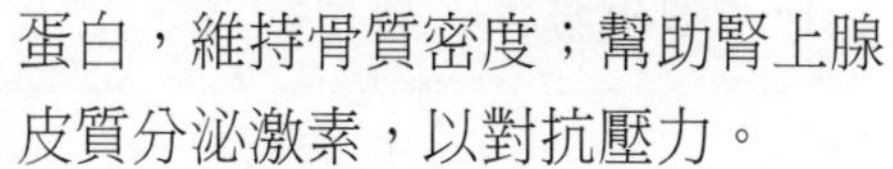

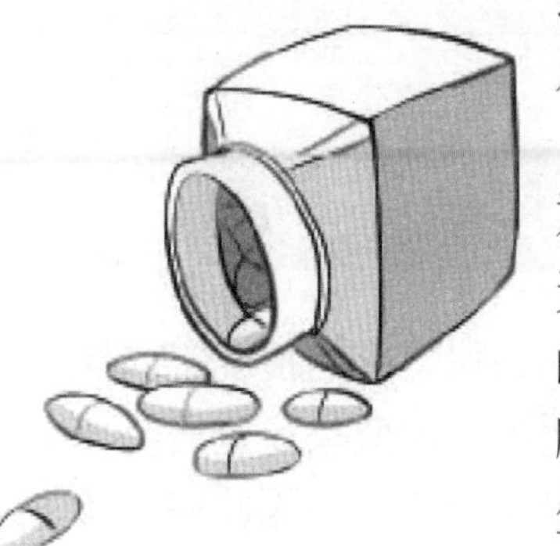

為機體補充維生素 C，中醫認為最安全有效的方法是吃番茄，每天一個番茄就足夠滿足一天所需要的維生素 C 量了，如果工作緊張顧不上，則至少要每天喝一杯用維生素C製成的泡騰片飲品。

補水面膜不可少

女性朋友可以堅持在睡前做一個簡單的補水面膜，這是最基本的護理，能使肌膚看上去更水嫩，也能促進面部微循環和肌膚排毒，使肌膚更潔淨。中醫認為，補水面膜可以天天做，之後再塗上護膚品，對肌膚的夜間修復非常有幫助。

專家寄語

潔白整齊的牙齒也是女性養生應注意的細節，因為擁有一口潔白整齊的牙齒，不僅是身體健康的基礎，更能使人在社交場合充滿自信。口腔學專家研究認為，飯後立即刷牙有害牙齒健康。因為在牙冠的表面有一層琺瑯質，剛吃過飯，尤其是食用了酸性食物，會使琺瑯質變鬆軟。這個時候刷牙容易造成琺瑯質的損害。時間一長，牙齒的琺瑯質就逐漸減少，容易使人患上牙齒本質過敏症，表現為吃東西時牙齒就會出現酸、痛的症狀。因此，口腔學專家提醒，進食後最好用清水漱口，待1～2個小時後再刷牙。

女性中醫護膚養生講體質

日常生活中，女性朋友大多遇到過這樣的情況：同樣的護膚品，別人用著很好，自己用就不出效果，這是為什麼呢？中醫認為，每個人的體質是不一樣的，因此在保養

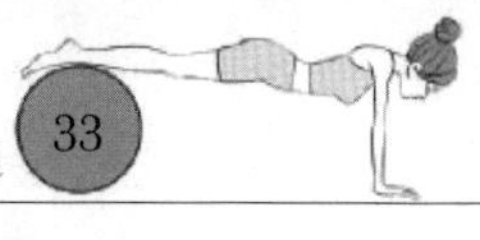

我們的肌膚時也應根據體質來護膚，不僅能起到護膚的效果，而且對健康也是非常有幫助的。

從護膚養生的角度來看，我們的體質可分為酸性體質和鹼性體質。醫學研究證實：當人體處於弱鹼性，即PH值在7.35～7.38之間時，是比較健康的狀態，但當PH值超過在7.4，就屬於強鹼性體質。在護膚養生的過程中，不同的體質其護膚養生的方法也是不同的。

酸性體質護膚養生

1. 酸性肌膚的最大問題

對於酸性體質的女性來講，肌膚存在的問題大多是循環不暢導致。因此，要改善皮膚問題，最關鍵是要改變皮膚的微循環，促進皮膚的新陳代謝。

2. 酸性肌膚基礎護理

每天清晨清潔肌膚時，分部位有重點地進行。先用醒膚水拍打皮脂分泌旺盛的「T」字部位，再用去脂力較弱的潔面乳按摩洗淨面頰部。拭乾水分後，為皮膚噴上醒膚水，同時輕輕拍打。

3. 酸性肌膚應加強按摩

中醫認為，按摩可以起到強化血液循環、促進皮膚新陳代謝的作用，但是在皮膚缺乏營養的狀態下按摩，卻容易導致皮膚疲憊乾燥。將營養型按摩霜在手心搓熱，再與皮膚接觸，借助加溫的這個小動作，可以幫助皮膚更好地吸收按摩霜中的營養。

4. 酸性肌膚應加強補水和保濕

酸性體質的人血液流動的速度較慢，皮膚水分不足，

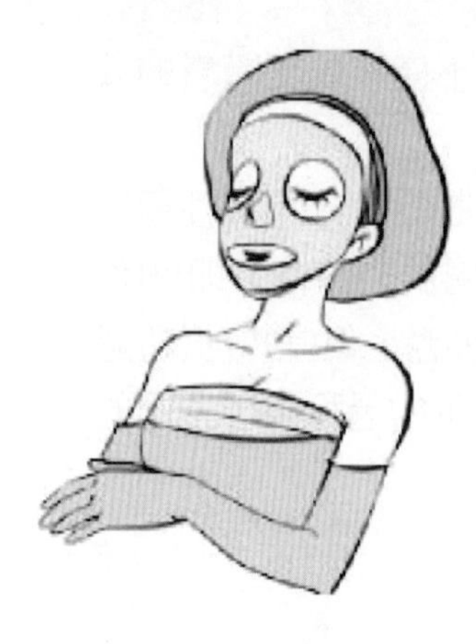

如果再遇到空調房等乾燥的環境，皮膚就更容易缺水，甚至乾燥起皮。單純的保濕對於酸性體質的人來說起不了什麼作用，當皮膚處於嚴重的缺水狀態時，一定要先補水再保濕。每天早晚使用補水型潔面產品清潔皮膚；用補水噴霧提升皮膚含水量；用醒膚水平衡水油分泌，同時消炎殺菌；再用保濕乳液增強皮膚抗乾燥能力，最後用防曬隔離乳。為了讓酸性皮膚得到充足的水分補充，每週至少應該使用兩次深層補水面膜。

5. 酸性肌膚的面膜選用

酸性體質的人如果長期不注意補水保濕，在乾燥的季節就很容易出現緊急情況：皮膚乾燥得非常厲害，瘙癢甚至起皮，或者塗粉底都抹不開。這個時候，就要對皮膚進行緊急救助了。可以連續3～6天每天使用啫喱狀的補水面膜，加強皮膚含水量；潔面後使用調理水，平衡皮膚水油分泌，然後使用保濕凝露。啫喱狀的補水面膜偶爾用幾次，可能效果並不明顯，但連續使用一週，效果真的非同凡響，值得一試。

6. 酸性肌膚應加強抗氧化和隔離

酸性體質的人，體內本身自由基較多，皮膚容易受外界環境影響，特別需要抗氧化。清爽不油膩雙重隔離配方的抗氧化日霜，能不斷強化皮膚的屏障和自我修復功能，阻止有害的紫外線，超強過濾防護膜能有效地隔離惡劣環境和彩妝的侵害，淨化內層肌膚組織，幫助修復殘餘紫外

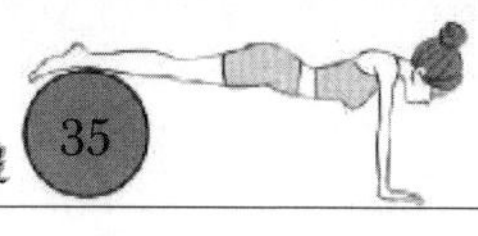

線造成的皮膚問題，抑制黑色素形成，淡化色斑，為皮膚提供輕盈透氣的呵護。

7. 抗過敏和防曬應並行

如果是中、乾性酸性體質皮膚，可以選用滋潤度高的防曬露；油性皮膚可以選用防曬乳液或防曬噴霧，避免使用容易乾燥的防曬霜。防曬係數（SPF）以每1個值防曬20分鐘為例，那麼SPF15的防曬產品可以保持日曬300分鐘不被曬傷和曬黑。但需要注意的是，容易敏感的酸性體質，無論肌膚性質如何，最好都使用抗敏型的防曬產品，提升皮膚對抗外界刺激的免疫力，防患於未然。

8. 蜂蜜適合酸性肌膚

因為循環不暢，所以酸性體質的人手肘、膝蓋等處更容易出現粗糙現象。美國科學家最新研究發現，新鮮蜂蜜中含有錳、鐵、鈣、磷、銅等無機物和維生素，其本身呈弱鹼性，如果直接塗抹在皮膚上，可以中和酸性，使皮膚保持光潔嫩滑。

9. 酸性肌膚應遠離化妝品

對酸性體質的皮膚，最忌諱輕易去嘗試那些沒有用過的化妝品，或是濫用彩妝，帶著彩妝過夜。清透，讓肌膚零負擔，越是乾淨就越有利於酸性體質的皮膚保持健康。因此，中醫建議，酸性肌膚的女性一定要沉得住氣，不要看電視上一有什麼新的護膚產品就盲目跟風購買。

10. 維生素很重要

體內缺少維生素，肌膚就會變得粗糙而乾燥，從而很容易引發皮膚炎症、脫皮等敏感症狀。在含豐富維生素的蔬果中，梨與奇異果是首選，多吃可以增加酸性皮膚組織的抗敏感能力。

酸性體質護膚養生

1. 鹼性體質肌膚的最大問題

鹼性體質的女性，肌膚細胞更新速度比較快，腺體分泌旺盛，汗液大量分泌，使皮脂腺酸度減低。皮膚趨向鹼性時，皮膚抗病能力會下降，細菌易於侵入，容易感染皮膚病。

2. 鹼性體質肌膚清潔很重要

因為鹼性肌膚很容易出汗，而汗液所含得鹽分和廢物對皮膚是有害的，過多的汗液又造成皮膚的酸度下降，抗病能力減弱，導致各種皮膚表面的感染，引起毛囊炎、癤腫等。所以，對於強鹼性皮膚來說，最重要的一點是保持皮膚的清潔，經常洗浴，避免過多的汗液和分泌物刺激皮膚，可選用弱酸性潔面乳。此外，潔面時亦不應使用潔面刷、海綿或絲瓜絡，以免因摩擦而造成敏感。

3. 每天爽膚很必要

因為鹼性肌膚代謝得比較快，肌膚非常油膩，因此會比酸性肌膚看上去粗糙一些。因此，在清潔肌膚後最好使用爽膚水，使肌膚的角質得到充足的水分，可以增加肌膚的柔軟性，使肌膚更滋滋潤。

爽膚水也稱緊膚水、化妝水，能適時給皮膚以清潔和清爽，並令洗後偏鹼性的皮膚回復其弱酸性，以保護皮膚免受細菌和外界的刺激。但是含酒精的爽膚水，卻會令敏感皮膚發紅，並使皮膚緊繃。應每天堅持使用性質溫和且

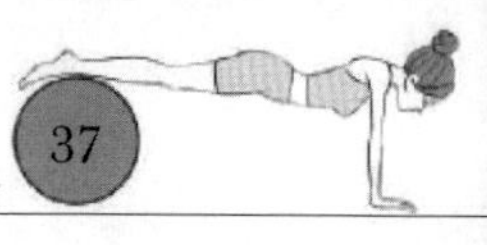

不含酒精、香料的爽膚水，潔面後用食指、中指及無名指指腹輕彈皮膚表面，可令皮膚保持柔嫩。

4.「T」字部位清潔按摩

在調理油脂平衡的同時，保持皮膚的清爽潤澤對於強鹼性體質的人來說尤為重要。只要不是乾性膚質，就有必要在「T」字部位進行重點清潔。尤其在毛孔粗大的局部，用深層清潔按摩膏，吸出油脂，再用清水洗乾淨。

5.適量食用精華素很必要

精華素提取自各種生物中之精華成分，活性極高，對於修復皮膚療效非常迅速。有水質及油質兩種，可根據個人皮膚及效果分別來選擇。當皮膚出現痘痘或粉刺等問題時，精華素還能幫助皮膚平衡pH。

6.使用日霜要控油

強鹼性皮膚油脂分泌旺盛，皮膚裏的水分因為被皮脂所覆蓋，又不易蒸發，所以毛孔容易阻塞而生成粉刺或小疙瘩，還可能在皮膚上形成凹洞現象。所以需要及時控油，即使是秋冬季節，也要使用控油配方的日霜；同時還要注意鎖水，給皮膚高度保濕，以減少因乾燥而造成的癢痛。

7.防水和防曬要並行

強鹼性體質的人，皮膚的柔軟度欠佳，容易乾燥粗糙，對陽光中紫外線的輻射也就更為敏感，通常較容易出現膚色暗沉並被曬出黑斑。皮膚自然分泌物較多，傳統的防曬乳液很難在皮膚上起到持久定力，多會被汗水等溶化。所以，最

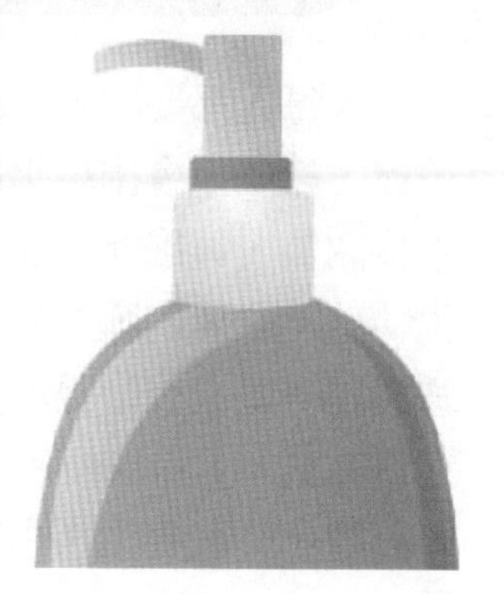

好選用防水型高SPF的防曬霜。一般說來，SPF在15以上的防曬霜較適合日常辦公環境中使用，而外出遊玩時則至少要使用SPF30以上的防水型防曬霜。

專家寄語

很多女性為了美麗將塑身內衣緊繃繃地「綁」在身上，如此雖然形體好看了，但卻影響了正常的血液循環和汗液排泄，還會導致外陰潮濕，細菌繁殖。尤其是少女，如果長期穿緊身衣，不僅會影響發育，還會誘發乳腺增生或囊腫等疾病。所以，養生保健專家提醒：女性的腹部有許多重要臟器，如子宮、卵巢等，長時間穿束身衣會使肌肉緊繃，生理功能受到影響，束腰還可能影響下肢血液循環。如果每天有8個小時「塑身」，處在腹腔缺氧的狀態下，就會對身體造成損害。

中醫講究的睡眠養生法則

人每天都要睡眠，而美容專家認為睡眠能給女性帶來美麗，諸如不會出現黑眼圈，對肌膚的養護等都有好處。中醫認為，睡眠能為女性帶來美麗是因為睡眠有不錯的養生功效，合理的睡眠能起到養生的健康作用。這是因為，睡眠是平衡人體陰陽的重要手段，也是身體最好的儲備和充電方式，更是恢復疲勞、走出亞健康的養生良方。

關於睡眠養生，中醫講究：陰氣盛則寐（入眠），陽

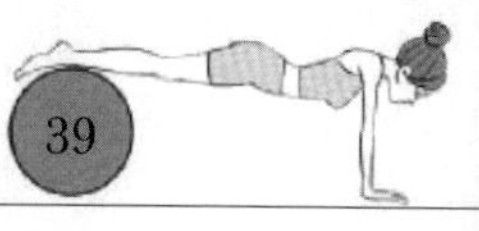

氣盛則寤（醒來）。所以夜晚應該在子時（21～23點）以前上床休息，在子時進入最佳睡眠狀態。因為按照《黃帝內經》中的睡眠理論，夜半子時為陰陽大會、水火交泰之際，稱為「合陰」，是一天中陰氣最重的時候，陰主靜，所以夜半應長眠。

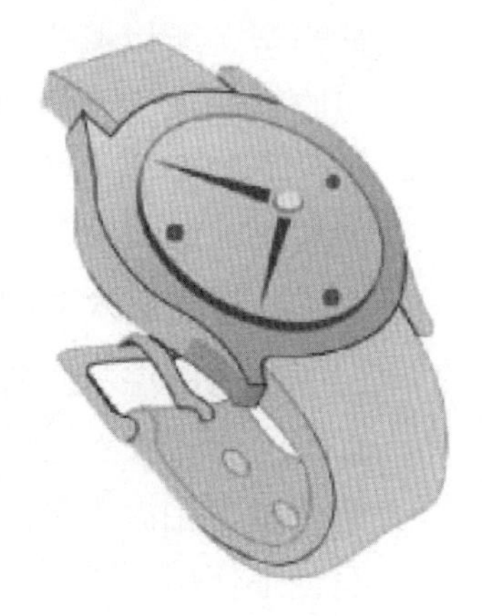

除了睡眠的時間外，睡眠品質也是非常值得我們注意的。品質不好的睡眠，睡再長時間也沒什麼用。經過研究和總結，中醫提出提高睡眠品質的幾大法寶：

1. 提倡睡子午覺

「子、午」是人體經氣「合陰」及「合陽」的時候，有利於養陰及養陽。晚上11點以前入睡，效果最好。因為這個時候休息，最能養陰，睡眠效果最好，可以起到事半功倍的作用。午覺只需在午時（11點～13點）休息30分鐘即可，因為這是「合陽」時間，陽氣盛，所以休息後工作效率最好。

2. 睡前減慢呼吸節奏

減慢呼吸節奏可以起到促進睡眠的作用，對睡眠品質的提高有所幫助。中醫建議女性朋友可以在睡前適當靜坐、散步、看慢節奏的電視、聽低緩的音樂等，使身體逐漸入靜，靜則生陰，陰盛則寐，最好能躺在床上做幾分鐘靜氣功，做到精神內守。

3. 吃一點養心陰的食品

人在睡覺後，心臟仍在辛苦地工作，而在五臟中心臟最辛苦，所以適當地補益心陰將有助於健康。中醫建議可以吃點如冰糖百合蓮子羹、小米紅棗粥、藕粉或桂圓肉水等，這些對我們的心臟是很有幫助的，也能使我們在熟睡時享受健康。

4. 睡前溫水泡腳

睡前用溫水泡腳，可以促進心腎相交。心腎相交意味著水火相濟，對陰陽相合有促進作用，陰陽合抱，睡眠當然達到最佳境界。

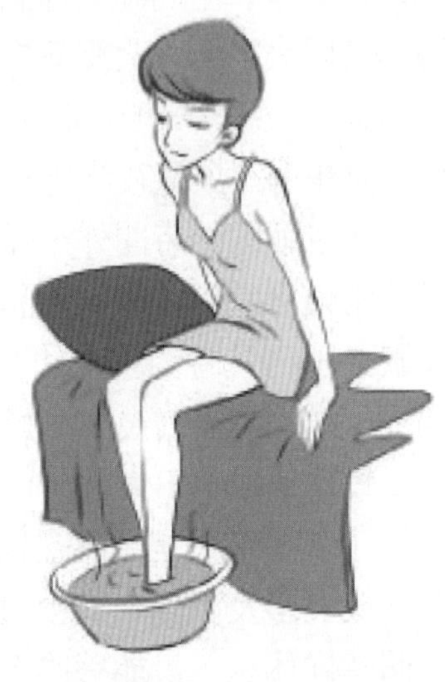

專家寄語

女性還應懂得陶冶自己的情操，懂得調整自己的情緒。很多女性睡眠出現問題都是因為內心難以寧靜和安逸造成的，這樣容易產生精神壓抑、心情緊張，甚至導致神經衰弱，而精神活動與人體生理、病理變化有密切關係。音樂能調節身心，撫慰心靈，使機體新陳代謝旺盛，各種激素的分泌保持平衡。舞蹈、繪畫、書法、賞石、集郵、剪報等，也有類似作用。多培養這些愛好，對促進睡眠是有幫助的。

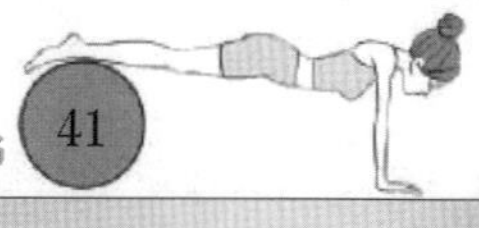

第二章

女性中醫心理養生與情緒調節

女人是「情感動物」，很容易出現情緒的波動。而中醫養生講究「養心」。中醫認為，女性情緒的好壞特別影響女性生殖系統的健康。其原因是多方面的，其中最重要的一點是，女性一生要經歷很多的人生變化：月經、懷孕、分娩、更年期卵巢變化等。所以，即便是沒有壓力，女性體內激素的變化也會導致不良情緒的發生，而身兼多種社會和家庭角色的女性如果面臨更多的壓力，肯定會引起身體內分泌與神經系統的失衡，長期承受這種失衡必然會導致一系列健康問題。所以，情緒智力高的女性，能夠控制和管理好自己的情緒，就可以從病態中康復，從亞健康變成健康，從健康變得更健康！

心理情緒與女性健康

中醫自古認為女性的心理情緒和健康息息相關，就連子宮肌瘤和乳腺癌等疾病的產生有時也與壞情緒的影響密切相關。更有研究發現，已患有子宮肌瘤和乳腺癌等疾病的女性會因壞情緒而惡化病情。而在中醫界做出的一項對子宮肌瘤、子宮肌腺症的研究調查中發現，有70%的患者回答說：「我的心情在這幾年特別不好，我的壓力特別大。」

使女性朋友產生不良情緒的原因是多樣的，而情緒總是不好，子宮部位就會血流不暢，很容易患子宮肌瘤。國外的一項研究還發現，患有乳腺癌的婦女在被診斷出癌症之前，與其他條件相當但未患癌症的婦女相比，經歷了更多的生活挫折和感情失敗，導致長期處於壞情緒，而且術後的生存期也較短。

有關專家於臨床發現，一些事業心強、壓力大的職業女性，因所處的環境會導致她們的排卵停止，但是中醫心理療法卻能使這些女性恢復生育能力。這一理論也被美國一大學研究人員證實。該大學的研究人員對16名半年以上沒來月經、健康良好的年輕女性進行了調查。這些女性被隨機分為兩組，一半人接受認知行為療法20週（後康復），而另一半人則接受簡單的觀察治療（未康復）。

除了壞情緒之外，情緒的高高落落對女性健康的影響則更大。比如情緒高漲和悲觀絕望，兩種截然相反的情緒反應，假若發生在同一個人身上，而且反覆發作會很大程

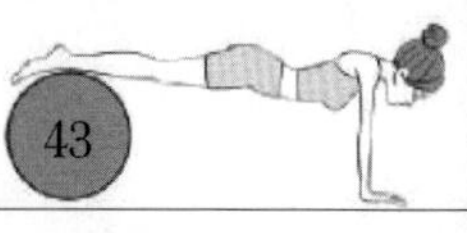

度地影響這個人的健康。有關專家將這種情緒稱為雙相情感障礙。這是一種很容易被忽視的情緒病，女性養生要警惕和預防。因為這種心理疾病能引起人的心境、精力和肌體功能狀態產生不尋常的改變。從明顯高漲、易激惹到悲傷和無望，再回到先前的狀態，有時也會有心境處於正常水準的階段存在。患者在心境改變的同時，也會發生嚴重的精力和行為變化。這些症狀會導致患者人際關係破裂、工作或學習能力下降，甚至自殺。

專業人士將躁鬱症的心境高漲階段被稱作躁狂發作（即雙相情感障礙躁狂發作）是病症發作的一種形式，表現出興高采烈、喜形於色的神態，好像人間從無煩惱事。但是他們的情緒卻很不穩定、易激惹，有時甚至出現破壞或攻擊行為。該疾病的高發人群為大學生和「白領」。一旦患病，大學生會由於學習能力和獨立生活能力下降，而無法完成學業；而「白領」的工作能力、人際交往都會因心境極度不穩定而遭到嚴重的損害，無法繼續正常工作。

因此，心理情緒和女性的健康是密不可分的，中醫指出，隨著生活節奏和工作壓力的不斷增加，精神健康正日益成為備受關注的公共衛生問題和社會問題之一。因此，女性在關注養生的同時，還應呵護好自己的情緒和內心，遇事要想開點，不必為自己遭遇人生變故時而出現的暫時性情緒波動「犯愁」，更無須濫扣疾病帽子，要理性善待情緒的「不速之客」。

首先，如果被確診精神疾病，一定要看精神病專科，必須經過相當嚴謹的醫學量表評估，如果伴有情緒大起大落，也可到專科醫生處做鑒別診斷。

其次，要明白雙相情感障礙雖然是一種反覆發作的終身性疾病，但只要早期診斷和長期治療，完全可以控制患者病情，減少復發。日常生活中應避免情緒大起大落，一切以身體健康為第一原則。

專家寄語

唯物主義者認為，幸福是主客觀的統一。從客觀方面說，它是經濟社會發展水準的結果和反映，離不開一定的物質條件和社會環境；從主觀方面說，它是人們對外在世界的一種感受和體驗，取決於自己的價值取向和精神狀態。判斷是否幸福，既要有客觀標準，又要看主觀感受。應該說，我們的社會為每個人追求和實現幸福提供了基本條件，而且隨著社會經濟的發展，社會的整體幸福度將大大提高。在全面建設小康社會和構建和諧社會的進程中，許多地方已經把幸福指數作為一項重要指標納入經濟社會發展的總體規畫中，更加重視推進社會全面進步和人的全面發展，更加關注提高人民群眾的生活品質和水準，這是時代進步的體現。

中醫心理療法講究情緒釋放

情緒對每個人都很重要，特別是在生活中，當我們遇到一些超過我們所能承受範圍的事情時，就很容易出現心理壓力，這在女性中最為常見。而壓力是一種認知，其本

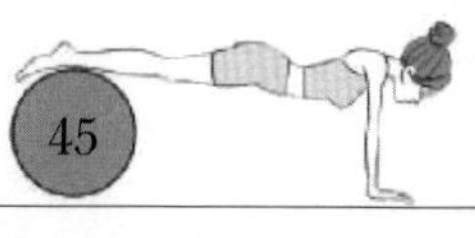

身並不會直接傷害人，但它會導致「情緒感冒」，如果不及時治療，就會導致一系列嚴重的健康問題。

中醫認為，人體內有一種物質叫血清素，是一種神經傳導素，有的專家稱其為剎車型化學物質，是使人放鬆和產生快感的東西，也有人叫它「快樂激素」。如果人們聽了一首好聽的歌，看了一幅好看的畫，身心感到很舒暢，那麼就是體內的「快樂激素」在增加、在釋放。當人緊張的時候，身體就會釋放去甲腎上腺素、腎上腺素等，這是一種油門型化學物質，也叫「壓力激素」。這種物質會使人警醒、應對緊張事件和活動，但也會促使血管收縮、血壓升高。人體內的剎車型和油門型物質如果和諧運作、相互補充，就可以構建平衡的情緒，有利身體健康。

那麼，我們該如何讓自己的「快樂激素」得到釋放呢？

懂得分析壓力和尋找解決辦法

壓力是一種認知，一個人感到的壓力可能是真的也可能是假的。如果是真的，想辦法變壓力為動力；如果是假的，就要克服自己的主觀思維模式。

用積極的心態對待壓力

面對壓力要善於尋找正確的解決辦法，凡事要學會「利導思維」，以積極的心態與具有建設性的行為去對待壓力，控制局面，而不讓局面控制自己。

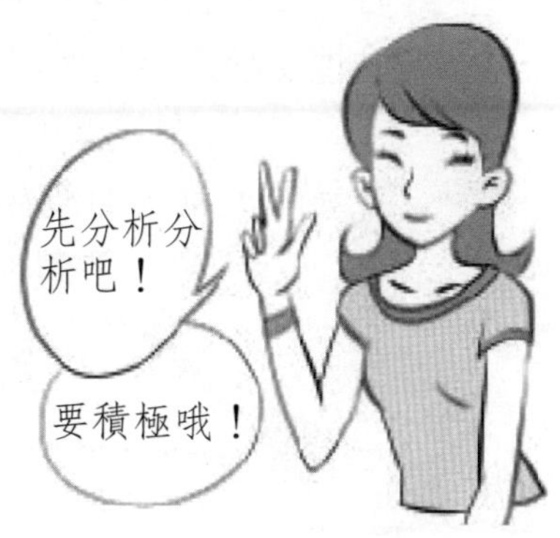

調理好健康的基本要素

注意睡眠、運動和飲食營養等基本要素，維持健康和穩定的神經系統。睡眠是讓神經系統放鬆和休息必不可少的基礎，而慢跑、舞蹈、走路、騎車、游泳、瑜伽、伸展性運動等有氧運動可以增加體內的「快樂激素」。在飲食方面，女性最好攝取七分蔬菜水果、三分肉食。人體正常的環境是弱鹼性，吃肉多，體內就呈現酸性狀態，而壓力大和情緒壞也產生酸性物質，就會影響多種神經傳導素的正常工作。蔬菜水果是鹼性類物質，多吃利於酸鹼平衡，就利於身體健康。

提高情緒智力

情緒智力的高低還表現在把握生命尺度上，是理智地對待，還是滿不在乎和過分擔憂。臨床發現，女性患宮頸癌、子宮內膜癌、卵巢癌的人數在逐年增加，過去一些銷聲匿跡的疾病也在上升，生殖道感染率居高不下。就是因為一些女性朋友平時不注意自身的保健，到了自我感覺不好時才去醫院就診，往往會耽誤最佳治療時機，這說明許多女性還缺乏自我保健意識。與之相反的另一種情況則是過度診療和用藥，動不動就吃最好的藥，能保留器官卻偏要切除才放心。實際上，身體不適時要先找原因，然後才是治療。

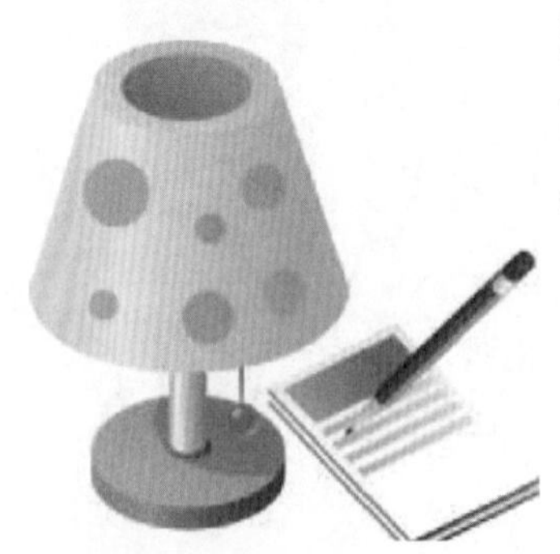

進行有效的心理疾病預防

比如睡覺之前靜坐10分鐘，深呼吸，

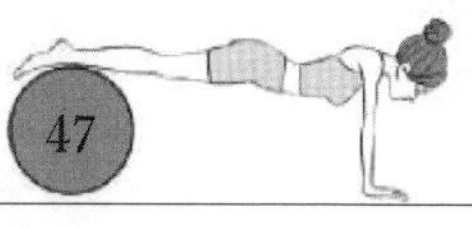

等心境平和後再入睡；找到適合自己的情緒發洩管道，如寫日記、向好友傾訴等；做一些平緩的運動，如瑜珈、太極、八段錦等。

專家寄語

俗話說：「知足者常樂。」老子也說：「禍莫大於不知足，咎莫大於慾得。」人皆有慾，這種慾望只要是正當的，就應該得到尊重和承認。但是，如果私慾膨脹、慾壑難填，就會為慾所惑、為慾所累，丟失幸福。當前，社會經濟低迷且由於政治紛擾等原因，不可避免地產生了一些消極現象。如果缺乏正確的價值取向，看到一些消極現象就失去內心平衡，面對名利和美色的誘惑就變得難以自持，結果必然誤入歧途。現實生活中，有些人就是因為過分貪婪而墮入違法犯罪的深淵，最終也遠離了幸福和健康。

心理平衡是最佳的心理狀態

維持心理平衡是中醫最講究的心理療法。當今社會競爭很激烈，人們的壓力也會增加，女性如何在這種高效率、快節奏的競爭和挑戰中保持健康而良好的心理狀態呢？

不過分要求自己

每個人都有自己的抱負，但有很多的人會不切實際。

如果我們的抱負和表現的能力不一致，則可能認為自己倒運而終日憂鬱，因此不過分要求自己是保持心理平衡的第一條件。同時，要減少自己的精神負擔，不應同時進行兩件以上的事情，以免弄得身心憔悴。

還有的人做事情講究十全十美，對自己的要求近乎吹毛求疵，結果受害者還是自己。為了消除挫折感，應把目標定在自己能力範圍之內，不努力則達不到，盡心盡力能夠實現，心情自然就會舒暢了。

不過分要求別人

對自己要求不過分的同時，還不能過分要求別人。有很多人把希望寄託在他人身上，假如對方達不到自己的要求，則會非常失望，這種心態也不利於保持平衡的心理。其實，每個人都有他的思想，有優點和缺點，何必要讓別人迎合自己的要求呢？這是將自己的「標準」強加於人。

保持心態平衡不應處處將對方當作自己的競爭對手，如此才能避免自己經常處於緊張狀態。其實，只要你不與別人處處作對，別人也不會與你為敵，不然就會「惶惶不可終日」以致自尋煩惱。

偶爾順從也不錯

很多女性習慣於斤斤計較，不吃眼前虧。其實，對於想做成事的人來說，處處應從大局著眼，只要大前提不受影響，對小處有時不必過分堅持，偶爾表示順從也不錯，如此還能減少自己的煩惱。

特別是在生活或工作遭遇挫折的時候，可暫時將煩惱

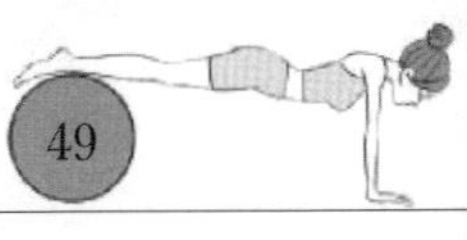

放下，做自己喜歡做的事，如運動、睡眠或看電視等，待到心情平靜時，再重新面對難題，也許就會迎刃而解。

找個人聊聊

有些女性喜歡將不開心的事放在心裏，如此只能加劇自己的苦惱。若嘗試著將自己內心的煩惱說給某人聽，就會感覺到心情特別舒暢。

爲他人做點事情

助人為快樂為快樂之本、幫助別人可使自己忘卻煩惱，並且可以確定自己的存在價值。而對把自己的快樂建築在別人痛苦的基礎上的行為，只能叫做「落井下石」。

如果你沒有機會為他人做點事情，則應懂得對他人表示善意。若對人表示善意時被排斥，往往是因為別人對自

專家寄語

記得20世紀80年代有一首歌這樣唱道：「幸福在哪裏，朋友啊告訴你，她不在柳蔭下，也不在溫室裏，她在辛勤的工作中，她在艱苦的勞動裏……」努力追求崇高的人生境界，把個人的價值融入對國家和人民的熱愛中，融入對事業的不懈追求中，為了實現理想而奮鬥，為了人民利益而奉獻，不但自己能夠感到幸福，而且能為他人帶來幸福。學會調適自己的心理狀態吧，只有心理平衡和滿足的時候，我們的內心才會更充實，我們的社會也會添一分和諧、多一絲暖意、增一股活力。

己有戒心。在適當的時候表現自己的善意，多交朋友，小樹「敵人」，心情自然變得平靜。

直面女性的心理懈怠頑疾

面對緊張而充滿壓力的生活和工作，很多女性開始出現懈怠的心理。所謂倦怠感，是指人們在緊張與忙碌的日常生活及工作過程中，生活及工作中的情緒感受會隨著大環境的變動，而呈現出一種身心緊張或調試不當的負面行為。中醫認為，具有懈怠心理的人如同離開水的魚，倍感壓抑和痛苦。因此，及時對這種心理進行調適是非常必要的。

心理學家多德拉認為，如果一個環境給你帶來了不良症狀和障礙，那麼你在這個環境中就會遇到許多心理上的衝突。要解決這些症狀和障礙就得去認識自身存在的衝突。

如此，在瞭解自身狀況的基礎上進行有的放矢地調整是非常必要的。

做自己的主人

回想一下自己，是不是經常抱怨工作任務繁重，是不是常抱怨沒有時間想該想的事情，沒有時間做自己想做的事情了？

其實，這種心理是惰性產成的，惰性把人限制在一定的活動範圍內。很多你認為無法改變的事物其實只是被封閉在自己心裏，勇敢地去想像、去突破、去改變，這樣你才會在自己的世界裏瀟灑地遨遊。

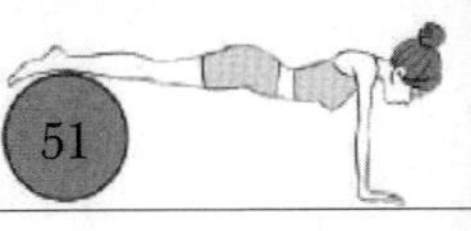

將壞情緒轉移

心理學家告誡我們：先處理心情再處理事情，不要帶著怒氣去工作和生活。再聰明的人也會因為情緒不良而失敗，做一個情商高的人不是什麼難事，只要你每天注意那麼一點細節就行。

中醫建議我們，回到家前先笑一笑；週末放下所有負擔，和家人一起逛逛公園；生氣的時候伸個懶腰，站起來走走；經常換不同樣式的衣服穿等。有心的人永遠會快樂，生氣是拿別人的錯誤懲罰自己。

家和萬事興

不管你在外面如何不開心了，請將好的情緒投入到家庭中。這是你快樂的源泉，更是心理調適的最好發揮場所。

著名心理諮詢專家唐汶告誡大家做人要把握以下「五不」原則：倚老不賣老；彈性不固執；幽默不傷人；關心不冷漠；真誠不矯情。所以首先放下架子吧，這樣你就有了成功的基礎。

加強自我保護意識

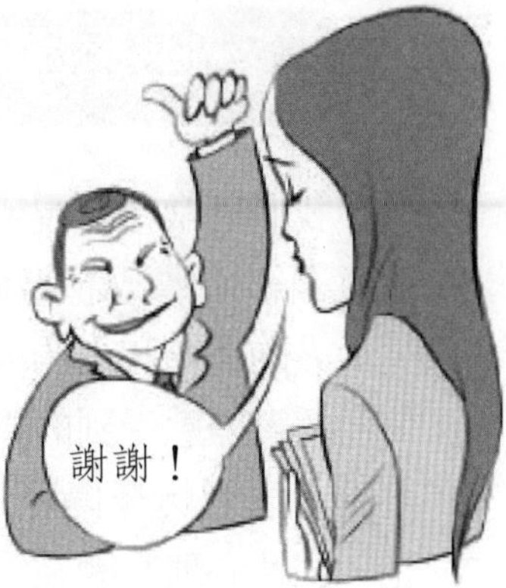

在辦公室裏，許多白領女性往往缺乏保護自己的意識，特別是面對男同事或上級缺少基本防範意識，其實只要常保持敏銳的感覺就一定能識破不良的意圖。

在職場中，職業女性無論從穿

著還是從言行舉止都要得體有分寸，不要給別人傳達錯誤的資訊；不要因為不好意思而接受有所意圖的邀請；面對存在的騷擾要有堅決拒絕的態度。

女性要堅持獨立自強，不能什麼都依賴男性，更不能做男性的寵物，要相信在職場中和男性是平等的。

專家寄語

據調查，現代人產生工作倦怠的時間越來越短，有的甚至工作8個月就開始對工作厭倦，而工作一年以上的白領人士有高於40%的人想跳槽。一項調查顯示：在同一崗位工作滿兩年的人群中有33.3%的人出現了工作倦怠現象，有2.6%的人患上了工作倦怠症。產生工作倦怠的人會出現失眠、焦慮、煩躁等生理上的疾病和心理上的不適以及行為上的障礙，若不及時處理將會給職場中的你帶來不可預期的傷害。

女性不良情緒的調節與控制

我們經常在影視或文學作品中看到某某人因與別人之間產生糾紛而導致心臟病發作，或血壓突然升高等情況。可見，人的情緒和人的健康是密切相關的。在正常生活中，人們通常實際感受到的是一種複合情緒，如悲喜交加、興奮與不安、思考與憂傷等。女性以其獨特的生理特性和女性文化、女性心理交融在一起，表現出自已獨特的情緒及類型。

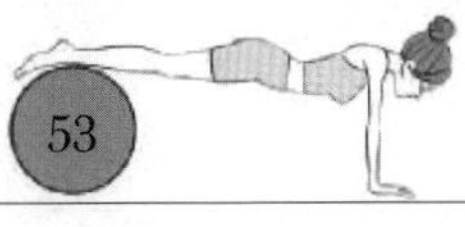

因此，女性中醫養生首先要瞭解自己的情緒，這無論是維護身體健康，還是減少生活中那痛苦的眼淚，都是十分必要的。因此，中醫建議女性調節情緒應從自己的心理開始，當出現以下心理的時候，應懂得如何調適自己：

情緒不受他人控制

有些女性過多地考慮對方的感受，情緒往往會被對方控制，對自己的情緒沒有任何選擇性。比如在日常生活中，特別喜歡聽別人的奉承之辭，當別人恭維自己時，變得洋洋得意；當無人吹捧時，顯得無精打采；當受到別人善意的批評時，會感到自我受到了否定，從而變得悲觀、自卑。

這種機械地對待別人態度的方式，使不少的女性感到無法抵禦或苦惱。要調節這種情緒，一要具有洞察他人動機的能力，二要學會如何應付局面。

首先，在稱讚你的人中，有的會有複雜的動機，所以，最妙的辦法是以兩樣的態度說聲謝謝！

其次，若沒有人稱贊你時，不必過於煩惱，因為這首先使你缺少了可能受人欺騙的概率。自愛的女人知道自己的可愛之處，而不是到別人那裏去尋找。

不少的女性「臉皮薄」，尤其受不了別人的批評。工作生活中，用否定辭彙跟女性談話的人主要有三種：一是惡意誹謗者，對此，「臉皮薄」的結局自然是受辱，你當然知道該怎樣辦；二是開玩笑者，對此你自然不會認真，最妙的辦法是以玩笑對玩笑；三是真誠希望你變得完善的朋友，面對這種批評，你該真誠地表示感謝，體現出你的真誠和善良，並使朋友更加信任你，友誼更加牢固。

不要給自己心理暗示

生活中我們經常會遇到倒楣的事情，而大多女性朋友喜歡念叨，奇怪的是一念叨倒霉的事就會隨之而來。這種自我災難性暗示情緒在心理學上被稱之為災難恐懼之情緒導向。一位女性的母親因肺氣腫合併心臟病而逝世，這位女性就變得格外注意自己的身體。有次她患了重感冒，呼吸變得有些困難，於是她向醫生、同事訴說自己一定是患了肺氣腫，結果病情變得越來越重。實際上，這位女性的自我災難性暗示起了十分重要的情緒導向作用。

許多人都不難體會到，對於疾病之類的災難，男性大多不在乎，有一種不向災難低頭的抗爭精神，而女性則大多較快地實現與災難相應的角色認可：「我病了，我必須臥床，我必須打針了，這可怎麼辦啊！」

當女性朋友瞭解了以上現象就應該知道，只要意識到自己的這種情緒是不好的，有意識地給自己灌輸積極地、堅強的暗示，就能贏得快樂的心情和養生的功效。

心理的反向性發洩

每個人都曾經憤怒過，但是經歷這種情緒之後每個人的處理方式又是各不相同的。女性最常見的方式是發洩，要麼就是被氣哭了，再者就是和對方大吵起來。其實，女性的這種有限選擇發洩的處理憤怒的方式，在中醫上看來是保障女性健康長壽的一個重要因素。但是，一些女性只顧發洩，不顧後果，從而又製造出新的糾紛，這樣，使得情緒的發洩喪失了大部分意義，這是女性情緒的一個重大弱點。

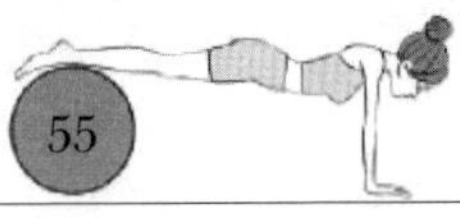

自己確定生活目標

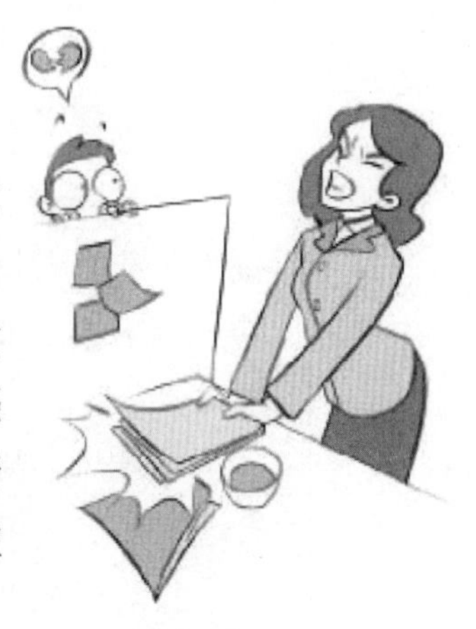

很多女性想自己把握命運，但是又不知道該如何努力，使得生活無法確定目標，往往遇到大問題就沒了主意。這種女性常有一種很複雜的情緒，她們對命運感到無助，內心有自卑感，生活中隨遇而安但又不甘心於，以及由此而產生的對男性的依賴感。

心理學家研究發現，阻礙女性成功的一個重要因素就是女性在心理上的頹廢和自卑。依賴、等待、乞求、碰運氣，使她們無法成為自身幸福的主宰。中醫認為，一旦女性有了自己的目標和活力，整個人看上去就會清爽很多，同時也能很好地調節情緒。

給自己定性

很多女性朋友在遇到不順的時候總喜歡說：「我這個人天生就是這種習慣，就是看不慣這類事情，就是……」這些女性往往過分地用一種觀念去衡量和要求別人，很少從對方的角度考慮，不懂得寬容和接納對方，總懷著一種挑剔的心理去觀察。久而久之，她們變得不隨和，不寬容，不友善，不受他人歡迎。在自以為是的滿足中，她們也品嘗了與眾疏遠的孤獨與失落感。這種失落和孤獨的情緒，對養生可是非常不利哦！

其實，人與人之間，若都用自己的觀念或標準去衡量別人，就很難得滿意。要知道任何人都有自己的生活風格

專家寄語

女性如果能善於發現自身存在不良情緒的潛在危機，並及時對情緒進行調整，則能很好地避免不良情緒帶來的不良後果。通常，不良情緒爆發前會有如下心理特徵：

1. 無緣無故地擔心會發生不幸的事，為一點小事而忐忑不安，夜不成眠，食不知味，心慌意亂。

2. 悶悶不樂，不願見人，對周圍事物毫無興趣，悲觀厭世。

3. 動作古怪，行為異端，破口罵人，哭笑無常，嗜睡。

4. 感到自己的一言一行均被別人知道，以為自己頭腦裏所想的什麼都被別人所知，生怕別人知其隱私而惶恐不已。

5. 莫名其妙地情緒高昂，高度興奮，聲音高揚，花錢大方，愛管閒事。

6. 總以為某異性對自己有好感，屢遭拒絕，卻仍緊追不捨。

7. 毫無根據地懷疑愛人有外遇，對無根據懷疑的「第三者」追跡跟蹤。

8. 無端懷疑有人加害於自己，處處與自己作對，晝夜防範，不敢出行。

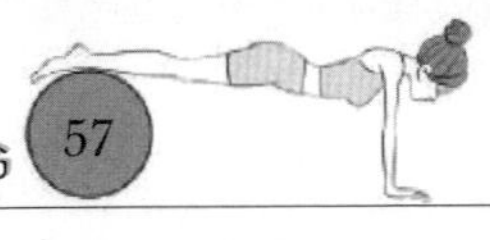

與處事方式，這是每個人的權利與自由。如果我們在與他人交往時能多想一想：掃除地板上的東西比掃別人的面子更妙（懂得給別人留面子），我們就能忍耐別人與我們的不同。只要真正認識到自己的做法不妥，這一情緒便不難克服。

女性經前及更年期不良情緒調適

女性在經前期及產後活絕經期、更年期等時期都會出現不良的情緒波動，而這些不良的情緒是會影響到女性的健康的。

中醫認為，女性性激素水平如果是平衡的，則情緒也是穩定的；而如果不良情緒波動，則同樣會影響女性的健康。痛經婦女的心理發育可能不成熟，會表現有神經質的性格；患功能性子宮出血的病人中有70%～80%具有情緒障礙和性生活的問題。這都是因為緊張情緒會促進自主神經系統活動異常，進而引起血管變化而大量出血。

中醫認為，女性情緒波動與學識修養、社會環境因素有關。由於傳統習俗的長期影響，有的女性認為經前必然出現焦慮，這是由於長期社會因素造成的，她們在經期前總是期待焦慮、情緒低落的發生。

如何避免和緩解這些不良情緒對女性身體帶來的不良影響呢？中醫認為經前、更年期等這些特殊的時期，女性應懂得對自己的身心進行調適。

飲食調適方法

飲食上應從疏肝健脾理氣入手，多吃以下食物能平心

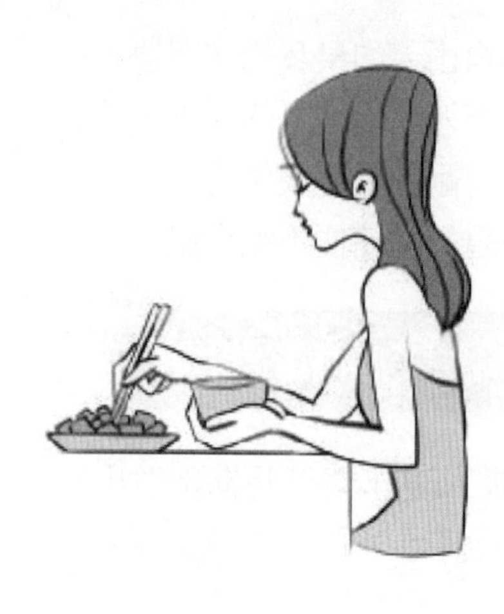

靜氣，養血補腎。

1. 蓮藕

藕能通氣，還能健脾和胃，養心安神，亦屬順氣佳品。以清水煮藕或煮藕粥療效最好。

2. 蘿蔔

蘿蔔長於順氣健胃，清熱消痰。以青蘿蔔療效最佳，紅皮白心者次之，如胃寒的女性，可以加排骨、牛肉等燉蘿蔔湯吃。

3. 山楂

山楂長於順氣活血、化食消積，還可減肥消脂。無論生吃、熟吃、泡水，各種食用方法皆有效。但食用要適量，胃酸過多的女性慎用。

4. 玫瑰花

玫瑰花有疏肝理氣，寧心安神的功效，沏茶時放幾瓣玫瑰花不但有順氣功效，還很賞心悅目。

5. 茴香

茴香果實做藥用，名「小茴香」，嫩葉可食用。籽和葉都有順氣作用，用葉做菜餡或炒菜食用，都可起到順氣健胃止痛的療效。

6. 柑橘

柑橘不但味道甜美，還有行氣寬胸之功。除果肉外，橘皮也有一定的藥用價值，橘皮泡飲可以通絡化痰、理氣消滯。

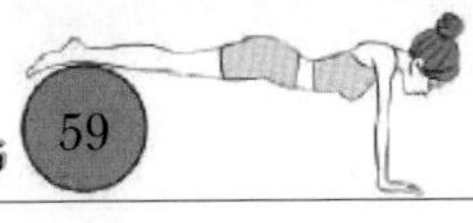

運動調適法

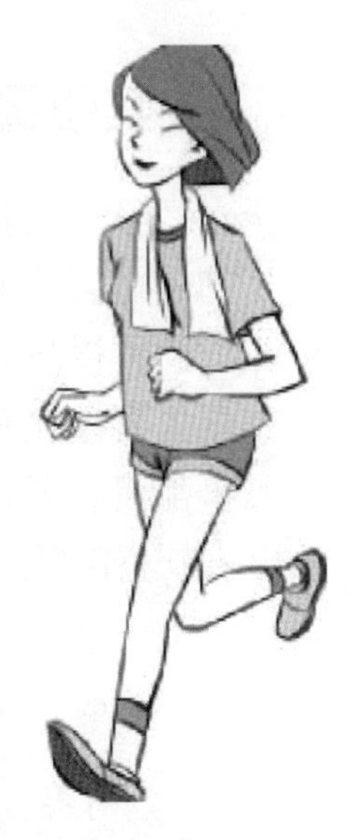

中醫指出，無論是短暫的運動還是長期的運動，都會對心理產生一定的效果。總體來講，經常運動的人看起來精神比較好，也不容易生氣和沮喪，同時也不會有太大的心理壓力。而很少運動的人則看起來沒有精神，也非常容易生氣和沮喪，更會經常感覺到有壓力。

也有醫學研究指出，年齡與沮喪有著密切的關係。一般來講，年齡越大身體狀況也越差，也越容易出現沮喪的心理。但是，有規律的運動則能很好的保持身體和心理的平衡和活力，可以減輕沮喪的程度。

生活中很多女性朋友在購買運動器材的時候純粹是一時興起，而不能堅持下來，往往沒兩下就全沒了興致，器材也被冷落在屋角堆滿了灰塵。

對此，專家指出，許多人做運動不能持之以恆，主要是因為選擇的是適合自己體能、但不適合自己人格特徵的運動方式。因此，選擇適合自己的運動方式是非常必要的。

什麼樣的運動方式能讓你堅持長期地做下去呢？這需要你對自己有所瞭解，比如看看自己平時的社交情況如何，是不是很容易跟陌生人聊天、做朋友？或是見了陌生人沒有講話的習慣。平時是喜歡一個人獨立完成工作，還是喜歡團體一起來完成？如果你是喜歡獨立完成工作的類型，就選擇一個安靜的場地，獨立完成運動吧！如果你喜歡熱鬧，喜歡團體作戰，那麼就請找幾個好朋友一起去健身吧！

其他調適法

除了最基本的飲食和運動之外，我們還可以選擇其他的調適方法。比如：讀書、聽音樂等。這些方法不僅能使我們獲得身心的安寧，還非常有利於我們的健康。有的年輕人喜歡在有情緒不好的時候發洩一通，然後就感覺什麼事都沒有了。這種做法也是非常不錯的，因為這恰是你精力旺盛的體現。

專家寄語

有些人年齡一大就開始覺得自己已經沒有用武之地了，想開始一個新的工作，又怕自己一時無法適應，萬一失敗了則不知道如何爬起。其實，人隨年齡的增大，壓力也越來越大，這是很正常的現象。但是，一味因年齡問題而放棄很多選擇，則是一種逃避現實的心理。對待這種情況，瑞士心理學家榮格認為，人在中年後要重新調整自己的方向，逐漸由關注身外之物變為更多地關注自己的心靈，逐漸領悟到人生的智慧，這樣才能減輕心理壓力，順利地度過「中年危機」。其實，從中醫角度來看，年齡是人生智慧的一種沉澱，人的智力分為流體智力和晶體智力，流體智力隨年齡增大而會有所下降，但晶體智力即使到了老年也還會隨經驗的積累而有所提升。有不少人是「大器晚成」型的，只要給自己機會，不自己打敗自己，加上中年人的經驗與人生歷練，即使已過中年也還有機會成功。

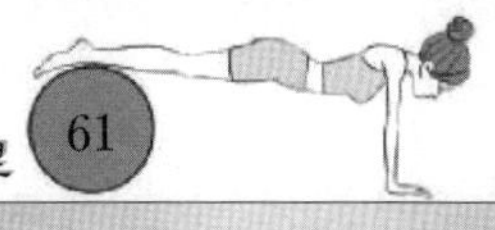

第三章

女性飲食與藥膳調理

俗話說「藥補不如食補」，中醫是非常講究食補的。而食物具有性質溫和的特徵，在為身體補充營養和能量的同時，還對身體有一定的調理性功效，可謂是一舉三得！

女性飲食養生則就是中醫根據女性身體的不同特徵，所處的不同環境以及不同的季節等因素，選擇最適合吃的食物及最需要的食物調理。

同時，中醫藥膳也是中醫食療中的精華部分。在具體滋補養生的過程中，女性朋友可以根據自身的需要選擇性質溫和且具有很好效果的藥膳和飲食。

各年齡階段女性身體的中醫調理

女性的一生要經歷很多生命的歷程，而在不同的生命歷程中，女性對營養的需求也是不一樣的。

中醫養生講究根據各種女性身體的不同搭配不同的營養，安排合理的飲食，在必要的情況下也可選擇適合自己的藥膳來調理機體。

15歲～25歲時

這一時期的女性正是身體發育的關鍵時期，需要補充大量的維生素和蛋白質。在飲食方面應多吃富含維生素和蛋白質的食品，如白菜、韭菜、豆芽菜、瘦肉、豆類等。尤其是豆類食物，既能滿足人體需要的蛋白質，又能供給多種維生素和無機鹽。

體質較弱的女孩子可以適當地採用滋補藥膳進行食補，比如以當歸、枸杞、熟地等為原料的藥膳食品。

25歲～30歲時

這一時期的女性正是一生中的關鍵時期，需要成家立業，並即將或已經做媽媽的了，此時的女性需要補充維生素C和維生素B類的食品，如薺菜、莧菜、胡蘿蔔、番茄、紅薯、金針菜等新鮮蔬菜，水果以及豌豆、木耳、牛奶等。不要吃易於消耗體內水分的煎炸食品，此外，不要飲酒、抽菸，否則會使嘴角與眼四周過早出現皺紋。

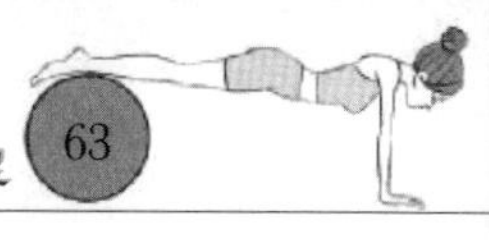

30歲～40歲時

此階段的女性應保障體內氨基酸的供給充足，防止其從皮脂分泌，並滋潤皮膚和減少皺紋的產生。在飲食上應多吃一些魚類食品，或瘦肉類等動物蛋白。同時，晚餐應以清淡為主要，特別注意要增加蔬菜、水果的攝入量。

40歲～50歲時

這個時期的女性已經進入更年期，更應補充維生素了。中醫指出，這個階段的女性很容易出現水腫的現象，因此要儘量控制主食的攝取量，適當地飲用綠茶，以助於消腫降壓。同時，在飲食搭配上，應多吃一些新鮮的蔬菜和水果，以補充維生素，如白菜、油菜、雪裏蕻、番茄、

專家寄語

隨著社會的發展，人們越來越推崇綠色食品。而污染少、天然又具有美容效果的食品越來越受到女性朋友的喜歡，典型的如蘆薈，既是健康食品，又是美容佳品。中醫認為，蘆薈確實對人體有不少神奇美妙的作用，但蘆薈有500多個品種，可以入藥的只有十幾種，可以食用的只有幾個品種。專家提醒說，蘆薈含有的蘆薈大黃素有「泄下通便」之效，易導致腹瀉。不同品種的蘆薈，其藥性、藥效有很大差別，不同體質的人使用蘆薈會產生不同的效果。

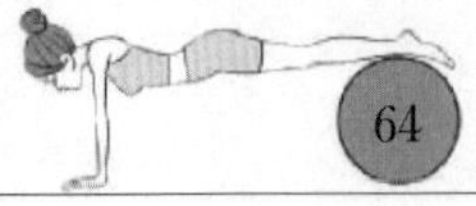

薺菜、山楂、酸棗、檸檬等。其作用是調整自主神經功能，降低血壓，延緩面部肌膚的衰老。

50歲以上

這個時期的女性已進入老年期，此時對鐵、鈣的需求較多，所以，一日三餐中應該多吃一些富含微量元素的食品，如莧菜、番茄、柑橘、牛奶、黃豆、雞蛋、蘿蔔等。如想避免出現老年斑，要多吃些黃豆、核桃、芝麻、玉米、萵筍等。

不同體質女性中醫食療

女性的美麗和健康是息息相關的，那麼，女性該如何調理才能實現健康和美麗的雙重夢想呢？其實，女性中醫飲食調理講究的是因人而異，即不同體質的女性相應的飲食調理方式也是不同的，這就需要我們對自己的體質加以瞭解，才能找到被中醫認可的科學的飲食調理方法。

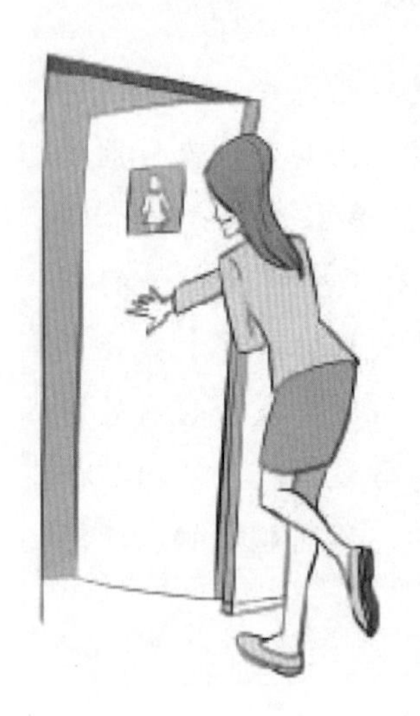

氣虛型中醫食療

◇氣虛型女性主要表現

月經週期易提前，經量增多，易疲倦乏力，食慾不振，常伴有腸胃消化功能不好或易腹瀉的情形。臉色蒼白，舌質淡白，脈弱。

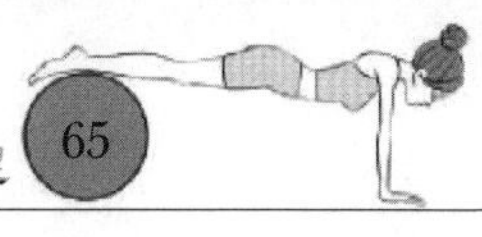

◇中醫治療方案

中醫在為此類女性進行治療時應注意補益肺氣，並建議適度運動，鍛鍊體能。

◇中醫推薦補氣藥膳湯

黃芪、黨參各30克（用布包好）、淮山藥30克、大棗30克，加水同煮熟，鹽適量調味。去藥包，飲湯，淮山藥、大棗皆可食用。

血虛型中醫食療

◇血虛型女性主要表現

此種體質的女性多患有貧血，經色較淡，質地較稀，臉色蒼白或萎黃，容易疲倦、頭暈、心悸，舌質淡白，苔薄白，脈細弱。

◇中醫治療方案

治療宜補氣、養血。

◇中醫飲食調理

平時應多吃瘦肉、菠菜、蕃薯葉等綠色蔬菜或蘋果、櫻桃、葡萄等富含鐵質的食物。

◇中醫推薦補血藥膳湯

熟地15克、當歸10克、白芍10克、川芎5克、烏骨雞半隻、生薑3片，加水適量燉熟，再加入蔥白數段後食用。

血瘀型中醫食療

◇血瘀型女性主要表現

月經易延後，經量過少或有血塊，經血顏色紫或暗

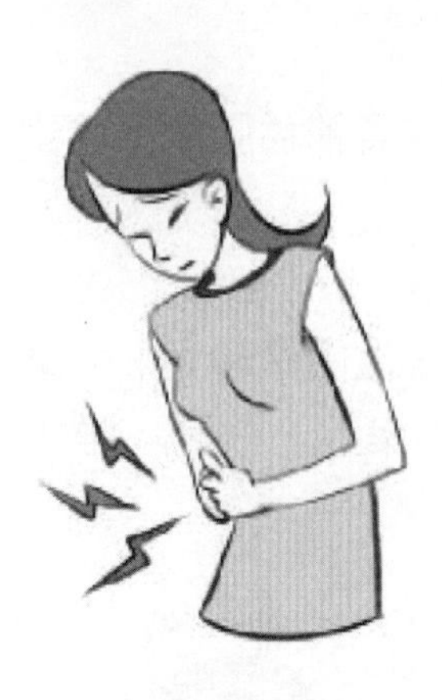

黑，月經來潮時小腹疼痛，血塊排出後疼痛稍微減輕，嚴重者甚至不孕，常見於子宮內膜異位症患者。

◇中醫治療方案

治療時宜活血化瘀。

◇中醫推薦化淤藥膳湯

益母草15克、雞蛋1個，加水同煮。熟雞蛋去殼，吃蛋飲湯。主治月經延後或痛經。

宮寒型中醫食療

◇宮寒型女性主要表現

這種體質常發生於愛吃冰冷食物的女性。月經較易延後，經量較少或顏色較暗，有些患者在月經來前或來潮時小腹冷痛，劇烈時甚至臉色發青，四肢冰冷，熱敷則疼痛可稍微減輕。

◇中醫治療方案

診察時，常可發現舌質顏色較淡，舌苔白，脈沈緊。治宜溫經散寒，並應忌吃生冷的食品。

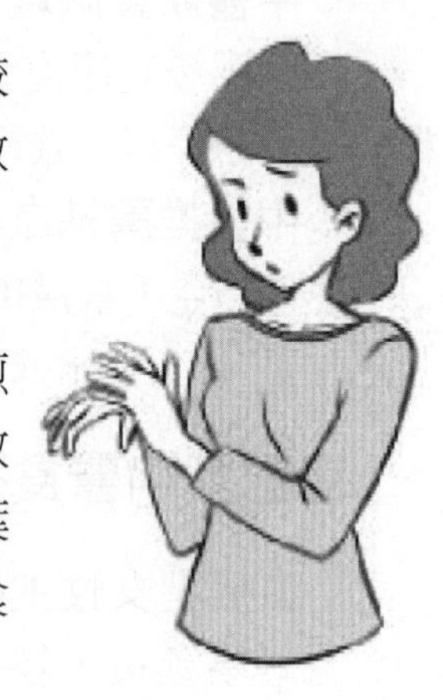

◇中醫推薦暖宮藥膳湯

艾葉10克、生薑15克，水1碗煎至半碗去渣，雞蛋1個去殼攪拌，放入湯內煮熟服食，每天1～2次（艾葉用量不宜太多，每次60克即可，若食用太多會有噁心、嘔吐的副作用）。

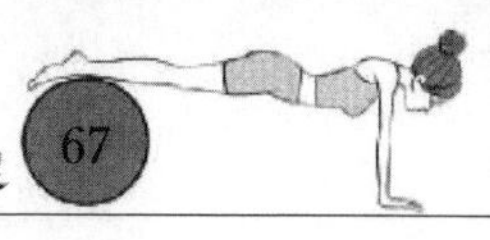

血熱型中醫食療

◇血熱型女性主要表現

月經易提前，經量較多，質地較黏稠，平時容易心煩口渴，臉色易發紅，白帶黃稠有異味，舌質偏紅，舌苔黃。

◇中醫治療方案

除了遺傳因素外，此種體質可因長期晚睡、熬夜，或平時情緒過度激動，或愛吃辛辣的食物所造成。治療時宜涼血固經。

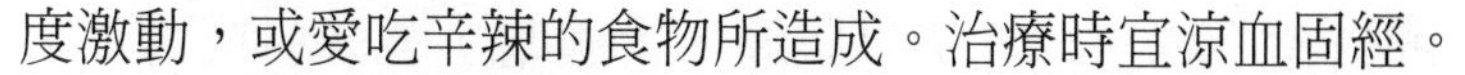

◇中醫飲食調理

可多食用芹菜、蓮藕、絲瓜等清涼性的食物，忌吃油炸、辛辣、刺激物，並宜於晚上11點鐘前就寢。

◇中醫推薦涼血藥膳湯

蓮藕250克，洗淨切碎，加水煮熟，油鹽調味，常服食。

痰濕型中醫食療

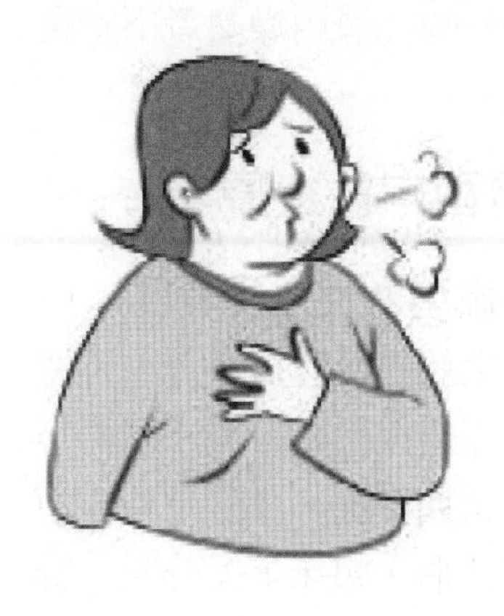

◇痰濕型女性主要表現

體態多較肥胖，胸口悶脹，月經較易延後或經量少，常伴有白帶較多的情形。

◇中醫治療方案

肥胖者宜少吃多動，減輕體重。

◇中醫飲食調理

宜多食白蘿蔔、海帶、荸薺、冬瓜、海參、海哲皮等祛痰消脂的食物，少吃肥肉、油炸類等助長痰濕的食物。

◇中醫推薦食療藥膳湯

山楂荷葉飲：山楂、陳皮、荷葉各10克，加水煎湯，取汁代茶飲。

肝鬱型中醫食療

◇肝鬱型女性主要表現

月經週期較不規則，月經來潮前易多愁善感、煩躁易怒或情緒不穩定，乳房易脹痛。舌邊暗，苔薄白或薄黃，脈弦。常見於經前緊張症候群。

◇中醫治療方案

治療宜疏肝解鬱。

◇中醫飲食調理

草魚一片洗淨，香附拍破，與薑絲鋪在魚肉上，抹鹽，入蒸鍋隔水蒸約40分鐘（體內燥熱者不宜食用）。

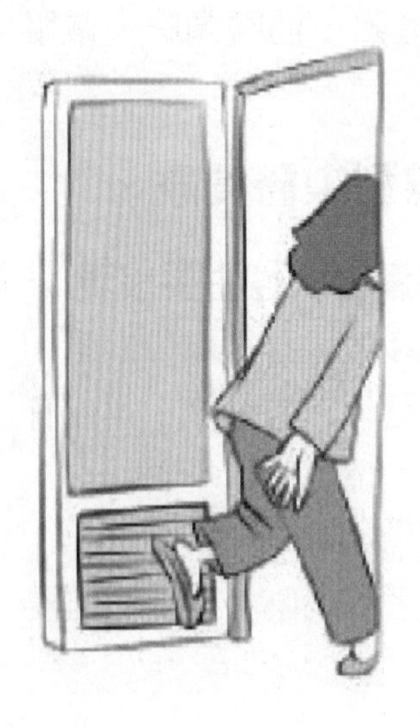

腎虛型中醫食療

◇腎虛型女性主要表現

常發生於先天體質虛弱，青春期發育未完全成熟時，或年屆更年期有月經週期紊亂、腰酸足軟、頭暈耳鳴等情形，臨床上又分為「腎

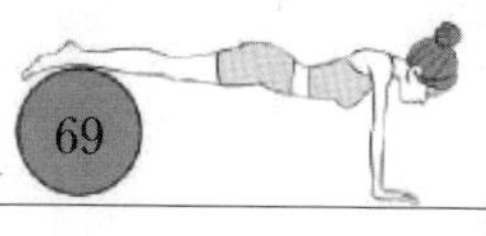

專家寄語

女人的體質有燥熱、虛寒之別，而茶葉經過不同的製作工藝也有涼性及溫性之分，因此不同的體質喝不同的茶。

身體虛弱喝紅茶：身體比較虛弱的人，應選擇喝紅茶。紅茶是一種發酵茶，刺激性弱，較為平緩溫和，特別適合腸胃較弱的人，也可以在茶中添加糖和奶，既可增加能量又能補充營養。

排毒養顏喝綠茶：綠茶性味苦寒，其營養成分如維生素、葉綠素、茶多酚、氨基酸等物質是所有茶類中含量最豐富的，具有清熱、消暑、解毒的作用。但由於綠茶屬不發酵茶，茶多酚含量較高，對腸胃有一定的刺激性，腸胃較弱的人應少喝，或沖泡時茶少水多，減少刺激性。

經期前後喝花茶：女性經期前後以及更年期，性情煩躁，適宜飲用花茶，有疏肝解鬱、理氣調經的功效。

需要減肥者：身體肥胖、希望減肥的人可以多喝烏龍茶，因為烏龍茶分解脂肪的作用較強，可以幫助解除油膩，幫助消化。喜歡參加派對和飲酒的人也可以喝烏龍茶，它能夠預防身體虛冷，減少酒精和膽固醇在體內沉積。苦丁茶、普洱茶都具有降血脂的作用。但苦丁茶涼性偏重，虛寒體質的人常喝會損傷體內陽氣，比較適合血壓偏高、體形發胖的體質燥熱者。普洱茶的性質溫和，適合體質虛寒的人飲用。

陰虛」及「腎陽虛」兩型：

◇腎陰虛型

腎陰虛型：經血色較鮮紅、質黏稠，兩顴午後潮紅，手足心熱，易便秘，舌質紅，脈細數。

中醫飲食調理：可多食白木耳、桑椹、梨子、楊桃、烏梅等滋潤的食物。

中醫推薦食療藥膳湯：銀耳10克、枸杞10克、百合10克、紅棗12枚，冰糖適量，加清水燉煮服食。

◇腎陽虛型

腎陽虛型：除上述症狀外，還伴有畏寒，手腳冰冷，頻尿且夜間尿多等情形。

中醫飲食調理：可多食韭菜、胡桃等溫熱性食物。

中醫推薦食療藥膳湯：肉蓯蓉 10 克（布包）、羊肉60克、粳米 60 克，加油鹽少許、蔥白 2 段，生薑 3 片，共煮成粥常服（肉蓯蓉有潤腸的功能，故腹瀉者不適用）。

中醫講究高效的營養搭配

其實，飲食對身體的調理不在於吃了什麼，吃了多少，關鍵在於你吸收了多少。很多女性總覺得自己的飲食很合理，也吃了不少東西，但是卻不見明顯的效果，其實就在於身體的吸收情況。因此，中醫建議女性朋友在講究飲食和營養的同時，還應關心一下營養的搭配問題，只有搭配合理了，才能高效吸收。

關於食物的吸收問題，有關專家曾經明確指出：「認為我們吸收了我們所吃的一切食物中的營養觀點是錯誤

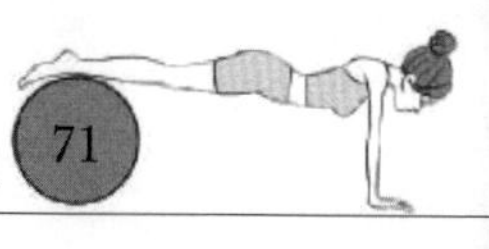

的。雖然你吃的食物裏可能含有一定量的營養素，但實際上，這些營養素沒有被人體全部吸收。營養素的生物利用度是指食物裏有多少營養素被有效地吸收了。」

什麼是高效營養搭配

這個道理其實是很容易理解的，比如女性朋友的身體是需要鐵的，那麼如何攝取足夠的鐵呢？肉食主義者認為肉類中含有這種身體需要的血紅素鐵，而且很容易被身體吸收。

那麼，素食主義者怎麼辦呢？中醫指出，這個時候就體現出營養搭配的重要性了。比如，菠菜中也含有這種血紅素鐵，但是菠菜中的營養卻不能很好地被吸收。而如果我們將一杯橘子汁放進一盤菠菜中，吸收效果就大不一樣了。橘子汁裏的維生素C能將菠菜裏的鐵元素變成它的非氧化形式（血紅素鐵），與其氧化形式的鐵（非血紅素鐵）相比，血紅素鐵更易被人體吸收。

中醫所講究的高效營養搭配，就是如此被體現出來了！

高效營養搭配的基本原則

高效營養搭配的基本原則是營養互相補充和促進。比如日常生活中，女性朋友應懂得運用這些合理的食物組合，巧妙地控制胃腸中的飲食和諧，並使它們之間達到營養互相補充和促進的作用。

如果食物組合不合理，就會起到相反的作用。例如，茶和咖啡含有叫做石炭酸的化合物，會妨礙人體對鐵的吸收。因此，不應將它們與富含鐵的食物混合食用。

再比如，有些女性朋友早晨吃穀物食品和牛奶，但是整粒穀物中含有肌醇六磷酸（一種能量貯備形式），它們會抑制對鐵的吸收。而乳製品中的鈣也會抑制鐵的吸收。所以，實際情況是，吃了含鐵和肌醇六磷酸的穀類食品後，再喝的牛奶也會抑制鐵的吸收。

搭配食物應注意生熟

在搭配食物的過程中，食物是生的還是熟的，也非常影響最終搭配的結果。比如番茄中含有一定的番茄紅素，這是一種抗氧化劑物質。抗氧化劑能抑制自由基，而這種自由基與衰老、中風和心臟病有關。有關專家對這種物質進行研究發現，如果番茄是生的，它們的抗氧化劑潛能指數為80左右。而如果將番茄做熟了裝入罐子裏，那麼番茄的抗氧化劑潛能就會增長5～6倍。之所以會這樣，是因為生番茄中的番茄紅素在煮熟後已經轉化成反式茄紅素，這種反式茄紅素更易被人體吸收。

同樣的道理，胡蘿蔔中的β-胡蘿蔔素也具有如此特徵。β-胡蘿蔔素也是一種抗氧化劑，它能破壞細胞壁，到達體內，因此能被人體更好的吸收。

水和油之間的互相搭配

專家發現，為了吸收可溶於油脂的營養素，你必須將它們從細胞狀的結構中弄出來，然後將它們轉移到內臟的脂類或親脂類載體上供人體吸收。

最有用的營養素就是葉黃素了，在菠菜和另外一些蔬菜，如羽衣甘藍、椰菜和豌豆都含有這種葉黃素。有證據

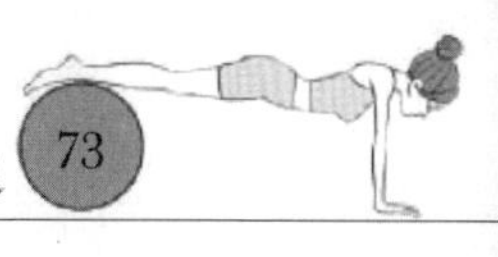

顯示，葉黃素能防止或減緩年齡相關性黃斑病變，這種病變是導致失明的主要原因。

專家寄語

女性在講究高效營養搭配的同時，還應懂得哪些食物對自己是最有益處的。經過多年的研究發現，以下是女性最佳的飲食選擇。

1. 最佳肉食：鵝、鴨脂肪雖不少於畜肉類，但其化學結構因接近橄欖油，不僅無害且有益於心臟。雞肉為「蛋白質的最佳來源」。此外，兔肉具有美容減肥的功效。

2. 最佳湯食：雞湯除向人體提供大量的優質養分外，當人因血壓低而無精打采或精神抑鬱時，雞湯還可使疲勞感與壞情緒一掃而光。另外，雞湯（特別是母雞湯）還有防治感冒與支氣管炎的作用。

3. 最佳護腦食品：最佳護腦食物有菠菜、韭菜、南瓜、蔥、椰菜、青椒、番茄、胡蘿蔔、小青菜、蒜苗、芹菜等蔬菜，以及核桃、花生、開心果、腰果、松子、杏仁、大豆等乾果類食品。

4. 最佳糾酸食物：海帶享有「鹼性食物之冠」的美稱，故每週應吃3～4次海帶，才可保持血液的正常鹼度而防病強體。

5. 最佳零食：話梅、葡萄乾等零食不僅富含多種維生素和微量元素，而且其鮮味與營養能長期保存，熱量也較低。

專家表示，如果食用葉黃素與少許脂肪結合在一起的食物，人體能更容易吸收這種營養素，因為油能幫助它轉移到內臟的脂肪酸上供人體吸收。

飲食搭配應一分爲二看待

關於飲食組合，我們要一分為二地看。比如，食用煮熟的番茄能獲取抗氧化劑，但維生素C的含量減少了。我們在蔬菜裏添加脂肪，體內攝入的膽固醇就會升高。同時，中醫認為量多不一定就是好的，過多地攝入某些維生素和礦物質也是很危險的。

在女性朋友嘗試著進行飲食搭配的同時，應懂得瞭解食物中營養的功效和特徵，如此才能很好地靈活運用。有專家曾將營養的搭配組合比喻成拼圖玩具，原話是這麼說的：「我們要瞭解營養素是怎樣被人體吸收的，以及在避免有任何不利的徵兆時，我們要怎樣利用它們減少或預防某些疾病。營養素的生物利用度確實是一門瞭解什麼樣的營養素最適宜自己的複雜學問，就像拼圖玩具一樣。」

女性日常膳食三原則

隨著人們生活水準的提高，現代女性正處於經濟條件好、社交活動多，夜生活頻繁的環境之中。這種情況之下，女性朋友很容易出現身體「透支」的情況，為此，中醫認為，女性的養生調理應從日常膳食做起。而關注日常膳食，則需要注意以下三個基本原則：

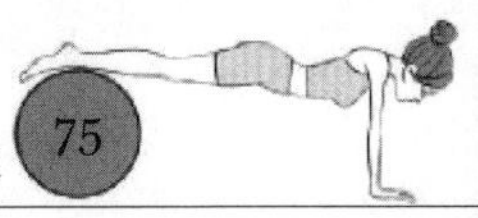

合理平衡營養是第一

為身體的營養平衡，女性朋友應堅持每天喝一包牛奶（內含250毫克鈣），可有效地補充膳食中鈣攝入量「偏低」的現象。

每天應攝取250～350克碳水化合物，這相當於250～350克主食。

每天補充3～4份高蛋白食物，如：瘦肉250克、雞蛋2個、家禽肉500克、魚蝦500克，以魚類、豆類蛋白較好。

每天吃500克新鮮蔬菜及水果是保證健康、預防癌症的有效措施。蔬菜應多選食黃色的，如胡蘿蔔、紅薯、南瓜、番茄等，因其內含豐富的胡蘿蔔素，具有提高免疫力作用。

多飲綠茶，因綠茶有明顯的抗腫瘤、抗感染作用。

飲食原則應有粗有細（粗細糧搭配）、不甜不鹹。

避免過度肥胖是第二

中醫認為，肥胖 的人常伴有高血脂症，而透過控制飲食可達到減肥目的。

補充大量的膳食纖維素，如各種豆類和穀類、粗黑麵包、燕麥麩、捲心菜和韭菜等。多吃水果和蔬菜，如櫻桃、草莓、柚、桃和梨以及萵苣、芹菜等。適量攝入蛋白質，如低脂類的大豆、魚禽肉、酸乳酪蛋白質。學會少

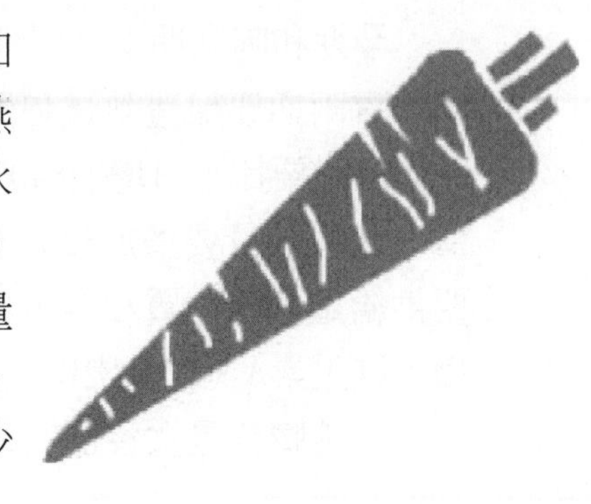

食多餐，少吃零食，減少糖分的攝入。此外，可適量飲些減肥茶，也能起到減肥作用。

降血脂要少吃動物脂肪或含膽固醇較多的食物，如肥肉、動物的心、肝、腎、腦及魚籽、蛋黃、鵪鶉蛋、鱿魚、鰻魚、牡蠣等，盡可能食用豆油、菜油、麻油、玉米油等，不要食椰子油。

多吃富含維生素、蛋白質的食物，如瘦肉、雞肉、鯉魚、鮑魚、豆製品等。少吃蔗糖、果糖及含糖的甜品。多吃黑木耳、麥粉或燕麥片，它們具有良好的降血脂功效。

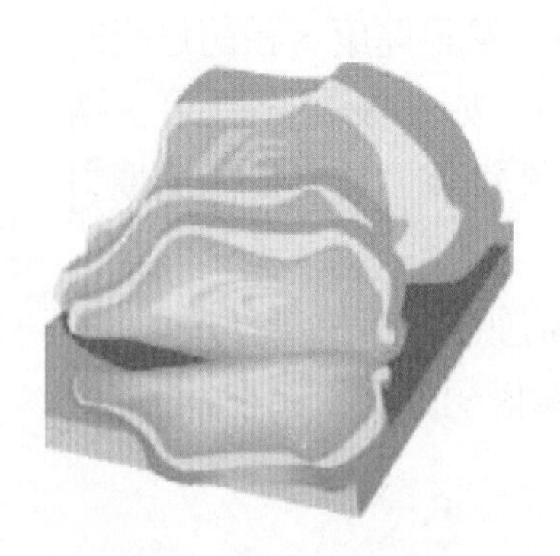

注意「三期」飲食

這裏講的「三期」指女性的月經期、孕期和哺乳期，中醫統稱為「三期」。此三階段女性的飲食調理尤其重要。

月經期：

月經期應增加含鐵食物，以補充經血流失的鐵質。宜多吃豬肝、瘦肉、魚肉、紫菜、海帶等。

孕期和哺乳期：

這兩期要保證熱量和優質蛋白質。懷孕後期每天身體產生熱量要比平日增加840千焦，蛋白質增加25克。哺乳期每天產生熱量要增加3360千焦，蛋白質增加25克。同時，要供給足量礦物質和維生素，每天要補充鐵10毫克。注意攝入維生素A、維生素B_1、維生素C、維生素D等。

日常膳食是女性朋友每天都接觸到的，合理而科學的

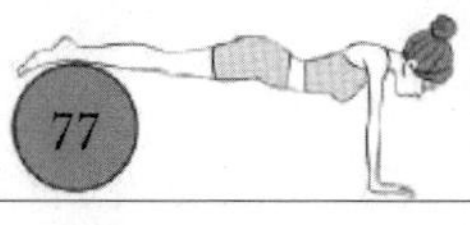

膳食能幫助女性保持平衡的機體，對女性的健康和美麗都大有好處。

專家寄語

很多女性喜歡一些時尚食品，諸如漢堡包、薯條等都是她們的最愛，有的甚至將其代替主食來食用。中醫認為，有的女性工作已經很辛苦了，對於高熱量的垃圾食品要儘量少吃。而通常被我們認為是高營養、高蛋白的海鮮食品又容易給我們帶來一種現代富貴病——痛風。這是因為，海鮮含有的大量毒素會在人體內蓄積。現代人的疾病是由多種原因造成的，比如工作緊張、焦慮，人際關係不和諧帶來的煩悶、抑鬱等，但多數人患病還是源於飲食不合理、生活起居沒有規律等。所以，女性朋友最佳的飲食原則應是堅持吃好一日三餐，並保持恰到好處的量和營養。

中醫講究的女性膳食最佳模式

科學家發現，即使是吃同樣的某種食物，有些女性越吃越胖，有些女性則越吃越苗條，其原因自然是多方面的，但是食物搭配是否科學是其中關鍵的一點。

中醫根據這一現象，研究出一套適合女性健美的最佳膳食養生模式，——「一至七」飲食模式，即每天一個水果，兩盤蔬菜，三勺素油，四碗粗飯，五份蛋白質食物，六種調味品，七杯湯水。

具體形式如下：

一個水果

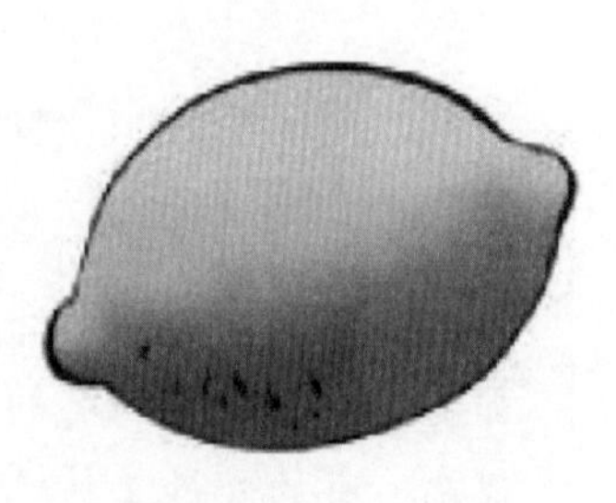

每天至少吃 1 個含維生素豐富的新鮮水果，長年堅持會收到明顯的美膚效果。

二盤蔬菜

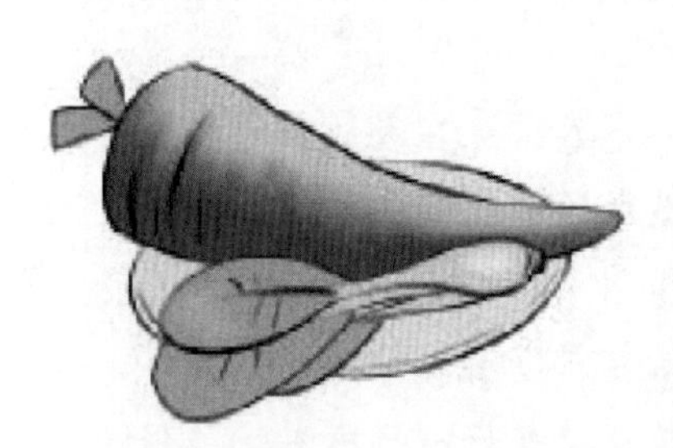

每天應進食 2 盤品種多樣的蔬菜，不要常吃一種蔬菜，一天中必須有一盤蔬菜是時令新鮮的、深綠顏色的。最好生食一些大蔥、番茄、涼拌芹菜、蘿蔔、嫩萵苣葉等，以免加熱烹調對維生素A、維生素B_1等的破壞。每天蔬菜的實際攝入量應保持在400克左右。

三勺素油

每天的烹調用油限量為 3 勺，而且最好食用植物油，這種不飽和脂肪對光潔皮膚、塑造苗條體形、維護心血管健康大有裨益。

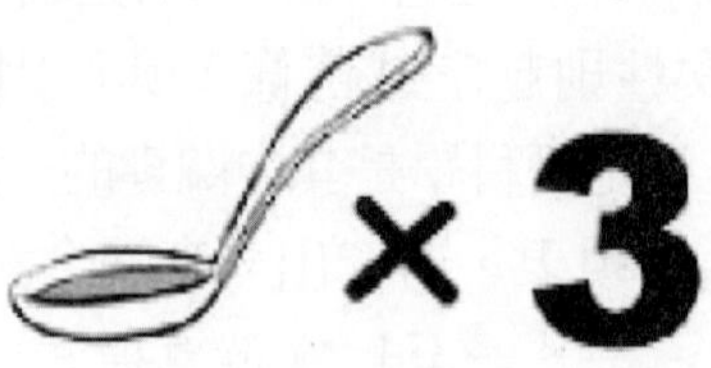

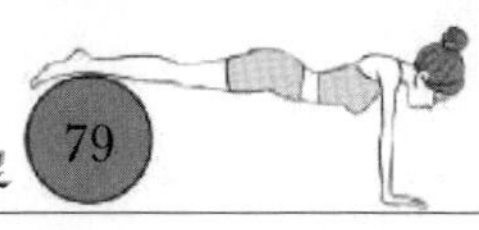

四碗粗飯

每天四碗雜糧粗飯能壯體、養顏、美身段。要克服對精加工主食的嗜好，抵制美味可口零食的誘惑。

五份蛋白質食物

每天吃肉類50克，當然最好是瘦肉；魚類50克（除骨淨重）；豆腐或豆製品200克；蛋1個；牛奶或奶粉沖劑1杯。這種以低脂肪的植物蛋白質配上非高脂肪的動物性蛋白質，或用植物性蛋白質配上少量的動物性蛋白質的方法，不僅經濟實惠，而且攝入所含動物脂肪和膽固醇相對減少，被公認是一種「健美烹飪模式」。

六種調味品

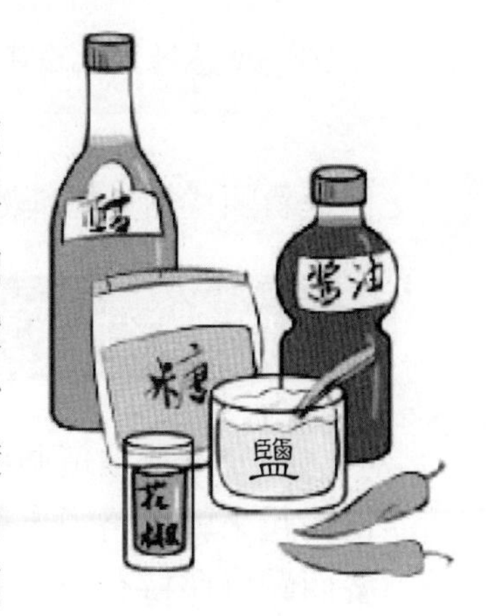

醋、糖、醬油、鹽、花椒、辣椒等主要調味品，作為每天的烹飪佐料不可缺少，它們分別具有使菜餚增加美味，提高食慾，減少油膩，解毒殺菌，舒筋活血，保護維生素C，減少水溶性維生素的損失，維持體內滲透壓和血液酸鹼平衡，保持神經和肌肉對外界刺激的迅速反應能力，以及調節生理和美容健身等不同功能。

七杯開水

包括茶水和湯水，每天喝水不少於7杯，以補充體液，

專家寄語

有些女性進入30歲就開始顯示出老態，面部失去光澤，色素沉著；到40多歲已有月經稀少或其他更年期早期症狀，同時像子宮肌瘤、卵巢囊腫、多囊卵巢等婦科病的發病率也越來越高。這種情況目前在現代都市女性中比較常見。國家級名中醫俞瑾教授認為，女人老得快，與腎衰有很大關係。《黃帝內經》中說，女人的生命過程是「七歲腎氣盛，齒更髮長；二七（指14歲）天癸至，任脈通，太沖脈盛，月事以時下，故有子；三七腎氣均平，故真牙生而長極；四七筋骨堅，齒長極，身體盛壯；五七陽明脈衰，面始焦，髮始墮；六七三陽脈衰於上，面皆焦，髮始白；七七任脈虛，太沖脈衰少，天癸竭，地道不通，故形壞而無子也。」

促進新陳代謝，增進健康。少喝加糖或帶有色素的飲料。

中醫對辦公室女性的飲食提醒

辦公室女性這個群體占了女性中的大多數，她們往往忙碌起來就忽略了早餐和午餐，也經常因為與客戶共同進餐而難以保持有規律的飲食。這種情況下，該如何做才能確保營養的充足，並適合自己的需要呢？

辦公室女性工作壓力會比較大，用腦容易過度而產生疲勞的感覺，甚至會出現神經衰弱等症狀。因此，辦公室女性在飲食上應注意多吃一些對腦有幫助的食品。

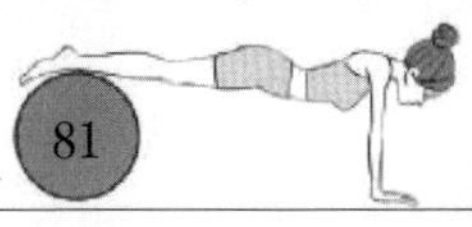

多吃含氨基酸的食品

因為氨基酸能保證腦力勞動者的精力充沛，提高思維能力，所以應多食魚、奶、蛋等食物。同時，還應補充維生素，因為腦力勞動會大量消耗體內的維生素。因此，宜多食些富含維生素C的食物，如水果、蔬菜和豆類等。

另外，適當補充富含磷脂的食物，如蛋黃、肉、魚、白菜、大豆和胡蘿蔔等。中醫普遍認為每天補充10克以上的磷脂，可使大腦活動機能增強，提高工作效率。此外，多吃蔥、蒜亦有良好健腦功能。

早餐一定要吃好

如果不吃早餐，整個上午都會感到能量不足，工作效率難以提高，或許你有過這種感受。其實，準備健康的早餐並不複雜，只要在頭一天備好一大杯牛奶、一把香蕉片、一片全麥麵包和一片火腿就可以了。這份早餐只需要幾分鐘就能解決，卻會使人感覺精神抖擻。

用餐一定要明智

無論是西式速食還是中式宴餐，都是營養不平衡的問題存在，應在可能選擇的食物中挑些營養素較全的食物。假如你有點菜的權利，就為自己點些蔬菜，把肉換成豆腐，把炒菜換成清蒸菜等。在點菜之後，你還可以控制自己夾哪個盤子中的菜。遠離高脂肪食品，多選蘑菇、木耳、蔬菜、豆腐肯定是沒有錯的。

最好遠離大分量的肉類菜餚，因為其中脂肪含量太高。吃西式速食時把奶換成番茄汁，也是明智的選擇。

可適量準備些零食

有些女性工作很忙，有時會出現吃午餐沒有時間，晚餐吃飯時間又被推遲等現象，這種情況下零食就起到了作用。不妨在自己的辦公桌中騰出一個小抽屜，放些經過營養強化的穀物脆片、杏乾、葡萄乾、香蕉片、鳳梨片、紫菜片、紅薯乾之類，再備上盒裝滅菌牛奶和純果汁。如果辦公室有冰箱，最好再放些番茄、胡蘿蔔和優酪乳等。

專家寄語

如果你擔心自己的用餐習慣和用餐量因和客戶一起進餐而被改變了，那麼，就請提前做好準備吧。比如，如果你需要和客戶共同進餐了，而食物又是你難以選擇的食物，那麼就先暫時少吃一些，回到家後再多吃一些蔬菜和水果作為補償。如此，你不僅能從容面對忙碌的工作，同時還能確保營養的均衡。

女性經期中醫食療養生

女性經期是一個特殊的時期，在這個時期關於飲食的講究也有不少。比如：月經來潮中，為促進子宮收縮，可攝食動物肝臟等，以維持體內熱量。此時，甜食可多吃，油性食物及生冷食物皆不宜多吃。月經後容易眩暈、貧血

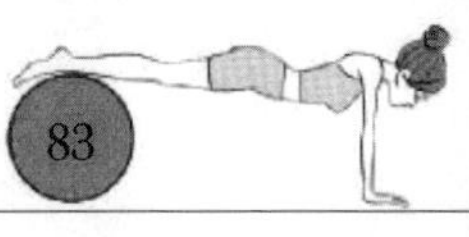

者，在經前可攝取薑、蔥等辛香料；在經後宜多吃小魚以及多筋的肉類、豬牛肚等，以增強食慾，恢復體力。

除了飲食講究之外，中醫認為，女性在特殊時期裏的身體不適，其實也是可以由飲食來調理的。

月經常早來的女性

月經時常早來的女性應少吃辛香料，少吃肉、蔥、洋蔥、青椒，多吃青菜，吃飯前要按摩耳朵以祛除疲勞，內心不要有不安和緊張。

月經常遲到的女性

如果月經經常遲到，則應少吃冷食和肉食，經期前二天最好吃薑炒雞肝或豬肝，多服用補血的食品。

專家寄語

在月經前、中、後三個時期的飲食都關係到女性身體狀態，可調節女性生理、心理上的種種不適，也是肌膚養護的最佳時期。

1. 月經前煩躁不安、便秘、腰痛者，宜大量攝食促進腸蠕動及代謝之物，如青菜、豆腐等，以調節身體之不均狀態。

2. 當然，女性經期在進行食療養生時，如能注意一些調適，則有一定的加乘作用，比如經期注意保暖，多休息，保持心情舒暢，除此之外還可多攝取胡蘿蔔、菠菜、龍眼肉、豬肝等養血的食物。

中醫認為，不管月經是早來還是遲到，都是根據個人生理週期來計算的，不管是以28天為週期或30天為週期，早來 5 天或晚來 5 天即表示週期不順，表示身體與精神有了不平衡的現象。

中醫講究的女性孕期進補

中醫認為，女子以血為本，婦女在漫長的生命長河中，有月經、妊娠、分娩、哺乳的生理過程，這些過程都使婦女耗損陰血。所以，婦女在懷孕後為了給胎兒更多的營養，一般可以服用一些補品（藥），以補充體內耗損的陰血，達到滋補身體的功效。

一般說來，孕婦進補原則與非孕婦沒有很大的區別。首先，必須在中醫辨證施治原則下進補，在分清孕婦的體質屬性即寒熱虛實後，才給予進補；其次，進補的量必須根據每個孕婦的體質差異而定，不可過量；另外，進補必須選擇時期，冬季進補較為合適，夏季並非不能進補，若為虛證，可以進補，但需適量。進補還須按「產前宜涼，產後宜溫」的原則進行。

下面是女性懷孕期間最常見的一些補品。

人　參

人參中的有效成分是人參皂苷，它有調理人體功能、維持機體處於正

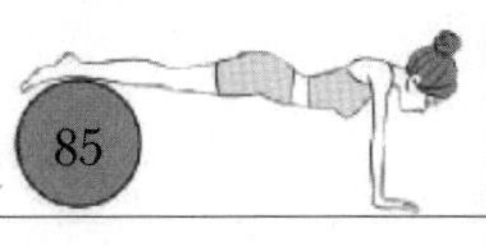

常狀態的作用，對單純疱疹病毒的複製起抑制作用。孕婦合理服用人參，對母子都有益。妊娠早期，孕婦抵抗力較低，易患感冒、泌尿系統感染等病。此時，體弱的孕婦適量服用人參，可提高自身免疫力，還可增進食慾。

妊娠晚期，孕婦血液黏稠度增高，處於高凝狀態，尤其是妊高徵，處於血淤狀態。人參能明顯增加血淤狀態下紅細胞的流動性，有改善微循環、增強心肌收縮能力的作用。

若孕婦處於陰血偏虛、陽氣偏盛狀態，主張孕早期用紅參，體質偏熱者用生曬參。孕中晚期如水腫較明顯，動即氣短，也以紅參為宜，體質偏熱者可服西洋參。紅參、西洋參用量為3～10克，生曬參為10～15克，蒸煮45分鐘為佳。服用時以少量多次為宜，每月可服2～3次。服參時應少飲茶。

人參有抗凝作用，臨產及分娩期不宜服用，以防產後出血。如有頭脹、頭痛、發燒、舌苔厚膩等有邪之體，不可服參；如服參後出現失眠、胸悶、玫瑰疹、搔癢、鼻出血等，應立即停服。

阿　膠

性平、味甘，含多量動物膠、蛋白質，有加速血液中紅細胞和血紅蛋白的生成、改善機體鈣平衡的作用。具有滋陰養血、補肺潤燥、安胎止血的功效。孕婦出現先兆流產時，可用阿膠和其他中藥配伍，有安胎作用。

但脾胃虛弱、嘔吐泄瀉、消化不良的孕婦應忌用，早孕反應胃口不好者，也不宜用，對酒精過敏或合併妊高徵的孕婦也不宜服用。正常孕婦更是沒有必要吃阿膠。

蜂王漿

含有大量特殊蛋白質和氨基酸，是為大腦組織提供神經膠質細胞合成的重要原料，同時，還能給神經膠質細胞提供營養，增加大腦神經膠質細胞的數量，隨之也提高了人的智力。孕3～4個月的胎兒，是胎兒腦神經細胞形成與增值期，非常需要營養，孕6個月到出生，又是胎兒腦神經細胞激增期，故孕婦攝取足夠的蜂王漿，能促進腦組織細胞的生長發育。

桂　圓

營養豐富，有補心安神、養血益脾之效，但因性溫味甘，能助火化燥，孕婦吃後不僅增添胎熱，而且易致氣機失調，引起胃氣上逆、嘔吐，日久傷陰，出現熱象，引起腹痛、見紅等先兆流產症狀。故孕婦不宜吃桂圓。

銀　耳

有養陰潤肺、益氣生津的功效，適用於肺陰虛咳嗽、咯血，及陰虛型高血壓、失眠等症的孕婦。銀耳用溫水發透，放砂鍋內燉爛，加入冰糖服用更好。

蓮　子

健脾益氣，寧神益志，治心脾氣虛、心神不寧，適用

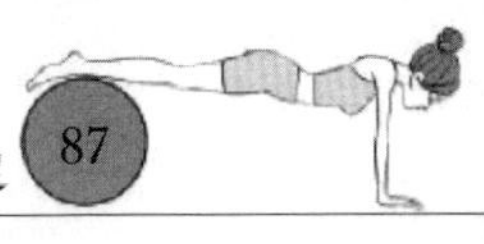

於心悸、乏力、失眠、久瀉等症的孕婦。用蓮子30克去心，粳米100克，共煮成蓮子粥，空腹食用為好。

專家寄語

孕婦不宜用溫熱、大補之品，如鹿茸、鹿胎膠、胡桃肉等。宜選用清補、平補之品，如太子參、百合、淮山藥等。孕婦可以進補，但不能濫補，有疑問時，最好事先請教婦科中醫師。

人工流產後的中醫食補調養

所謂人工流產（以下簡稱「人流」），指的是在妊娠12 週以內人為地終止妊娠。女性在人流後往往會非常虛弱，而且子宮內膜受到損害，出血較多，若不注意調養，可使陰道出血時間延長，腰酸腹痛，月經紊亂，甚至出現閉經等。同時，人流可使機體自身抵抗力下降，激素調節失衡，生殖道自然防禦機能下降，特別是術後流血時間延長，給細菌入侵帶來機會，可引起子宮頸炎、子宮內膜炎、輸卵管炎、盆腔炎等多種婦科疾病。因此，做好人流的術後調養，對於身體及生殖器官的功能恢復至關重要。

中醫對人流後的飲食調理還是非常講究的，主要是從促進子宮復原，維護身體健康的角度出發的。在飲食的選擇上可根據自身情況及口味，選擇進食一些具有此功能的飲食，促使身體早日恢復。

歸芪蒸雞

【原料】

母雞 1 隻，炙黃芪 100 克，當歸 20 克，調料適量。

【製作方法】

先將當歸和黃芪用布包好，母雞去毛雜，洗淨，放入沸水鍋內氽透，取出，放入涼水內沖洗乾淨，瀝淨水分，納歸芪於雞腹中，放入盆內，擺上蔥、薑，加雞清湯、黃酒、胡椒粉等，用濕棉紙將盆口封嚴，上籠蒸約兩小時取出（如將雞放入鍋內，文火煨燉，即成「歸芪燉雞」）。去棉紙及蔥、薑、黃芪等，用味精、食鹽調味服食。

【功效】

可滋補精血。

牛乳粥

【原料】

牛乳適量，大米100克，白糖少許。

【製作方法】

先取大米淘淨，加清水適量煮粥，待煮至半熟時，去米湯，加乳汁，白糖，煮至粥熟服食。每日2次，早晚空腹溫熱服食。

【功效】

可補虛損，健脾胃。

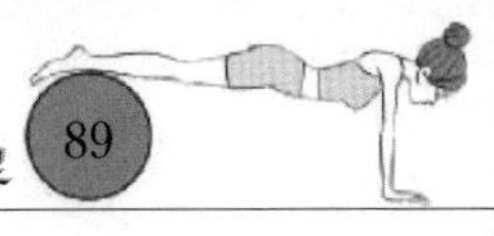

豬脊肉粥

【原料】

豬脊肉60克，大米90克，調料少許。

【製作方法】

先將豬脊肉洗淨，切絲，加澱粉、料酒、醬油少許調勻備用。先取大米淘淨，加清水適量煮粥，待沸時調入豬脊肉，煮至粥熟，食鹽、味精、薑、蔥調味，再煮沸 1～2 次服食，每日 1 劑。

【功效】

可滋養臟腑，潤澤肌膚。

山藥奶肉羹

【原料】

山藥100克，羊肉500克，生薑15克，牛奶半碗，食鹽少許。

【製作方法】

先將羊肉洗淨，與生薑同放鍋內，加水以文火清燉半日，取燉好的羊肉湯一碗，加入山藥片，共煮爛後，再加牛奶、食鹽，煮沸服食。

【功效】

可益氣養血。

牛肉粥

【原料】

牛肉、大米各100克，食鹽、味精、蔥、薑、花椒等調料適量。

【製作方法】

先將牛肉洗淨，切碎，加清水適量燒開，去浮沫，再下大米，煮至粥熟時，食鹽、味精、蔥、薑、花椒等調味，再煮沸 1～2 次，每日1劑，分 2 次空腹服食。

【功效】

可益氣養血，補虛健體，適用於氣血不足所致的形體消瘦，面色無華，肢軟乏力等。

蟲草燉鴨

【原料】

蟲草10克，老雄鴨1隻，調味品適量。

【製作方法】

將鴨去毛雜，放沸水鍋中氽一下，而後將鴨頭順頸劈

專家寄語

女性在「人流」後應注意臥床休息2～3天方可下床活動，並逐漸增加活動時間。「人流」後半月內不要從事重體力勞動和接觸冷水，以免誘發子宮脫垂和風濕病。同時，應注意陰道清潔，術後半月內不要坐浴，1月內不宜同房，以免招致細菌侵入，引起盆腔感染，造成急性子宮內膜炎、盆腔炎，甚至繼發不孕等。「人流」後若陰道出血超過1週，甚至伴有下腹痛、發熱、白帶混濁有臭味等，應及時去醫院檢查，查明是否清宮徹底，並作相應處理，避免留下後患。

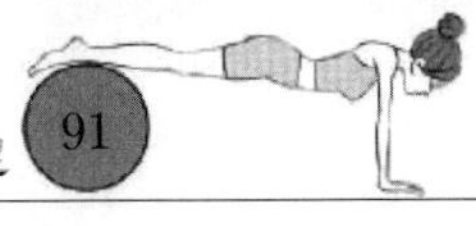

開，取蟲草8～10枚裝入鴨頭中，再用棉線纏緊，餘下的蟲草加蔥、薑適量，置鴨腹中，放入盆內，再放骨頭湯、食鹽、胡椒粉、黃酒等，封口蒸熟，而後去掉蔥、薑，調入味精少許即成，分2～3天食完。

【功效】

可補腎健脾。

內分泌失調進補有方

隨著人們生活節奏的加快，越來越多的女性在壓力之下開始出現心神過用，氣血不足得現象，進而導致月經紊亂，身體疲憊。這些現象在生理學上被稱為早衰，主要是由女性內分泌失調造成的。中醫認為調節內分泌應從調整機體的陰陽氣血失衡來恢復健康，這是調整女性機能早衰的有效手段。

中醫進補方案

女性內分泌失調主要是和中醫「肝氣鬱結」相關的，對於患有月經不調、經量過多的女性，進補可選用人參、當歸、川芎、黃芪等中藥，亦可選烏雞白鳳丸、四物湯、阿膠補血漿等中成藥。

同時，可注意平時的飲食，多食豬心、母雞肉、海參、魚、蝦、紅棗、奇異果、葡萄、桂圓、核桃、芝麻、胡蘿蔔、紅薯、菠菜、洋蔥及豆製品等食物。

對於肝氣不舒、氣滯血瘀、經量過多者，可選用逍遙散舒肝健脾、活血調經。補藥可用具有抗疲勞、抗缺氧、抗衰老、調節內分泌、增強免疫功能的西洋參含片，以增強體質，恢復活力。

調節飲食應預防骨質疏鬆

隨著年齡的增長，骨密度的降低，中年女性會出現腰腿疼痛，四肢無力等，因此，要注意調節飲食，預防骨質疏鬆，多吃含鈣及維生素D豐富的食物，如魚油、蛋黃、牛奶、瘦肉、禽類、水果等，此外，還要經常曬太陽，接受陽光的沐浴。

補益腎精很重要

中醫認為，腎藏精，主骨，腎精充足，則肢體強勁，身心健康，因此，女性要注意補益腎精，使身體處於旺盛的狀態。可食用燕窩、銀耳、百合、蓮米、芡實、黃精、蓯蓉、山藥、枸杞、桂圓、大棗、核桃等，也可根據自身狀況做成湯粥等食用，既可強身健體，又有利於美容。

專家寄語

除了飲食之外，女性還應保持足夠的睡眠，因為睡眠充足可解除疲勞，產生活力，還可增強免疫力和抗病能力。睡眠不足時，機體抵抗力和免疫力低下，容易導致多種疾病侵襲，增強患癌症和心腦血管病的機率。特別是對中年女性來說，充足睡眠比美容更重要。

更年期不適中醫飲食法

每個人都會經過更年期，而對於女性朋友來講，更年期則多了不少麻煩和不適。一般來講，進入45～55歲的女性就進入了更年期，這個時期由於卵巢功能的減退，使雌激素和孕酮水平降低，造成身體內各系統的改變而出現一系列生理和心理的不適應症狀。

女性更年期症狀表現

生理症狀主要有：月經紊亂、陣發性潮熱（潮紅），外陰及陰道萎縮、骨質疏鬆，四肢麻木，心悸不適，皮膚出現皺紋，色素沉著，腸胃功能紊亂等；心理症狀主要有：敏感多疑、煩躁易怒、情緒不穩定等。如果家庭、社會環境不良的話，容易使更年期疾病發生或加重已有症狀。

更年期女性飲食療法

進入更年期後，女性如何從飲食營養方面調理自己的飲食結構，避免某些不適症狀的發展呢？

◇應堅持的飲食原則

動植物食物搭配，以植物性食物為主；不偏食、不挑味、粗細搭配，不甜、不鹹、不膩；定時進餐、餐次適宜、不過飽；少吃油炸、燒烤和燻製食品，適量進行體育鍛鍊或體力勞動、娛樂活動，以維持正常體重。

◇必需的營養補充

每天一袋（約 250 克）牛奶或羊奶，內含 250 毫克鈣，有助於預防或減輕骨質疏鬆。每天 350 克左右主食，供給機體能量和熱量，以米、麵、粗糧、乾豆類及薯類為首選，可預防高血壓、動脈硬化。

◇要堅守的高蛋白食品

即瘦肉 50 克，或雞蛋 1 個，或豆腐 100 克，或雞鴨 100 克，或魚蝦 100 克，其中以魚蝦、豆類最為理想。

◇水果蔬菜不能少

每天 500 克左右的蔬菜水果，如白菜、芹菜、菠菜、胡蘿蔔、南瓜、苦瓜、番茄、蘋果、香蕉等，富含維生素、礦物質、膳食纖維及天然抗氧化物等，既可降低血脂、有利於減肥，又可提高免疫力，防止便秘。

◇適量脂肪不能少

更年期本身就是由於雌激素水平變化造成的，所以不能素食。因為脂肪是體內除卵巢外製造雌激素的重要場所，故適量的脂肪攝入是必要的，它可以降低因骨質疏鬆

專家寄語

順利而安全地度過更年期對女性老年生活有著至關重要的影響，飲食營養只是把好了物質這一關，其他方面也不容忽視。因此，更年期需要綜合調理。其中最關鍵的還是心理調適，一是不要緊張害怕，積極地自我調適，必要時求助醫生；二是社會和家庭要給予積極的支持和關注，以便過好更年期。

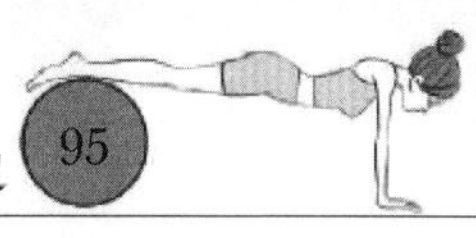

導致骨折的危險性。

◇核酸類食品不能少

核酸可延緩衰老，富含核酸的食物有魚蝦類、蘑菇類、木耳、花粉等食品。

女性中醫美容養生飲食原則

中醫認為，人之所以生病和出現一些外在現象，都是由許多內在的因素造成的。而人的健美則是和先天腎氣強弱相關的，因此，健康美容需多種因素合理配合。 先天因素雖然不能由自己選擇，由後天的科學合理調補，卻可以達到抗衰、駐顏、長壽的目的。

人與自然的統一

中醫強調人和自然的統一，因此養生首先要順乎自然規律。 中醫上有「四時陰陽者，萬物之根本也，所以聖人春夏養陽、季冬養陰、陰陽四時者，萬物之始終也。死生之本也，逆之則災害生，從之則苛疾不起」之說，即人的內在調理應根據季節的不同而有所變化。

這一理論在《內經》上講得則更為具體：「春夏養陽、秋冬養陰」。陰者包括陰津、陰液、精液等。只要肺、脾、胃津充足，血液不滯，則瘀可通，
氣血周流容顏自美。

均衡營養是保證

在《內經》中有關於飲食和美容之間關

係的描述：「天食人以五氣，地食人以五味，五氣入鼻藏於心肺，上使五色修明，聲音能彰，五味入口藏於腸胃、味有所藏，以養五氣，氣和而生，津液相成，神乃自生。」以上講的是美要自然養，要由合理的飲食和均衡的營養來獲得。

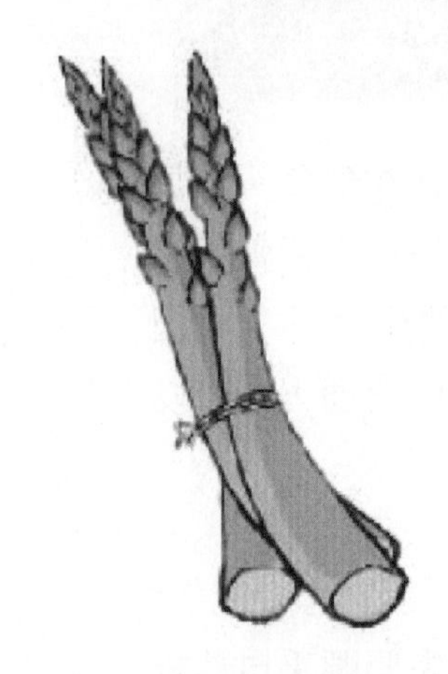

不能養成偏食的習慣

「養體須當節五辛、五辛不當損神」，每種營養和食物都各有好處，養成偏食的習慣對美麗是沒有什麼幫助的。

脂肪可使頭腦健全，皮膚光澤；蛋白是智力活動的基本物質；蜂蜜是美容的良友，常服則「面為桃花」，外用（以水3倍稀釋後每日塗面部）可使皮膚光潔細嫩，減少皺紋；黃豆能營養肌膚和毛髮，使皮膚潤澤、細嫩，富有彈性，肌肉豐滿而結實，延長青春；大棗富含維生素C，是皮膚的好伙伴，缺之則易生雀

專家寄語

營養學家認為核桃仁富含亞油酸，是理想的潤膚美容食品，常食核桃仁可使肌肉細嫩光滑、頭髮黑澤、血脈通潤。另外，竹筍、絲瓜、魚子、生薑、葡萄乾、桂花、西瓜仁（籽）和牛、羊、豬的骨髓等是公認的健美食品。

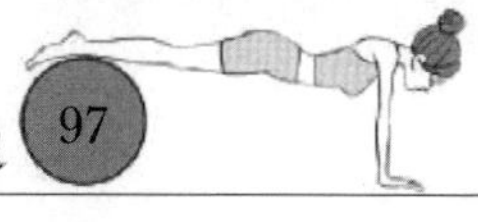

斑、粉刺、口角炎、唇炎、脂溢性皮炎等，頭髮枯黃；棗中還富含維生素E，有「抗老劑」之稱，市場上 流行的醉棗、棗茶、棗乾、棗泥、棗酒、脆棗、棗糕等及以棗為主的藥膳頗受歡迎。

怪味食品與女性中醫養生

食品的味道和女性中醫養生之間有著微妙的關係，這些已經過中醫界和營養界的證實。那麼，我們身邊都有哪些怪味食品在呵護著女性的健康呢？

能緩解痛經的榴槤

榴槤的味道可謂是「臭氣薰天」，但是泰國人卻非常喜歡吃。因為這種食品的營養價值很高，通常還被用來當作看望病人、給產後女性補身的食品。中醫認為，榴槤性熱，可以活血散寒，緩解痛經，特別適合受痛經困擾的女性食用；它還能改善腹部寒涼的症狀，可以促進體溫上升，是寒性體質者的理想補品；用榴槤的果殼和果核一起煮湯也是民間傳統的食療秘方。

同時，中醫也指明，榴槤雖然好處很多，但是也不可吃太多。因為吃多了容易導致身體燥熱，還會因腸胃無法完全吸收而引起「上火」。在吃榴槤的同時，不妨喝些淡鹽水，或吃些水分較多的水果來平衡，比如梨、西瓜等，可以很好地消除燥熱。榴槤的最好搭檔是被稱為「水果皇后」的山竹，它能夠降伏榴槤產生的火氣，保護身體不受損害。

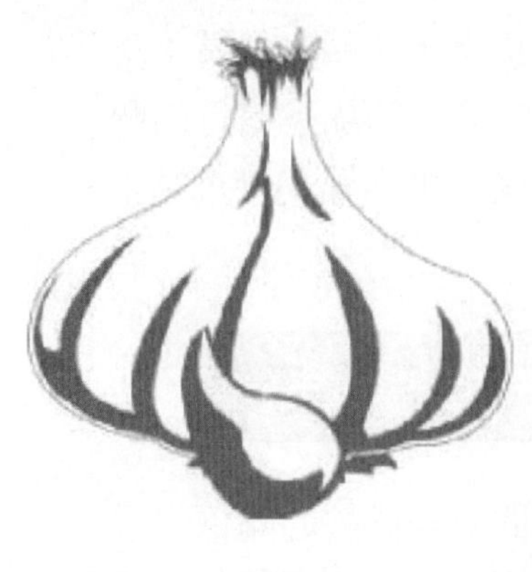

給你美麗秀髮的大蒜

吃過大蒜後口中會有一股不清新的味道，因此很多女性不愛吃大蒜。但中醫卻將大蒜看作是女性的「健康衛士」。土耳其腸胃內科疾病醫師烏宗表示，常吃大蒜不但能夠抗癌、防止血栓，還能夠保持頭髮烏黑光澤，如果用蒜汁按摩頭皮，不但可減少脫髮，還可使白髮變黑。

根據健康專家的調查發現，大蒜產區和長期食用大蒜的人群，其癌症發病率均明顯偏低。有關專家表示，每天吃半頭生大蒜，就能對乳腺癌、卵巢癌等起到抑制作用。

中醫還發現大蒜含有一定的「天然廣譜抗生素」。現代醫學研究證明，大蒜素具有很強的抗菌作用，對陰道滴蟲、阿米巴原蟲等多種致病微生物有效。每天堅持進食一頭生大蒜，就能對陰道炎起到很好的防治作用。

吃香椿可以助孕

有研究表明，香椿中含維生素E和性激素物質，具有抗衰老和補陽滋陰作用，對不孕不育症有一定療效，故有「助孕素」的美稱。

中醫認為，香椿中含有香椿素等揮發性芳香群有機物，可健脾開胃，增加食慾。香椿具有清熱利濕、利尿解毒之功效，是輔助治療腸炎、痢疾、泌尿系統感染的良藥。

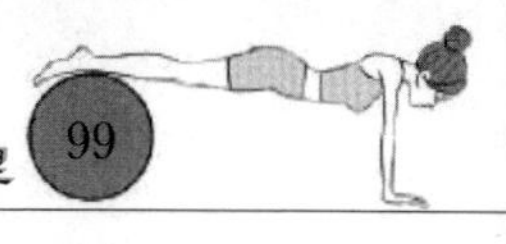

韭菜可延緩性功能減退

中醫認為韭菜食味甘溫，有補腎益陽、散血解毒、調和臟腑、暖胃、增進食慾、除濕理血等功效，尤其對陽虛女性有好處，可以緩解她們畏寒、怕冷、易倦、嗜睡、性慾減退、尿多、易腹瀉等症狀。

同時，專家認為韭菜內含有較多的營養物質，尤其是纖維素、胡蘿蔔素、維生素 C 等含量較高。由於其中含有大量的膳食纖維，可增加腸胃蠕動，保持大便暢通。韭菜中還含有具有揮發性的硫代丙烯，具香辛味，可增進食慾。此外，韭菜還有一定的藥用效果，其中所含的硫化物具有降血脂的作用，適用於治療心腦血管病等。

芥末可使面色紅潤

中國中醫科學院的專家認，為芥末辣味強烈，具有較強的刺激作用，可以調節女性內分泌，增強性功能，還能刺激血管擴張，增強面部氣血運行，使女性臉色更加紅潤。

專家分析，芥末引起嗆鼻的主要成分是異硫氰酸鹽。這種成分不但可預防蛀牙，而且對預防癌症、防止血管斑塊沉積、輔助治療氣喘也有一定的效果。此外，芥末還有預防高血脂、高血壓、冠心病，降低血液黏稠度等功效。

吃香菜可預防骨質疏鬆

醫學研究表明，人過40歲後，骨生成減少，骨皮質變薄，尤以婦女為甚。此時，女性的骨頭猶如雞蛋，骨皮質薄似蛋殼，脆弱易碎。專家提醒，進入中年期的婦女應多吃含硼食物，以利身體吸收礦物質，保護骨骼，而香菜中的含硼量就很多。此外，香菜中富含鐵、鈣、鉀、鋅、維生素A和維生素C等元素，它還可以利尿，有利於維持血糖穩定，並能防癌。

專家寄語

除了飲食養生之外，女性還可以用咀嚼來養生，中醫認為效果非常好，特別適合30歲以上的女性。人到30左右，大量分泌腮腺激素的耳下腺開始萎縮，要活化它的功能，最有效、最簡便的方法就是咀嚼。咀嚼可刺激耳下腺，從而保持腮腺激素的分泌。有了足夠的腮腺激素，血管和皮膚等組織的彈性和活力就能得到保持，人即使上了年紀，也會紅光滿面，不乏青春之色。咀嚼能活化大腦皮層，經常咀嚼或叩齒、漱口，有活化大腦皮層的作用，可預防大腦老化和老年癡呆。咀嚼還能促進胰島素的分泌，可調節體內糖的代謝，能預防糖尿病，並有助於糖尿病的治療。

花茶，溫和呵護女性健康

有不少年輕的女性喜歡喝花茶，因為花茶泡出來不僅漂亮，而且香氛撲鼻，氛圍好、口感也好。中醫認為，女性盛行的「以花代茶」其實也是有一定道理的，因為花茶

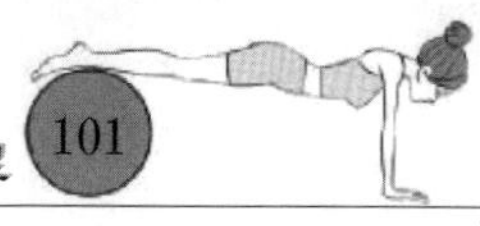

性質比較溫和，符合女性養生的理念。

只是大多數的女性朋友並不懂得如何搭配飲用，或不知道什麼時間飲用合適，因此往往會造成一些錯誤的做法，對健康帶來一定的危害。比如，有些女性認為桃花、杏花等也有美容功效，於是用開水沖泡代茶飲，結果造成腹痛、嘔吐、腹瀉。

中醫提醒廣大女性朋友：並不是所有的美麗花朵都可以作為「茶」來飲用的，有些花甚至含有毒物質（如黃杜鵑花、夾竹桃花等），飲用後輕者出現中毒反應，重者可危及生命，所以千萬不可偏信傳言。

那麼，常見的花茶有哪些呢？

菊　花

菊花屬辛涼解表藥，其味甘苦性微寒，具有疏散風熱，平肝明目和清熱解毒的作用。現代醫學研究證實，菊花具有降血壓、擴張冠狀動脈和抑菌的作用，主要適合於中老年人和預防流行性結膜炎時飲用，青年女性不宜飲用。

玫瑰花

玫瑰花屬理氣活血藥，味甘微苦性溫，具有行氣解鬱，和血散瘀的作用。

玫瑰花氣味芳香，藥性平和，既能疏肝理氣而解鬱，又能和血散瘀而調經，有柔肝醒脾、行氣活血的作用，主要適合於肝胃不和所致的脇痛脘悶、胃脘脹痛及月經不調，或經前乳房脹痛者。

玫瑰花對治療面部黃褐斑有一定作用，所以適合中青年女性飲用。

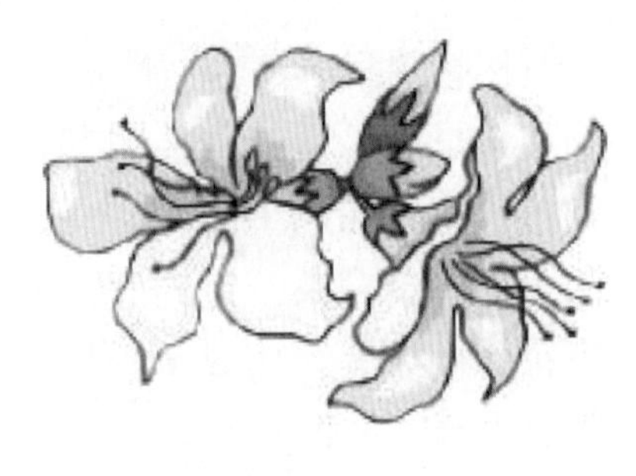

金銀花

金銀花屬清熱解毒藥，味甘性寒，具有清熱解毒、疏散風熱的作用。

金銀花為清熱解毒之良藥，既能清裏熱，又能散表熱，臨床上主要用於治療各種癰腫瘡毒、熱毒血痢及溫熱病等。

專家寄語

女性在經期尤其注意不要喝濃茶，這是因為經血中含有血紅蛋白和血色素，其中的鐵元素也很多。丟失的鐵元素只能靠食物補充，所以女性在經期或經期後需要多吃富含鐵的食品。而濃茶中含有30%以上的鞣酸，它會與食物中的鐵質結合成不溶性的鞣酸鐵鹽，妨礙腸黏膜對鐵分子的吸收和利用。月經失血，飲茶失鐵，此時飲茶，不僅不能及時補血，反而極易造成缺鐵性貧血。

因此，女性（尤其是少女）經期不宜喝濃茶，以防發生貧血。然而，經期也不必遠離茶葉，比如，用茶水漱口，便會讓人感到口腔內清爽舒適、口臭消失，使自己在「不方便」的日子也擁有一個好心情。

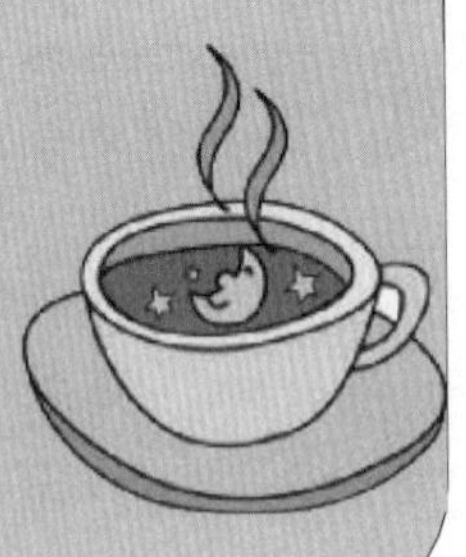

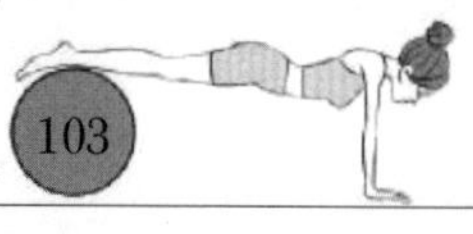

金銀花藥性偏寒，不適合於長期飲用，僅適合在炎熱的夏季暫時飲用以防治痢疾。特別需要提醒的是，虛寒體質及月經期內女性不能飲用，否則，可能會出現不良反應。

金蓮花

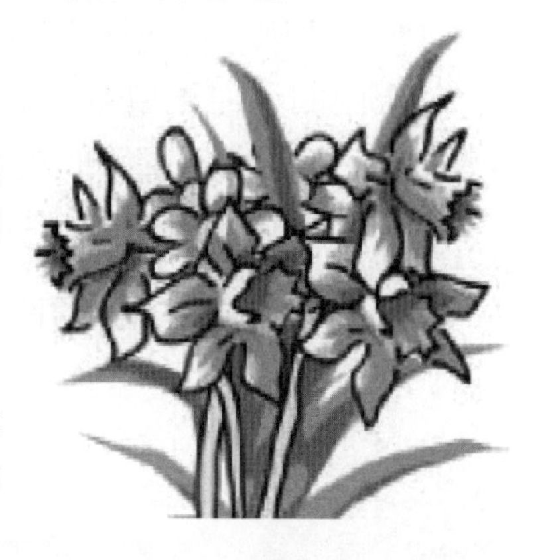

金蓮花清熱解毒藥，味苦性寒，具有清熱解毒的作用，主要用於咽喉腫痛、癰腫瘡毒、口瘡、目赤等症。

金蓮花與金銀花一樣不適合長期飲用，僅適用於咽喉腫痛較輕的患者飲用，禁忌證同金銀花。

米，中醫强烈建議女性吃的食品

很多女性為了減肥不吃主食，而中醫認為如果女性為了減肥而忽略了吃米，則是非常失誤的做法。首先，米不是讓你「發福」的食品，而是含有豐富營養的食品，適量吃些對身體非常好。

米的種類很多，營養學家根據日常生活中最常見的米的種類總結出其營養所在。

大米——保持正常的生理機能

營養專家指出，大米含有豐富的碳水化合物和脂肪，是人們的動力之源，可以保持人體恒定體溫。同時，米飯產生的碳水化合物是脂肪燃燒的來源，沒有了碳水化合物，脂肪就失去了消耗的動力。

少吃主食的減肥效果很難長期維持，而且因為缺乏碳水化合物，容易導致神經系統能量不足，發生記憶力下降、失眠、低血糖等不良反應，甚至會使人脾氣變壞。米飯中的蛋白質還可幫助預防減肥過程中掉頭髮、皮膚暗淡、抵抗力下降等問題。即使在控制體重期間，每天也應至少吃150克的米飯，才能維持正常的生理功能。

糙米——偶爾吃吃預防糖尿病

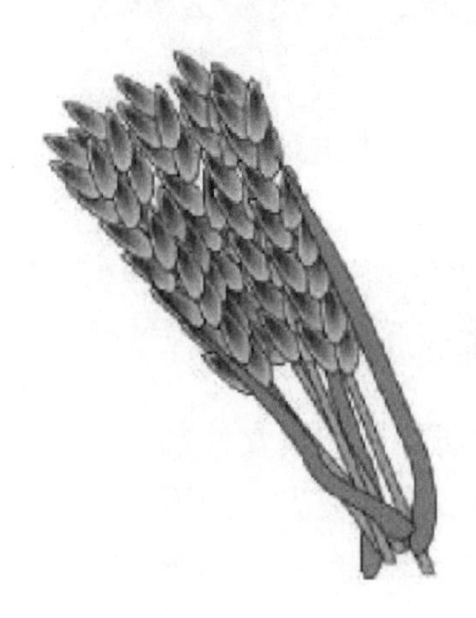

中醫建議偶爾吃點糙米對身體是有好處的，因為精米大多欠缺維生素A、維生素B_{12}，而糙米的最大特點是含有胚芽。胚芽是一種有生命的組織，含有豐富的營養，在適當的環境中會發育成一顆植株。由此可見胚芽具有很高的營養價值。

胚芽不僅含有豐富的B群維生素及維生素E、蛋白質和碳水化合物，而且還有大量的纖維素、不飽和脂肪酸和鋅。胚芽含鋅豐富，對糖尿病患者大有好處，因糖尿病患者的胰腺含鋅量僅為正常人的一半，因此，常吃糙米對糖尿病患者是有益處的。

黑米——抗衰老又明目活血

黑米又稱紫米，外表黑黑的顏色，主要是因為米粒外部的皮層含有花青素，具有抗衰老作用，富含粗蛋白、氨基酸、維生素B_1、維生素B_2、鐵與特有的黑色素。

黑米具有滋陰、補腎、健脾暖胃、明目活血等功用。黑米不易煮爛，因此煮前應先浸泡。

小米——促進睡眠的好食品

小米含有容易被消化的澱粉，很容易被人體消化吸收。而現代醫學發現，其內所含色氨酸會促使一種使人產生睡意的五羥色氨促睡血清素分泌，所以小米也是很好的安眠食品。

薏米——養肌抗癌好美味

薏米含有大量的維生素B_1，可以改善粉刺、黑斑、雀斑與皮膚粗糙等現象，是皮膚光滑、美白的好幫手。

現代藥理研究證實，薏仁有抗癌作用，其抗癌成分為「薏苡仁脂」、「薏苡仁內脂」兩種，尤其對子宮癌有明顯的效果。

大麥米——通便補鈣雙功效

大麥含大量的膳食纖維，不僅可以刺激腸胃蠕動，達到通便作用，如過食飽脹，用水送服大麥麵即可。大麥可降低血中膽固醇，預防動脈硬化、心臟病等疾病；大麥富含鈣，為女性補充充足的鈣質。

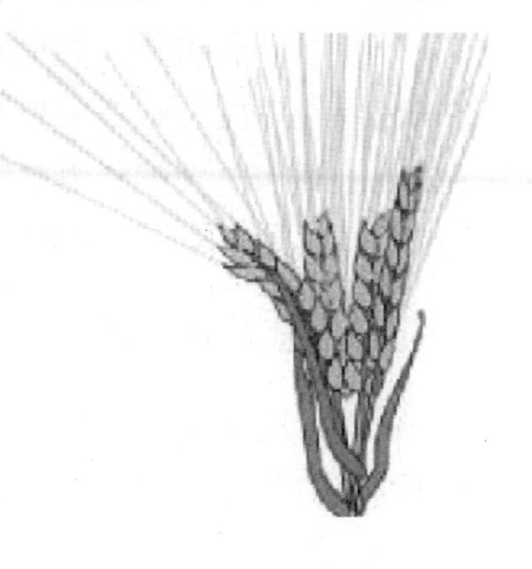

專家寄語

為了增加米飯的口感和營養，我們在日常烹飪中應注意營養的搭配。比如將米、粗糧、豆子、堅果等一起同煮，做成紅豆大米飯、花生燕麥大米粥等。加入這些食品材料，一方面增加了B群維生素和礦物質的攝入，另一方面還能起到蛋白質營養互補的作用，能夠在減少動物性食品的同時保證充足的營養供應。另外，煮飯時加入綠色的豌豆、橙紅色的胡蘿蔔、黃色的玉米粒相配合，既美觀，又提供了維生素和類胡蘿蔔素抗氧化成分，特別有利於預防眼睛的衰老。

食用菌，中醫的防病治病好幫手

在長期的研究中，中醫發現食用菌不僅味道鮮美，營養豐富，而且還有一定的防病治病的功效。而在眾多食用菌中，靈芝、猴頭菇、蟲草菌、金針菇、香菇、灰樹花等對強化人體免疫力的作用更為突出，其提高人體免疫功能的作用已為國內外醫學專家所公認。因此，女性養生應適當選吃一些食用菌，對身體是非常有益的。

食用菌治病紀錄

利用食用菌治療疾病，在漢朝已有記載，明代《本草綱目》也有收錄。我國著名心血管病專家洪昭光教授曾提

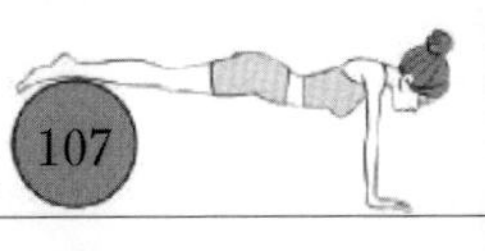

出合理膳食十個字「一、二、三、四、五，紅、黃、綠、白、黑」這裏的「黑」指的就是黑木耳，每天吃 5～10 克黑木耳能有效降低血液黏度。

食用菌是現代保健品

現代醫學研究表明，食用菌含有人體必需的 8 種氨基酸，14 種維生素，多種礦物質和多糖等營養成分，具有滋陰補陽、益氣活血、補腦強心、延年益壽等功能。同時，食用菌具有高蛋白、低脂肪、低熱量、低鹽分的特點，正是現代人所注重的「一高三低」型保健食品。

對食用菌全面評價

食用菌具有降低血清膽固醇、改善血液微循環、提高血液載氧能力、提高肝臟解毒能力等藥性作用，經常食用，可全面調節人體生理機能，促進新陳代謝，增強免疫功能，延緩衰老，是較為理想的保健食品。

專家寄語

此外，食用菌還有提高細胞內各種酶的活性的作用，所以多吃食用菌能夠提高機體的免疫力、消除神經緊張等。在注意防寒保暖和加強體育鍛鍊的同時，不妨將食用菌也端上餐桌，為健康加分。

魚，女性養生保健的不解之緣

愛吃魚的女性很多，但是懂得魚對女性的好處的人卻很少。中醫認為，魚類食品註定和女性有這不解之緣。所謂「女人是水做的」，而魚生活在水中。那麼，女性吃魚都有什麼講究呢？

女性養生保健該吃哪些魚

【鯽魚】

鯽魚有益氣健脾、利水消腫、清熱解毒、通絡下乳等功能。腹水患者用鮮鯽魚與紅豆共煮湯服食，可有療效。用鮮活鯽魚與豬蹄同煨，連湯食用，可治產婦少乳。鯽魚油有利於心血管功能，還可降低血液黏度，促進血液循環。

【鯉魚】

鯉魚有健脾開胃、利尿消腫、止咳平喘、安胎通乳、清熱解毒等功能。鯉魚與冬瓜、蔥白煮湯服食，可治腎炎水腫。大鯉魚留鱗去腸雜，煨熟分服之，可治黃疸。用活鯉魚、豬蹄煲湯服食，主治產婦少乳。鯉魚與川貝末少許煮湯服用，治咳嗽氣喘。

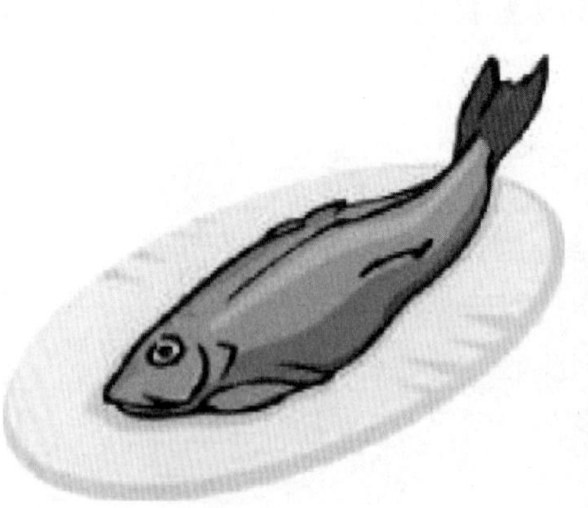

【鰱魚】

鰱魚有溫中益氣、暖胃、滋潤肌膚等功能，是溫中補氣養生食品。

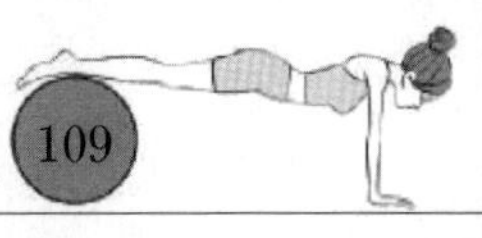

【青魚】

青魚有補氣養胃、化濕利水、祛風除煩等功能。其所含鋅硒等微量元素有助於抗癌。

【黑魚】

黑魚有補脾利水、去瘀生新、清熱祛風、補肝益腎等功能。黑魚與生薑紅棗煮食對治療肺結核有輔助作用。黑魚與紅糖燉服可治腎炎。產婦食清蒸黑魚可催乳補血。

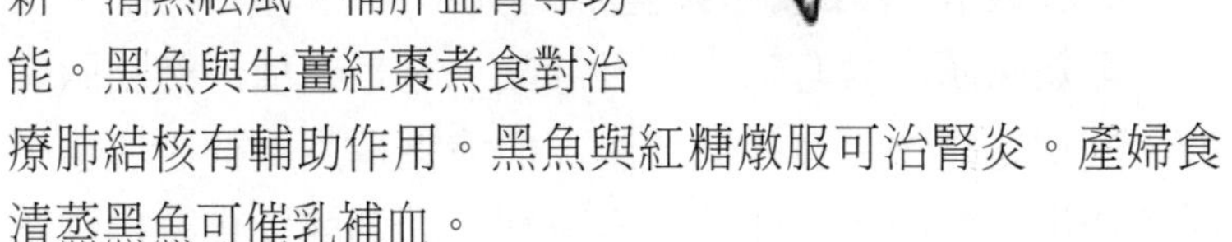

【墨魚】

墨魚有滋肝腎、補氣血、清胃去熱、養血、明目、通經、安胎、利產、止血、催乳等功能。

【草魚】

草魚有暖胃、平肝祛風等功能，是溫中補虛的養生食品。

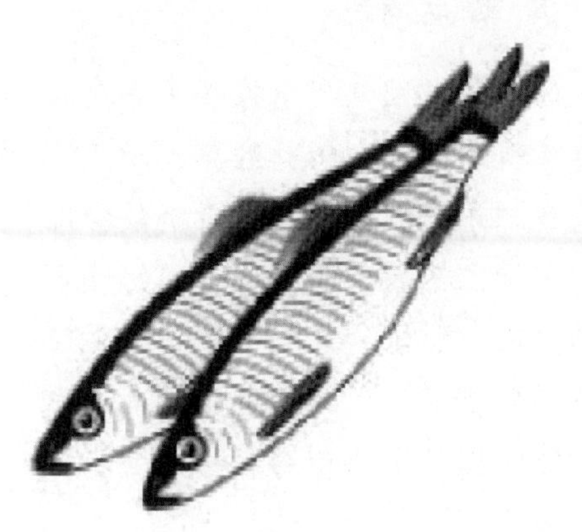

【帶魚】

帶魚有暖胃、補虛、澤膚、祛風、殺蟲、補五臟等功能，可用作遷延性肝炎、慢性肝炎的輔助治療。

【鰻魚】

鰻魚有益氣養血、柔筋利骨等功能。

有些女性不宜吃魚

◇出血性疾病患者忌多吃

這些患者本來體內血小板就少，血液凝集功能差，而魚的體內有一種叫EPA的蛋白，能夠抑制血小板的凝集作用，如果再吃魚，就會加重毛細血管出血。

◇肝硬化病人忌吃某些魚

魚類脂肪中含有二十碳五烯酸，它是一種不飽和脂肪酸。其代謝產物具有降低血脂、血液黏稠度，抑制血小板凝集作用，對防治心血管疾病有利。因為肝硬化時機體難以產生凝血因子，加以血小板偏低，很容易引起出血。如果再吃富含二十碳五烯酸的沙丁魚、金槍魚、青魚等，容易使病情加重。

◇結核病人在抗癆治療過程中慎吃魚

結核病人服用異煙肼時，如果同時吃某些魚類，容易

專家寄語

孕婦是更應該吃魚的群體，因為要承擔著兩個人的營養。中醫建議孕婦應多吃深海魚類，如鮭魚、鯖魚、鯊魚等；烹調的時候儘量採用水煮的方式，清淡飲食比較好；對於魚類過敏的孕婦，不妨改吃孕婦專用的營養配方食品，以減少嬰幼兒過敏體質的產生。千萬不要勉強攝取魚類，以免造成身體不適。同時提醒孕婦，在吃魚的時候最好不要吃魚油，因為魚油會影響凝血機能，孕婦吃多了會增加出血機率。

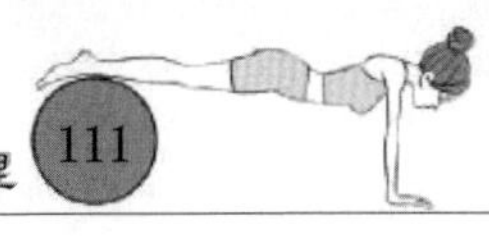

發生過敏反應。

◇痛風患者不宜吃魚

因魚類含有豐富的嘌呤類物質，而痛風則是由於人體的嘌呤代謝發生紊亂而引起的。

豬肉，女性美容的保健藥膳

我國的飲食文化是博大精深的，而一些看似普通的植物、動物，經過合理搭配食用後都有一定的防病治病的功效。中醫界將這些食物統稱為藥膳，這些藥膳食用後不但能發揮藥物的特性，而且還避免了藥物所產生的副作用。有些食物食用後不僅可以治病防病，而且還會起到美容的作用，比如豬肉。

豬肉美容淵源

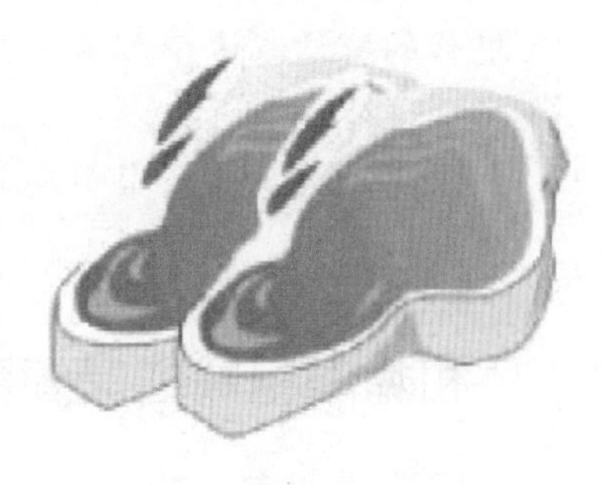

用豬皮和豬蹄進行美容在中國已有上千年的歷史了，張仲景在《傷寒論》中就記載豬皮和豬蹄具有「和氣血、潤肌膚、可美容」的功效。一些美容專家也建議，愛美的女性可多食用豬皮和豬蹄。由此看來，豬肉實在是美容的佳品。

漢朝時期的張仲景就非常善於用一些動物、植物方藥進行美容治療。他在《金匱要略》中記載了許多既能治病又能美容的方劑，如甘草小麥大棗湯、當歸生薑羊肉湯、豬膚湯等。這些方劑體現了張仲景善於利用藥食同源的特點。

說說豬膚湯

這個方劑在張仲景臨床中，是用來治療下痢、咽痛、心煩胸滿的病症，他在治療中用豬膚、白蜜、米粉共同煎煮，可達到退虛熱、健脾胃、止利除煩、清熱的目的，這個方子在《傷寒論》中是一個重要的方劑。

專家寄語

在美容這個範圍內，中藥常常使用動物的皮、脂來達到美容的目的。比如我們常常用的阿膠、豬蹄、豬皮都具有美容的作用，這是由滋陰養血、滋潤皮膚來改善皮膚的環境，從而達到美容的目的。這些在中國古代的歷代的宮廷秘方中都有保存，而且這些方子至今仍被中醫廣泛地使用。

和豬肉相關的保健藥膳

用豬的器官和藥材配伍進行治病和美容，在中國眾多的醫家處方中是經常使用的。

據專家介紹，豬皮、豬蹄中含有豐富的蛋白質，主要成分是膠原蛋白和彈性蛋白。使用豬皮和豬蹄進行美容是愛美女性很好的選擇，因為它不但經濟實惠，製作簡單，而且美容效果也比較明顯，因此十分受人們的喜愛。

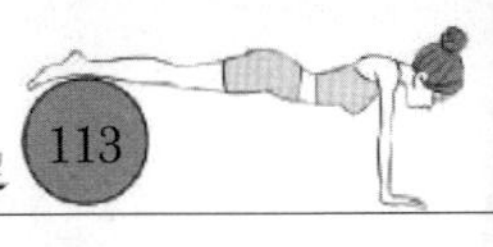

提高女性性功能的中醫食療

中醫認為食物與人體性功能之間存在一定的依存關係，而傳統醫學和現代醫學也認為由一定的膳食選擇可以達到強精、壯陽和補腎等功效，對性慾、性反應、性行為能產生有利的影響。

那麼，從維護和調節性機能的角度出發，女性朋友在日常的營養選擇中，應掌握哪些基本原則呢？

多吃優質蛋白質

優質蛋白主要指禽、蛋、肉類等動物類蛋白及豆類蛋白。蛋白質含有人體活動所需要的多種氨基酸，它們參於包括性器官、生殖細胞在內的人體組織細胞的構成，有提高性功能和消除疲勞的作用。 大豆製品、魚類均含有較多的精氨酸。而有些動物性食品本身就含有性激素。

有些優質蛋白質中含有豐富的酶，這是一種在體內具有催化活性的特殊蛋白質，能加速化學反應，對人體健康作用極大。體內一旦缺乏酶，可出現功能障礙，包括性功能的減退，甚至失去生育能力。

酶存在於各類食物中，在烹製食物時，溫度過高過長特別是炸、烤、煎等方法易使酶受到破壞。

有學者研究後指出，鮑魚、章魚、文蛤、牡蠣以及海扇等貝類含豐富的氨基酸，是有效的強精食品。某些水產品也具有強精效果，如鰻魚、泥鰍、鱔魚等。

適量攝取脂肪

從性功能的維護角度看，應適當攝入一定量的脂肪。由於人體內的性激素（雄、雌激素）主要是脂肪中的膽固醇轉化而來，長期素食者性激素分泌會減少，對性功能是不利的。

中醫認為，適量脂肪的食用還有助於維生素A、維生素E等脂溶性維生素的吸收。肉類、魚類中含有較多的膽固醇，適量的攝入有利於性激素的合成，尤其是動物內臟本身就含有性激素，應有所攝取。

補充與性功能有關的維生素和微量元素

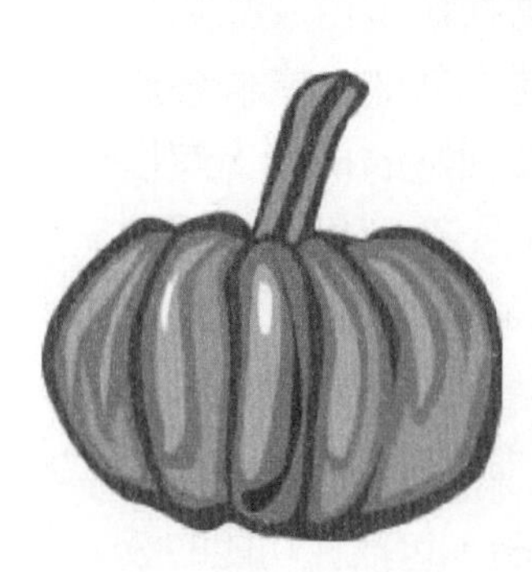

維生素A和維生素E都有延緩衰老和避免性功能衰退的作用，維生素C對性功能的維護也有積極作用。

動物肝臟、禽蛋、乳製品、魚、蟹、貝類、甘藍、菠菜、韭菜、芹菜、胡蘿蔔、南瓜、甜薯、乾辣椒、

專家寄語

粗棉籽油、豬腦、羊腦、兔肉、黑木耳、冬瓜、菱角、火麻仁、杏仁等被認為是不利於性功能的食品。其影響的環節尚不十分清楚，但中醫認為它們有傷精氣、傷陽道和衰精冷腎等不良的作用。

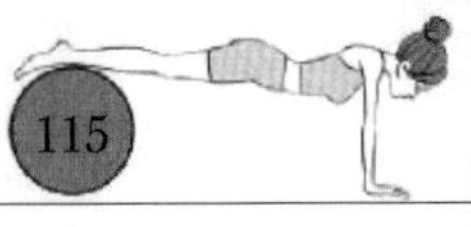

番茄等食物中含維生素A。穀胚、蛋黃、豆類、堅果、植物油、雞肉、麥胚、麥片、麵包、人造油、花生、芝麻中含有維生素E。鮮棗、各種蔬菜、水果都含有大量維生素C。

女性亞健康狀態的中醫食療

當人體過度勞累的時候就會進入亞健康狀態，女性因自身身體情況及心理因素的影響很容易進入亞健康狀態，這種狀態嚴重影響著女性的健康。對此，中醫指出，當面臨負擔過重、大腦疲勞、筋疲力盡以致脾氣不好等亞健康狀態時，可以採用對症的飲食調理，或許能夠獲得意想不到的效果。

失眠煩躁健忘時

女性出現這種症狀，往往是因為內分泌出現了異常。可多吃富含鈣、磷的食物。含鈣多的如大豆、牛奶、鮮橙、牡蠣；含磷多的如菠菜、栗子、葡萄、雞、馬鈴薯、蛋類。

神經敏感時

出現神經敏感的情況應多吃一些具有安定神經的食品。中醫建議神經敏感的人適宜吃蒸魚，同時也要加點綠葉蔬菜，因為蔬菜有安定神經的作用。

吃前可以先躺下休息，鬆弛緊張的情緒，也可以喝少許葡萄酒，幫助腸胃蠕動。

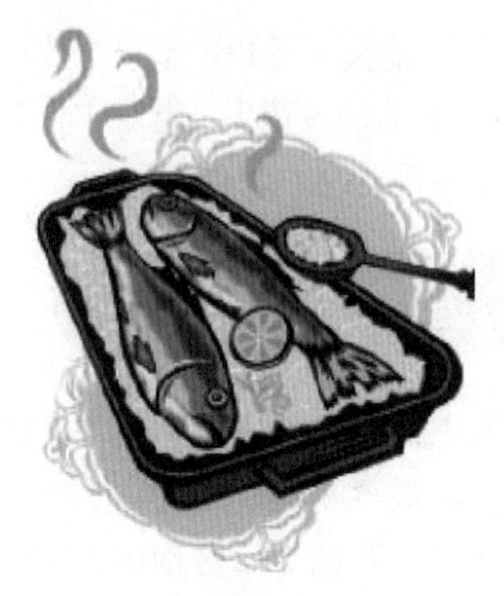

體瘦虛弱時

體瘦虛弱的人適宜吃燉魚。在吃前最好小睡一會兒。人們都習慣飯後睡覺，這是不正確的習慣，應改為飯前睡一會兒，因為吃了飯再睡不利消化，且人會覺得越來越不舒服。

筋疲力盡時

如果感到精疲力盡了，則可在口中嚼些花生、杏仁、腰果、胡桃等乾果，對恢復體能有神奇的功效，因為它們含有大量豐富的蛋白質、B群維生素、鈣和鐵，以及植物性脂肪，卻不含膽固醇。此外，蛤蜊湯、青椒肉絲、涼拌蔬菜、芝麻、草莓等食物含有豐富的蛋白質及適度的熱量，能保護並強化肝臟，不妨多吃一些。

眼睛疲勞時

在辦公室裏整天對著電腦，眼睛總是感到很疲勞，你可在午餐時點一份鰻魚，因為鰻魚含有豐富的人體所必需的維生素A。另外，吃些韭菜炒豬肝也有此功效。

大腦疲勞時

堅果，即花生、瓜子、核桃、松子、榛子等，對健腦、增強記憶力有很好的效果。因堅果內人體必需的脂肪酸——亞油酸的含量很高，且不含膽固醇，所以人們常常把堅果類食品稱為「健腦」食品。另外，堅果內還含有特殊的健腦物質，如卵磷脂、膽鹼，所以對腦力勞動者來說，它的營養、滋補作用是其他食物所不能比擬的。

壓力過大時

維生素C具有平衡心理壓力的作用。當承受強大心理壓力時，身體會消耗比平時多8倍的維生素C，所以要適量地多攝取富含維生素C的食物，如菜花、甘藍、菠菜、芝麻、水果等。工作壓力大的女性，服用維生素C片劑會獲得比較理想的效果。

脾氣不好時

鈣具有安定情緒的效果，牛奶、乳酸、乳酪等乳製品以及小魚乾等，都含有極其豐富的鈣質，有助於消除火氣。蘿蔔適於順氣健胃，對氣鬱上火生痰者有清熱消痰的作用，最好生吃，也可做蘿蔔湯。啤酒能順氣開胃，改變惱怒情緒，適量喝點兒會有益處。

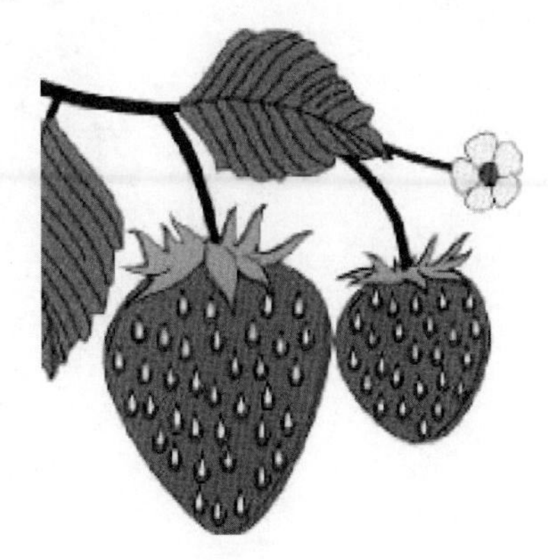

丟三落四時

有些女性平時總出現丟三落四的毛病，很多人習以為常，以為是一種習慣。事實上，這種情況的發生並不適因為平時的粗心大意，而是缺少維生素C及維生素A，增加飲食中的果蔬數量，少吃肉類等酸性食物。富含維生素C及維生素A的食物有辣椒、魚乾、筍乾、胡蘿蔔、牛奶、紅棗、田螺、捲心菜等。

專家寄語

中醫講究「無病乃病，不是無病，只不過疾病尚未顯露。」這種狀態，尋找病因為首要。即一旦發現問題，其著眼點不僅在於哪些有症狀表現的，如月經不調、痛經，還更不要疏忽了哪些無症狀表現的，如染色體異常、免疫性反應。此種狀態的治療特點是未病先治及避而遠之。所謂未病先治，即是一旦明確病因，儘管尚無臨床症狀，便進行治療；至於避而遠之，主要指控制遺傳性疾病，根據遺傳方式，預測下一代的再發率及遺傳性別，從而進行優生優育。

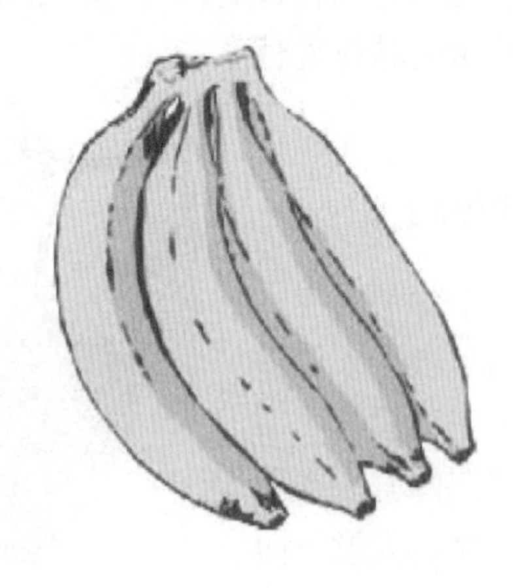

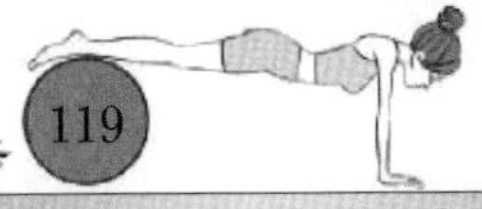

第四章

中醫運動鍛鍊養生法

運動正越來越成為女性關注的熱點。當女性紛紛選擇適合自己的運動方式時，其實運動也正選擇著女性。中醫認為，只有選擇適合自己的運動方式才能起到一定的養生效果。那麼，你是適合什麼樣的運動方式呢？更動的？更靜的？需要與動物溝通配合的？強調韻律感的？需要更強耐力的？競技性更強的？這些需要你自己去把握！

選擇適合的運動能幫助你維護健康，也能讓你在運動中的一舉手、一投足、一跑一跳、一顰一笑之間獲得喜悅感和鍛鍊之後莫大的成就感。而不適合你的運動就往往會讓你覺得辛苦疲倦，還有看著旁邊的人突飛猛進而給你帶來的失落和沮喪感。

如果你的選擇是正確的，那麼，你將能在運動中體會到快樂，而且還會發現：運動，原來不只能帶來健康，還能增強自信，收穫美麗和愉快放鬆的好心情……

女性運動養生的好處

中醫建議女性朋友應選擇適合自己的運動方式，並加以運用。這是因為合理的運動能為女性帶來健康和快樂等諸多好處，具體如下：

使心情更愉快

有一項研究顯示，在鍛鍊過程中，手腳互動，伸展肢體，而內心的抑鬱就會隨之消失，因此，運動可以讓女性得到快樂。

使容顏更美麗

首先，運動的時候會使血液循環加速，進而可以增加皮膚養分的交換，從而使皮膚更有營養和彈性、更紅潤。

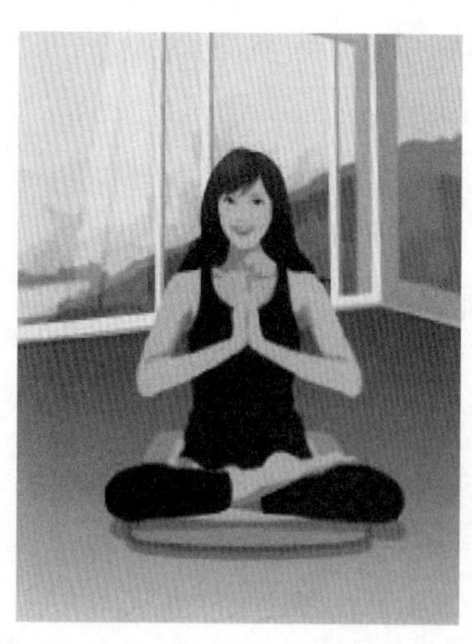

中醫分析，當女性運動時，體內透過皮膚的毛囊排除大量的汗水，同時體內又補充大量的水，這樣不但可以真正的深層清理毛囊，還可以增加皮膚細胞內的水分交換，從而使皮膚更光滑和清潔。

其次，在運動中，身體會排除大量的汗液，不要小看出汗，這可是在為身體排毒。而且，汗液排除後，毛孔中的很

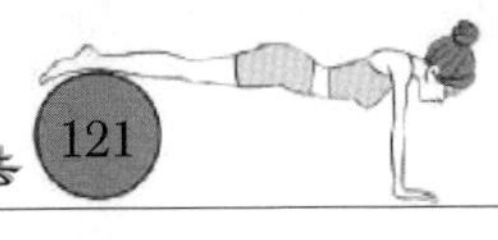

多汙物也會一同被排除，這樣就會使皮膚更加緊致、光滑。

最後，對於毛髮也是一樣的，表皮微循環增加了對毛囊的營養物質的提供，會使頭髮變得更光亮，這可比任何一種美髮產品都好用。

運動使你更聰明

童話裏，王后問魔鏡：「魔鏡呀魔鏡，誰是這世界上最漂亮的女人。」然而到了今天，美女遍地都是，所以大家關心的就是：「魔鏡呀魔鏡，誰是這世界上最聰明的女人？」

中醫認為運動就能幫你實現這個夢想，因為運動能夠讓腦細胞新生。我們的大腦約有1000億個神經元，成年後神經元細胞會繼續產生和變化。雖然其中一些會隨著年齡的增長而衰退，但是如果我們堅持運動，就可以促進腦細胞的再生。

運動使骨骼更健康

隨著年齡的增加，女性骨骼裏的鈣質流失會愈發明顯。到了中年，你也許並不能明顯感覺到骨質流失的危險，因為你骨骼的柔韌度還是那麼好。而運動則能起到強化骨骼的作用。

醫學界研究發現，經常運動的女性比不運動的女性骨質密度更好，尤其是參加重力訓練的女性在這上面的表現更為突出。當骨骼承受一定壓力時，就會加快造骨細胞的活動速度，

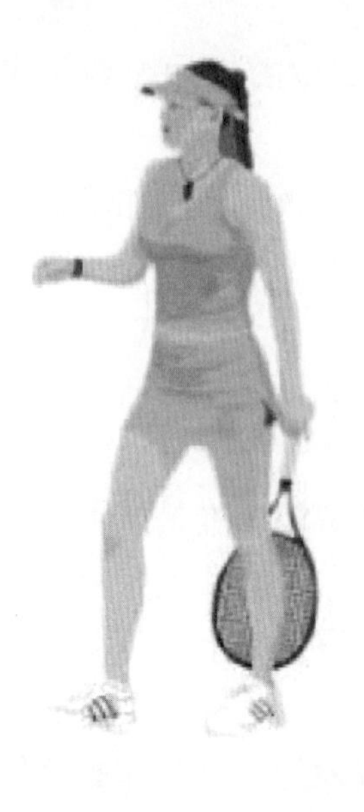

從而使骨骼更加強壯。

通常情況下，快步走被看成是重力訓練的最佳項目。當然，進入30歲的女性再補充一些增加強度的運動也是有好處的，例如爬山、爬樓梯和球類運動等。此外，有研究發現跳躍可增強臀部骨質。因此，多跳跳繩，也是使骨骼強硬起來的不錯選擇。

專家寄語

女性二十幾歲的時候，正是激情四射的年齡，青春、純真、活力充沛都是最佳形容詞。處在這個年齡的女性，身體各種功能正在鼎盛時期，心率、肺活量、骨骼的靈敏度、穩定性及彈力方面均達到最佳點，所以即使從事很累的活動，只要注意歇息一下，馬上又神采飛揚、精力充足了。因此，有人說二十幾歲的年輕女孩像身材矯健的燕子。正是因為女性在二十幾歲的時候體會不到運動對身體的需要，很多人就忽略了運動。而中醫認為，運動開始的時間越早對身體越好。因此，中醫建議女性朋友在二十幾歲的時候有必要為自己選擇一項運動並長期堅持。

給女性運動的幾點貼心建議

運動，確實能給女性帶來健康和快樂，而更多的女性也希望自己能愛上運動，並長期堅持。但在日常生活中，很多女性缺乏足夠的耐心，做運動很容易，但是要堅持下來，似乎就沒有那麼容易了。針對女性的這個特點，中醫給女性運動提幾點貼心建議：

選擇適當的運動地點

最好找一個離家不遠的地方，這樣就避免自己不想去的時候會多個借口。

選擇自己感興趣的運動項目

如果對乒乓球失去了興趣，又剛好喜歡上鄰家姐姐練習的瑜伽，那麼，就改去練瑜伽。只要運動計畫是科學的，又能堅持到底，照樣能得到預期的健康效果。

尋找一個運動伙伴

大多數女性都喜歡熱熱鬧鬧的，因此，找個一起運動的伙伴可謂是非常重要的，因為這樣可以激發運動興趣。

以實事求是的態度制定運動計畫

制定任何計畫都需要實事求是，運動計畫一樣如此。如果你希望一個星期內由 65 公斤

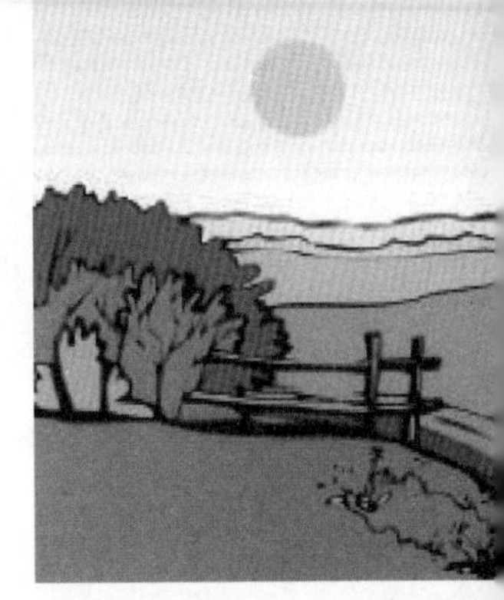

降至50公斤，那麼，很明確的告訴你，這是盲目的，根本無法實現。因此，你制定的運動計畫需要根據自身條件，客觀地制定目標。

把握日常生活中的鍛鍊機會

例如，不坐電梯而走樓梯；把汽車停放在離公司遠一點的地方，步行到公司；坐公共汽車時可提前幾站下，然後步行回家等。

動靜適度的運動形式

無論何種運動，必須使全身各部肌肉、骨關節等都能得到鍛鍊，但過度的運動對健康是不利的，容易引起疲勞，甚至造成內臟或軀體的傷害。女性運動應以「輕、柔、穩」為原則，在鍛鍊初期，寧少勿多，寧慢勿快，逐漸遞增。在運動時，應避免快速、旋轉或低頭的動作，或者在做這些動作時，要有十足的心理準備，因為這些動作可能會使人跌倒。年齡大一些的女性不宜參加帶有競賽性或突擊性的緊張活動。

專家寄語

不管你最終選擇了什麼運動，都要注意休息。譬如，經過了半個月或一個月的強化訓練，覺得自己很疲勞了，那麼，就給自己3～5天的休息時間。適當的休息可以進一步激發運動的積極性。

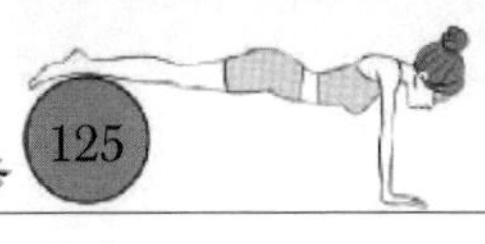

提高大腦記憶力和思維能力的運動

隨著工作壓力的增大及年齡的增長，很多女性朋友會發現自己的記憶和思維能力有所降低了。而中醫認為，運動著的女性是聰明的，運動的確能提高大腦的記憶能力和思維能力。

那麼，提高大腦記憶和思維能力的運動中，哪些是適合女性朋友的呢？

舞　蹈

事實上，女性的運動能力並不比男性弱，只是分別在性質上有所不同。比如男性更適合力量型運動，而女性則適合靈活型運動，比如舞蹈。

舞蹈是一種平衡能力的運動，能使女性動作更靈活，頭腦反映更靈敏。

搏　擊

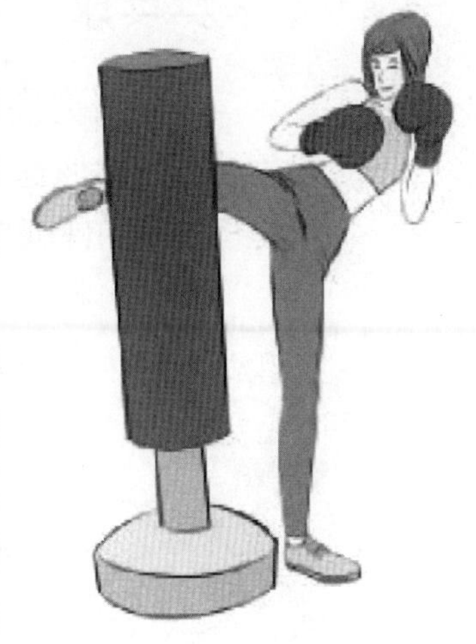

搏擊是很多健身房都會有的一種運動項目，講究運動和手腦並用。在運動的過程中，要由跳動使全身都得到活動。

女性在搏擊運動中，採取的每一個行動都是經過大腦縝密、快速的考慮之後進行的。經常參加搏擊練習，會使女性的觀察更為敏銳，記憶更加清晰，克服苦難的意志和取勝的信念更為堅定。無形中，你會發現自己的記憶力和思維能力大大增強了。

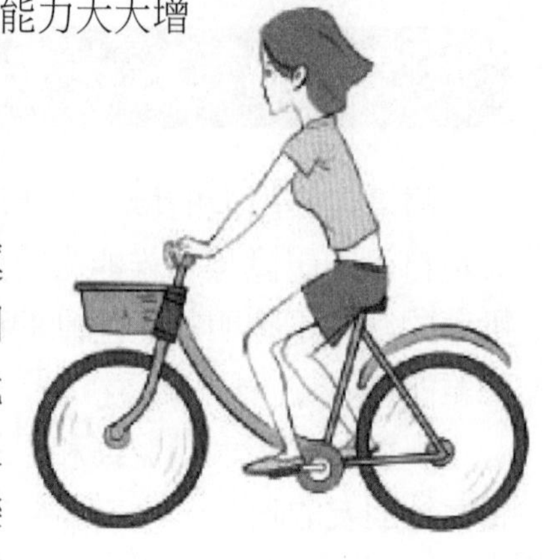

騎　車

諸多研究證明，騎車運動能分泌一種令人心胸開闊、精神愉快的激素。這就是為什麼我們常常看到有人邊騎車邊唱歌了，那種快樂的情緒是隨著騎車運動的進行而產生出來的。

此外，中醫認為踩單車的動作可以壓縮血管，使得血液循環加速，大腦攝入更多的氧氣，所以騎車後你會覺得頭腦清楚、思維清晰。因此，經常用腦的女性朋友們，如果路途不太遙遠，還是騎車上下班吧。

乒乓球

科學研究表明：乒乓球運動要求大腦快速緊張地思考，從而能促進大腦的血液循環，供給大腦充分的能量，具有很好的健腦功能。

此外，打乒乓球時，眼睛以乒乓球為目標，不停地遠近、上下、左右調節和運動，不斷地使睫狀肌和眼球外肌交替收縮和舒張，促進了眼球組織的血液供應和代謝，能有效地改善睫狀肌的功能，可以說是預防近視的最優運動。鍛鍊身體的同時還練就了超強的眼力，真是一

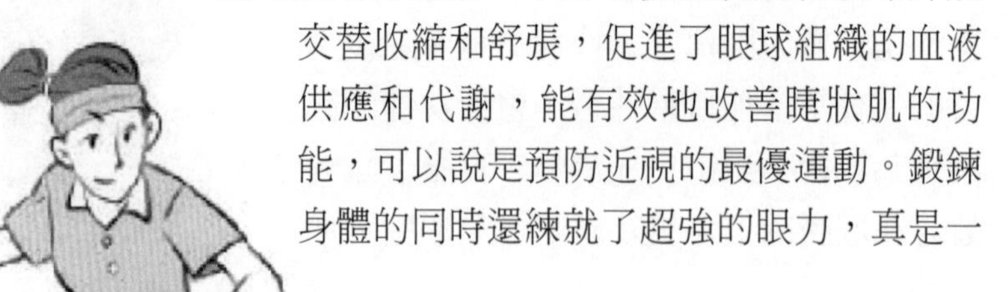

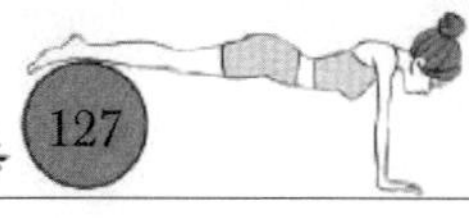

舉兩得呀。

瑜　伽

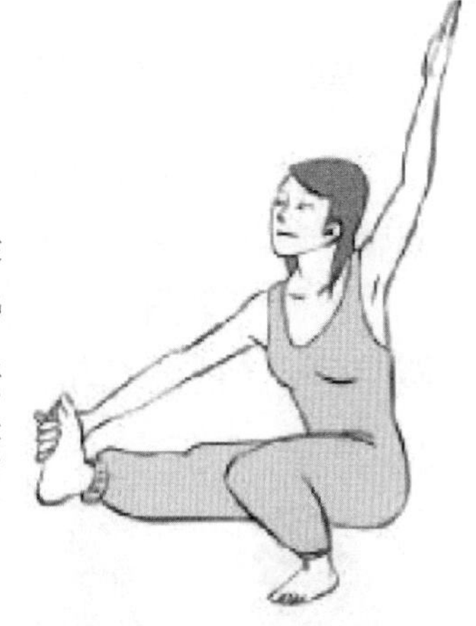

經科學研究發現：瑜伽可以提高智力水準，尤以向後屈身的姿勢最佳。因此，女性朋友業餘時間去練習瑜伽吧，這種運動能使你美麗又聰明。

專家寄語

如果你的工作離不開電腦，則應注意電腦對你健康的危害，並懂得如何去預防和避免這種危害，比如工作間隙注意適當休息。一般來說，操作電腦連續工作 1 小時後應該休息10分鐘左右，並且最好到室外活動一下手腳與軀幹。平時要加強體育鍛鍊，增強體能，要定期進行身體檢查和自我心理測定。

幫助女性塑造魔鬼身材的運動

運動除了給女性朋友帶來健康之外，還能給我們帶來魔鬼般的好身材。如果你對自己的身材不夠滿意，又不想由溫和的運動經過很長時間逐漸塑造美好身材，那麼就請嘗試著使用下面的小動作來實現魔鬼身材的夢想吧！

動作一：外八字深蹲

1. 站在深蹲架前，兩腳分開比肩稍寬，兩腳尖各外展45度，肩部托住槓桿。

2. 兩臂張開，掌心向前握住槓鈴杆，間距比肩寬，肘關節朝下，目視前方，兩腿伸直但膝關節不要鎖緊。

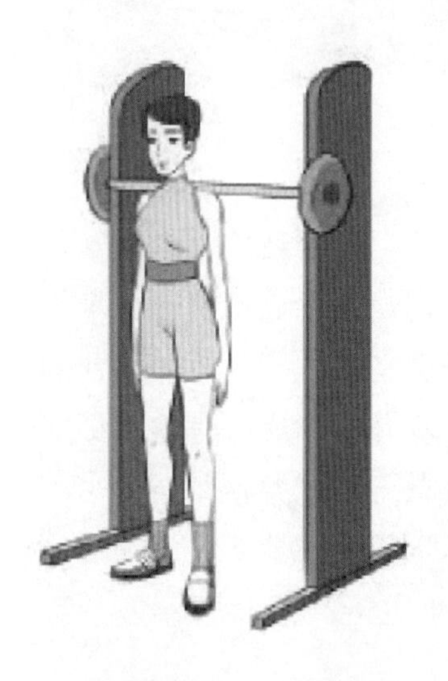

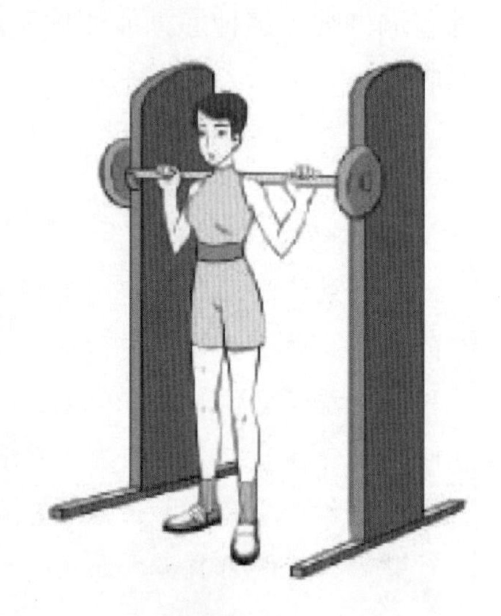

3. 屈膝，以股四頭肌的張緊力控制住慢慢下蹲，直至大腿與地面平行。注意膝關節不要超過腳尖的位置，以免受傷。

4. 以股四頭肌的收縮力控制住，慢慢還原至起始位置。

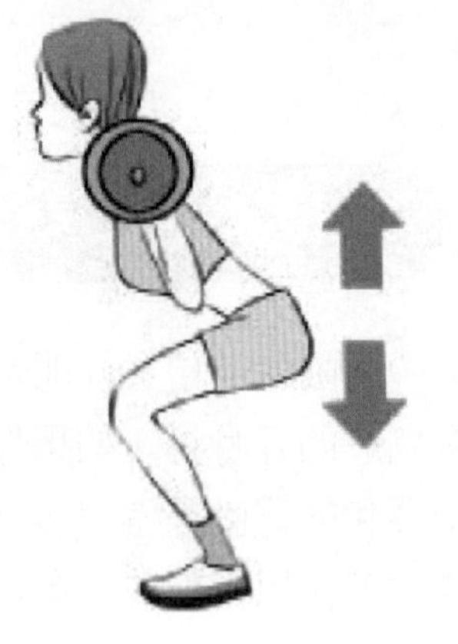

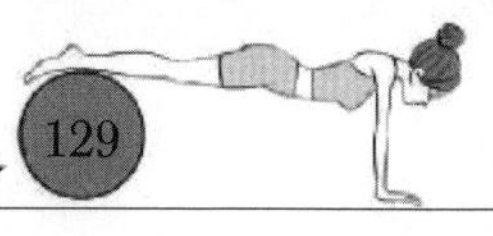

專家寄語

每週訓練4～6次，這項運動不僅能燃燒更多的熱量、雕塑完美的體形，而且還能預防心臟病。

動作二：曲膝收腹

1. 俯臥，兩臂伸直，兩手支撐在地板上，肩關節位於腕關節的正上方，手指朝前，兩腳背及小腿前側放在健身球上。

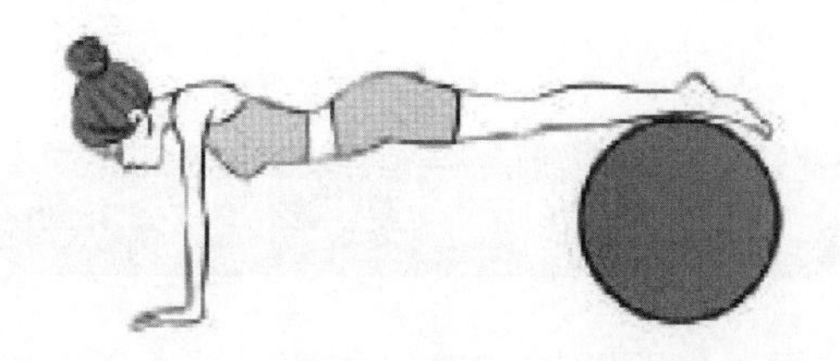

2. 腹肌和豎脊肌收縮，提臀，使頭部、肩關節、髂關節、膝關節和踝關節在同一水平線上。

3. 以腹部肌肉的收縮力控制住，屈膝收縮，使健身球朝胸部的位置移動。

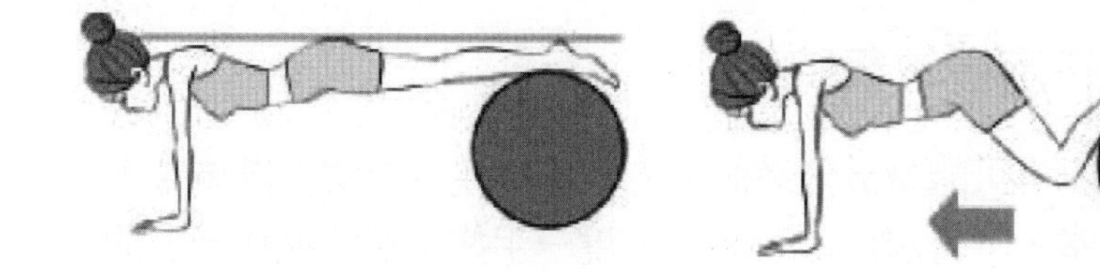

4. 慢慢伸直膝蓋，使健身球後退還原至起始位置。

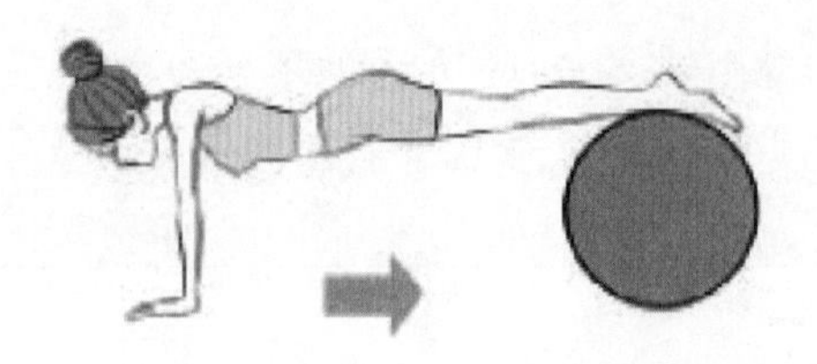

專家寄語

這套動作可以燃燒小腹的多於脂肪，讓你擁有平坦結實的小腹。

居家隨時隨地小動作

有些時候，你明明知道自己該運動了，卻一直找不到時間。因為家裏的事情太多了，你要收拾家務，還要照顧家人。此時的你或許就覺得很無奈，開始對運動望而止步了！

其實，中醫認為運動其實是隨時可以進行的事情。雖然你很忙，但是總是有空進行運動的，譬如以下時間即可：

在廚房做飯時

廚房可能是最熟悉的地方了，傳統要求女性既要「上得廳堂，下得廚房」，而且，燒一手好菜還能抓住老公的

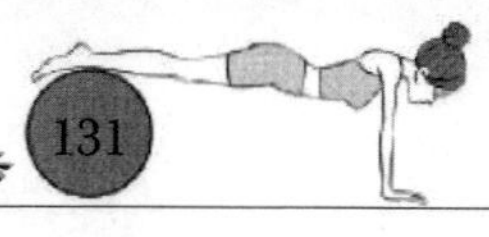

胃，還能使孩子成長得更好。所以，廚房也可以成為你的快樂之地。難道廚房也能運動嗎？當然了，不信你來看看。

◇踮腳尖運動

此運動主要鍛鍊的是腿部。洗碗或洗菜時，讓你的雙腿稍稍用力，繃起腳尖，吸氣，抬起，呼氣，放下，做5組，每組10次。這樣既可以拉長小腿肌肉，又可以減輕長期站立的疲勞。

當然，做任何動作都要注意適度這個標準，否則不僅不能緩解站立疲勞，還會帶來更多的疲勞感。

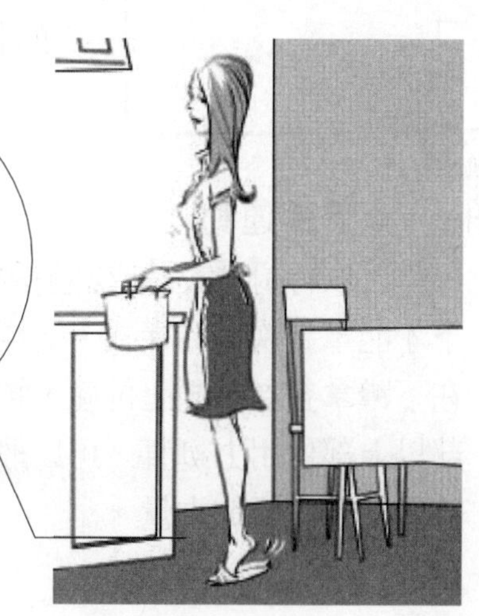

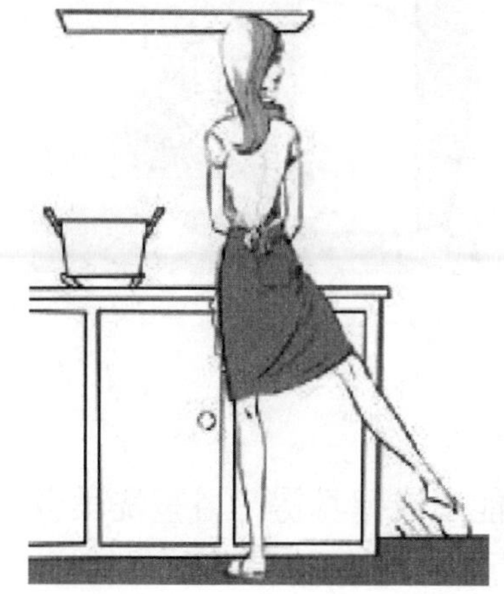

◇單腿站立運動

在廚房中單腿站立，或勞動時也可以做這個動作。如切菜時，將全身重心放在一條腿上，另一條腿側邁出一步，腳尖著地，腿用力打直，向側面提起，保持 20 秒，再換另一側。

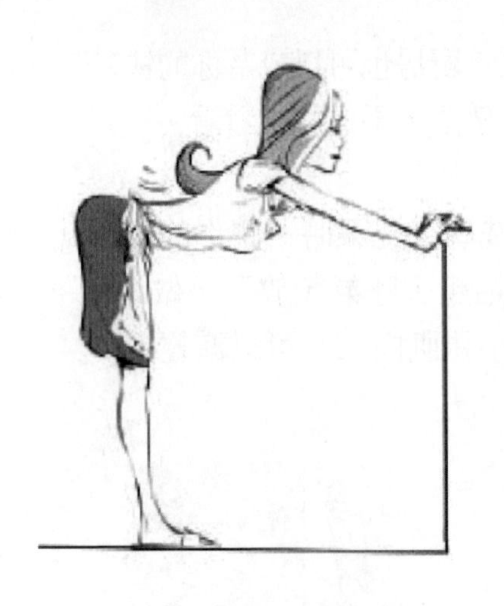

◇前後下腰運動

在洗碗池邊，由於站立時間過長，會使你的腰部肌肉感到疲勞。可在結束洗碗池邊的工作時，兩腳分開與肩同寬，距池邊有一大步距離，雙手扶著水池邊，緩緩下腰，拉伸背部與腰部的肌肉，下壓 5 次。

◇下蹲運動

可以將廚房設計成必須蹲下才能拿到炊具的樣式。這樣在下蹲拿餐具時兩腿併攏，腰部以上部位用力挺直，可以鍛鍊腰部及大腿的力量。

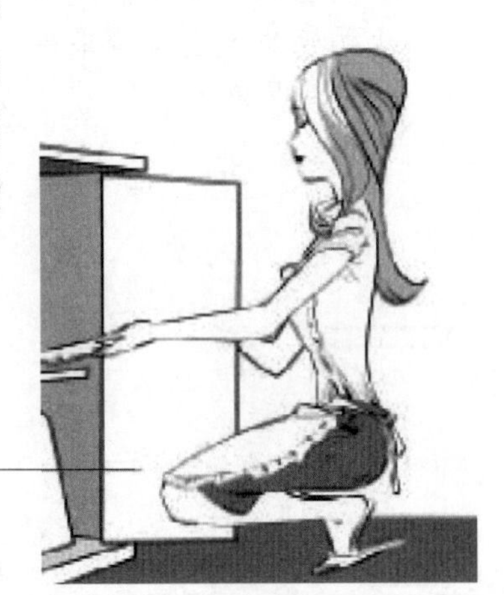

做這個動作時，兩腿應該儘量保持併攏，利用腰部力量保持身體平衡。

在浴室洗澡時

也許你不會相信，浴室也能變成健身房，浴室洗澡也能培訓出健身項目，但這是可行的，不信請看下面。

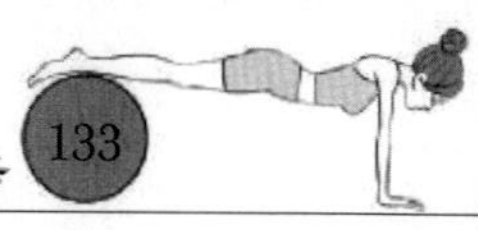

◇坐在浴缸邊緣運動

雙手緊貼身體撐在浴缸沿上，抬起臀部稍稍往前送。彎曲雙手，手肘儘量往後伸。當臀部快接近地面時，再用雙手的力量把它往上抬。重複以上動作10次。可以幫助收緊二頭肌。

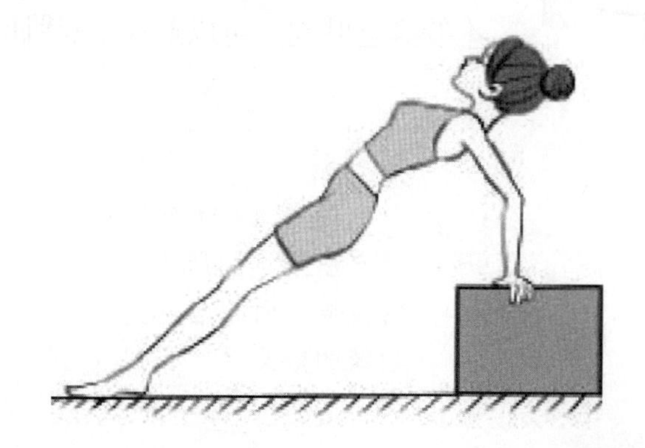

◇對著鏡子運動

先給鏡子裏的自己一個美麗的笑臉，然後開始試著放鬆整張臉：蹙額皺眉，閉緊眼睛和嘴巴，然後有意識地將其放鬆，重複做 10 次。這時候再看看鏡子裏的自己，是不是已經變得精神多了？這可是鍛鍊面部肌肉最有效的方法哦。

其實，當熟悉流程和動作之後，完全可以不對著鏡子練習，效果也不錯。

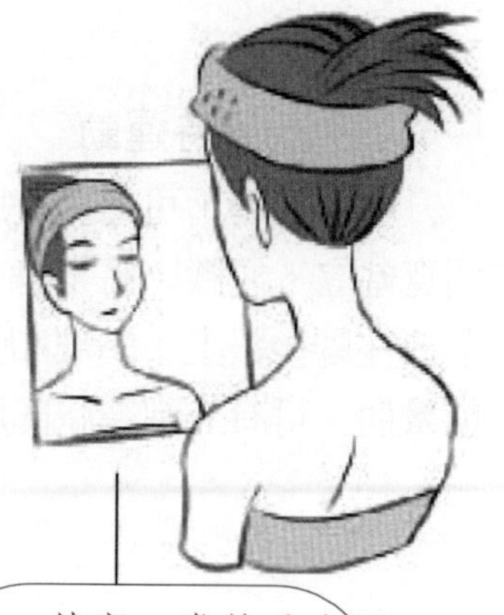

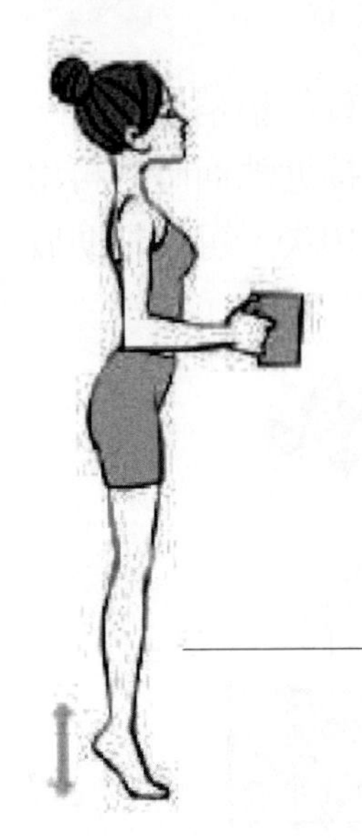

◇刷牙時運動

刷牙時，雙腿與肩同寬站立。先抬起腳後跟，然後再慢慢往下壓，但儘量不要讓它貼地。可以鍛鍊小腿肌肉。

做這個動作的時候，注意小腿肌肉部分的拉伸，可以自己感覺鍛鍊的效果。

◇吹頭髮時運動

吹頭髮時，可分開雙腿與肩同寬站立。屈膝，將全身的重量全放在腳後跟上，頭部和上身向前彎曲，可有效訓練腿部肌肉。

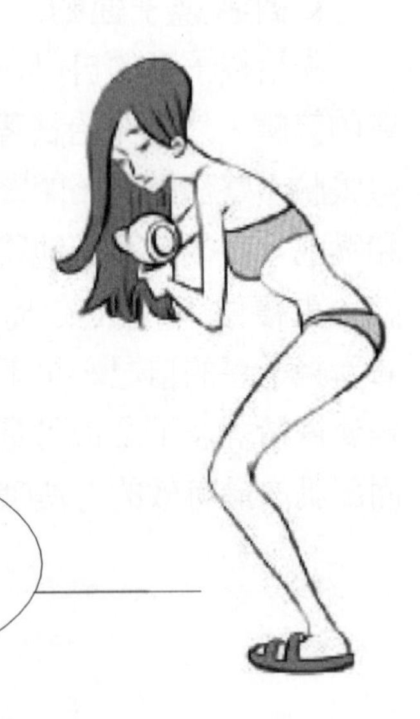

做這個動作時，一定要注意先維持身體平衡，再開始吹頭髮，防止摔倒。

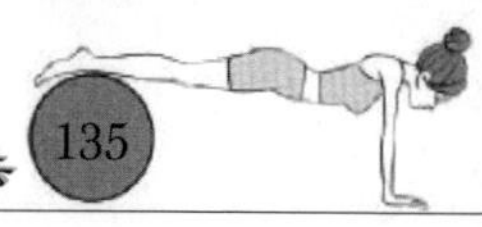

隨時隨地腿部小動作

一般女性很注意自己的腿部線條，而關於腿部的運動，可以在做家務的過程中尋找機會來完成這些小動作，對腿部線條的塑造可是很有幫助的。

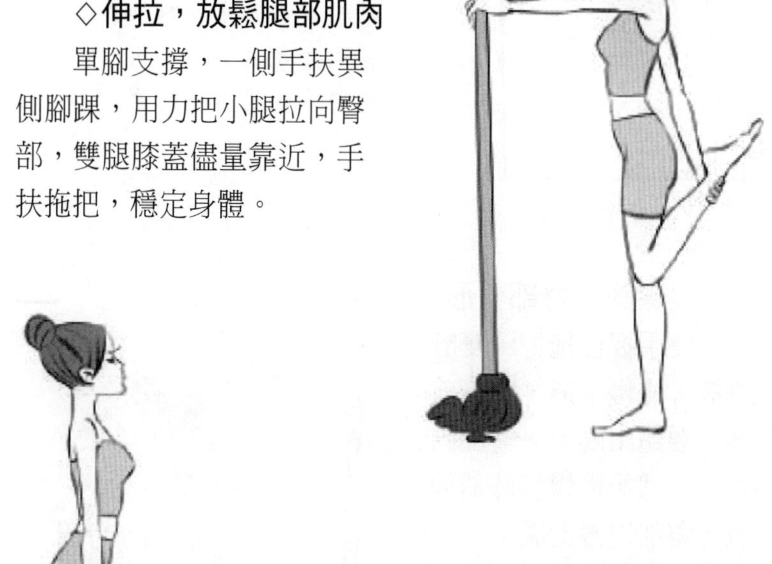

◇伸拉，放鬆腿部肌肉

單腳支撐，一側手扶異側腳踝，用力把小腿拉向臀部，雙腿膝蓋儘量靠近，手扶拖把，穩定身體。

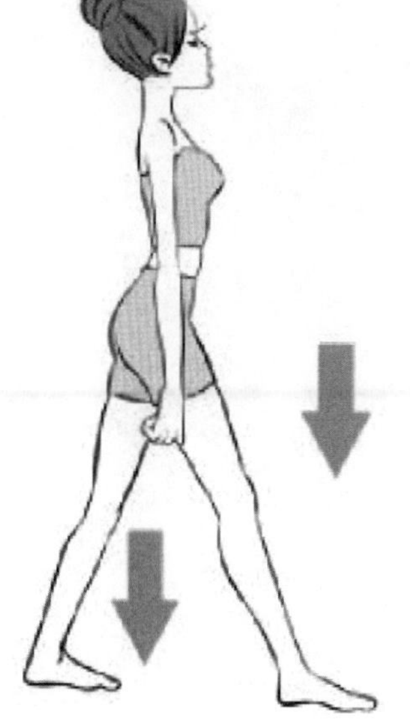

◇箭步蹲，訓練腿部和臀部

雙腳前後開立，挺胸收腹，後腳腳掌點地，慢慢下蹲，注意前腿膝蓋前伸不超出腳尖，重心在身體中間，然後膝蓋慢慢還原。

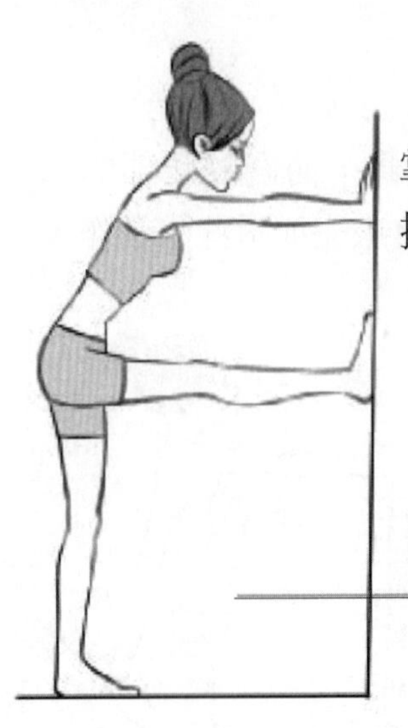

◇小腿伸拉，充分放鬆小腿部

單腳腳掌踩牆，膝蓋伸直，後腳掌點地，身體向前傾，雙手扶牆，保持10秒鐘。

如果身體的平衡性不是很好，做這個動作時就要注意安全了，可以先雙手扶牆，然後再做動作。

◇深蹲，臀部塑形

雙手握住拖把，雙腳併攏，慢慢下蹲，膝蓋前伸不要超出腳尖，臀部向後坐，然後慢慢讓膝蓋伸直，臀部慢慢還原。

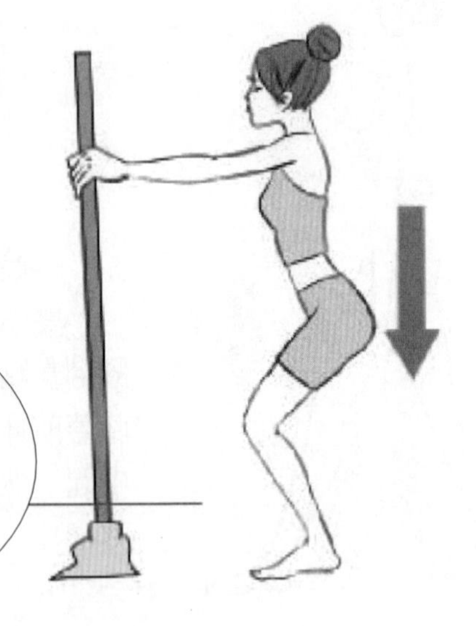

做這個動作時，一定注意不要下蹲得太深，防止站起困難，或不能維持身體平衡而摔倒。

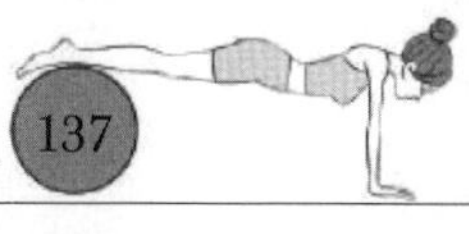

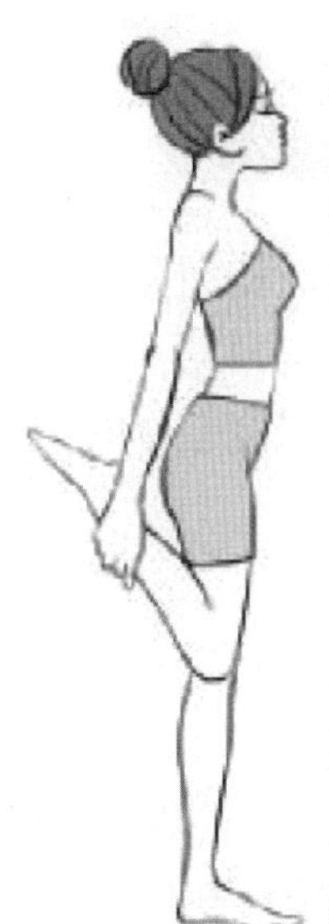

◇後舉，臀部塑形

單腿支撐，一側手扶同側腳踝，身體略向前傾，腳尖向上，控制 10 秒鐘。

◇臀部伸拉

放鬆臀部肌肉，單腳支撐，另一條腿搭在著力腿的大腿上，臀部向後坐，保持 10 秒鐘。

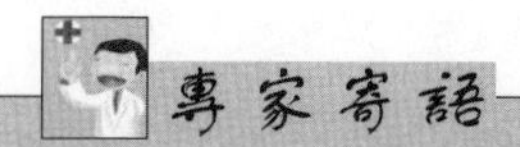

美國哈佛大學和斯坦福大學的專家曾對家務勞動與健康的關係作過專門研究，列出了家務活的能量消耗表。掃地15分鐘約消耗60卡路里熱量；手洗衣服1 小時約消耗190卡路里熱量；燙衣服45分鐘約消耗180卡路里熱量；擦玻璃窗30分鐘約消耗150卡路里熱量；用吸塵器吸塵30分鐘約消耗120卡路里熱量；洗碗碟15分鐘約消耗45卡路里熱量；收拾物件10分鐘約消耗30卡路里熱量。由點點滴滴的家務勞動，每週如能消耗2000卡路里熱量，因患心血管病而死亡的可能性就會比不做家務勞動的人低75%，壽命也可延長5～10年。

電腦工作者緩解小動作

長期在電腦前工作的女性總會有頭暈腦脹的感覺，中醫認為一些小動作對舒緩這種疲勞有著很好的幫助。

下面這組舒緩小動作，就非常適合女性電腦工作者。

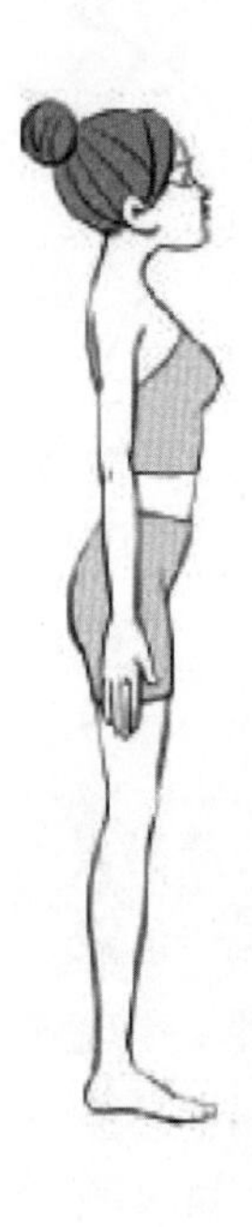

準備動作

每次做各項訓練動作前，先自然站立，雙目平視，雙腳略分開，與肩同寬，雙手自然下垂。全身放鬆。

前俯後仰

雙手叉腰，先抬頭後仰，同時吸氣，雙眼望天，停留片刻；然後緩慢向前胸部位低頭，同時呼氣，雙眼看地。做此動作時，要閉口，使下頜儘量緊貼前胸，停留片刻後，再上下反覆做4次。動作要領是：舒展、輕鬆、緩慢，以不感到難受為宜。

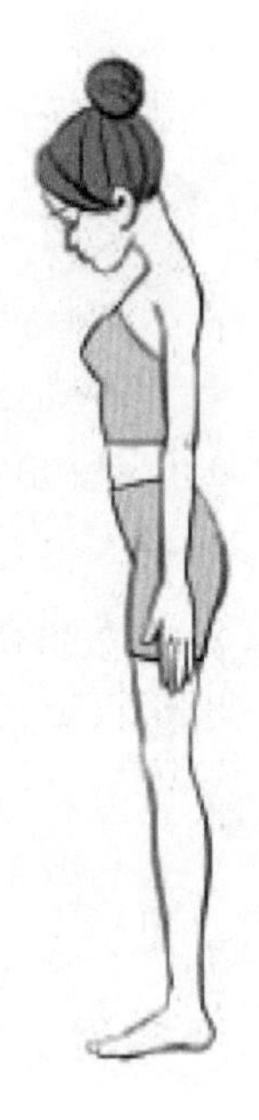

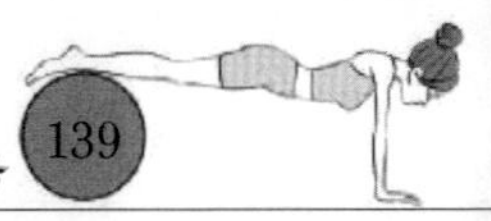

左右旋轉

雙手叉腰，先將頭部緩慢轉向左側，同時吸氣於胸，讓右側頸部伸直後，停留片刻，再緩慢轉向右側，同時呼氣，讓左邊頸部伸直後，停留片刻。這樣反覆交替做4次。

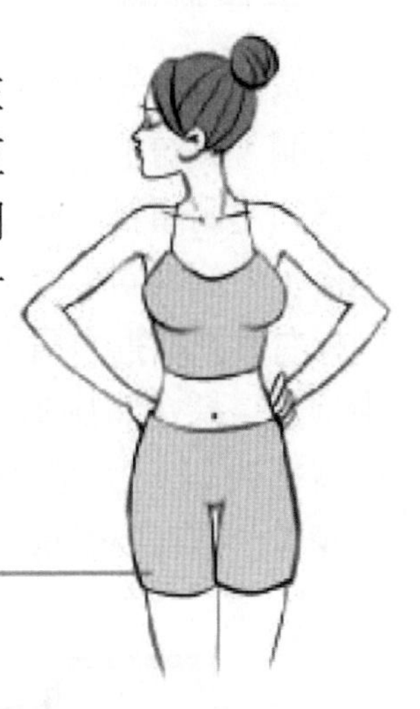

做這個動作時，速度要放慢，尤其是左右扭動旋轉脖子時更要注意，以防止拉傷。

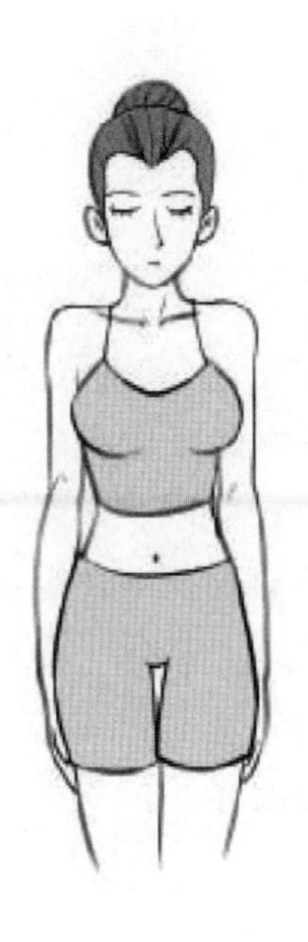

提肩縮頸

做操前，先自然站立，雙目平視，雙腳略分開，與肩平行，雙手自然下垂。先使雙肩慢慢提起，頸部儘量往下縮，停留片刻後，雙肩慢慢放鬆回位，頭頸自然伸出還原；然後再將雙肩用力往下沉，頭頸部向上拔伸，停留片刻後，雙肩放鬆，並自然呼氣。鬆肩時要儘量使肩、頸部放鬆。回到自然式後，再反覆做 4 次。

左右擺動

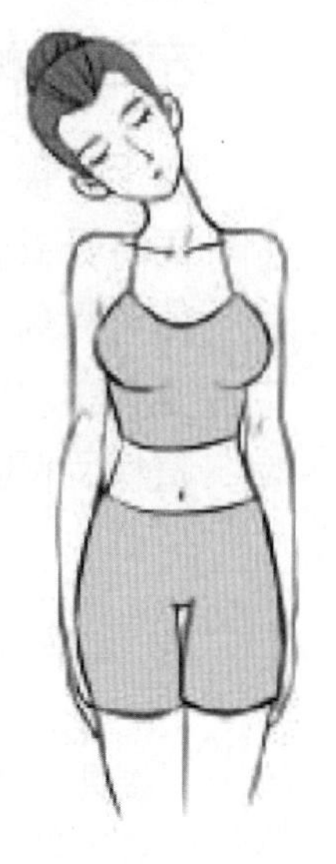

做操前，先自然站立，雙目平視，雙腳略分開，與肩平行，雙手叉腰。動作時頭部緩緩向左側傾斜，使左耳貼於左肩，停留片刻後，頭部返回中位；然後再向右肩傾斜，同樣右耳要貼近右肩，停留片刻後，再回到中位。這樣左右擺動反覆做4次。在頭部擺動時需吸氣，回到中位時慢慢呼氣，做操時雙肩、頸部要儘量放鬆，動作以慢而穩為佳。

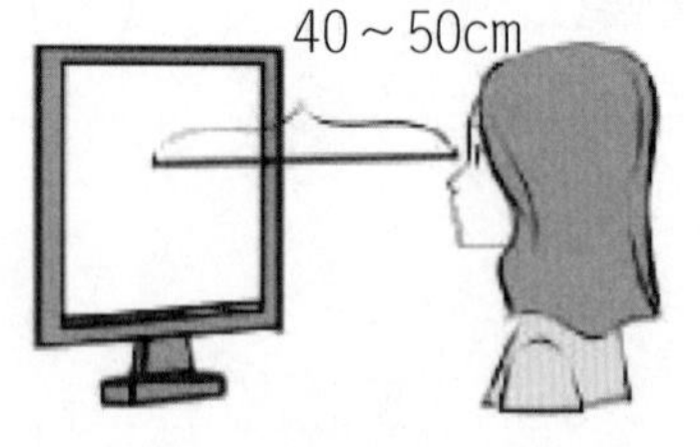

專家寄語

長期使用電腦還要注意保護視力，要避免長時間連續操作電腦，注意中間休息。要保持一個最適當的姿勢，眼睛與螢幕的距離應在40～50公分，使雙眼平視或輕度向下注視螢光幕，這樣可使頸部肌肉輕鬆，並使眼球暴露面積減小到最低。如果出現眼睛乾澀、發紅，有灼熱或有異物感，眼皮沉重，看東西模糊，甚至出現眼球脹痛或頭痛，就要盡快到醫院看眼科醫生了。

適合準媽媽的運動

女性自從懷孕之後，就開始備受家人和自己的關注。一方面難以掩飾的快樂心情，另一方面為了胎兒的健康開始選擇適當的運動。中醫認為，準媽媽在懷孕期間進行適當運動，不僅可以使胎兒更健康，而且還會使生產更順利。

以下運動方式準媽媽可根據自身情況加以選擇。

散　步

散步是準媽媽最好的運動了，這種運動方式性質溫和，而且可以放鬆心情，胎兒可以得到適度的搖晃，對胎兒神經系統的發育具有一定的幫助。這種運動不僅能起到運動的健身效果，還是非常好的胎教方法呢！

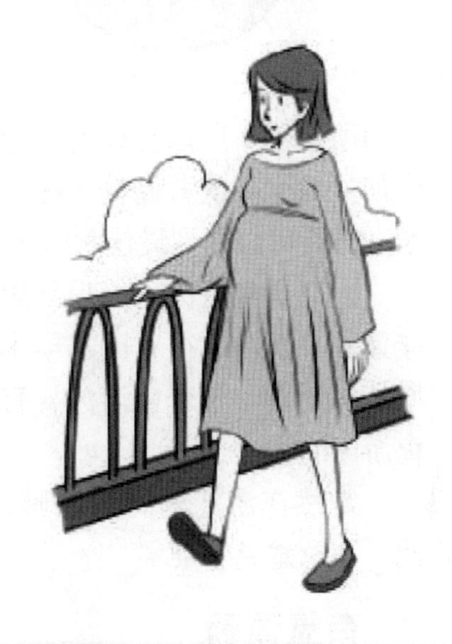

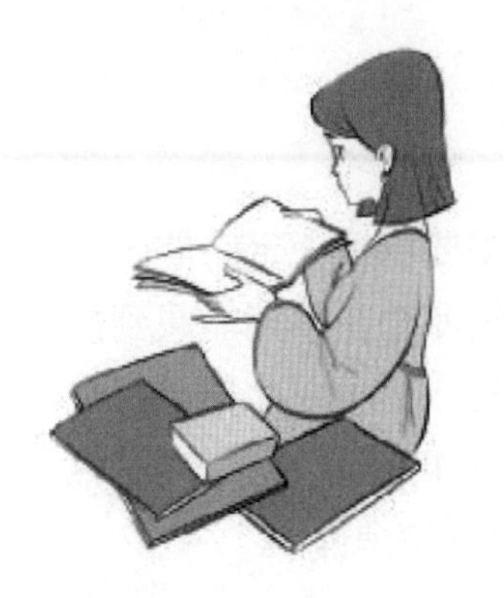

軟骨操

關於軟骨操的具體方法，準媽媽可以尋找此類圖書或音像。這種運動可以加強腰部以及肌盆肌肉的動作，一方面鬆弛情緒，一方面為

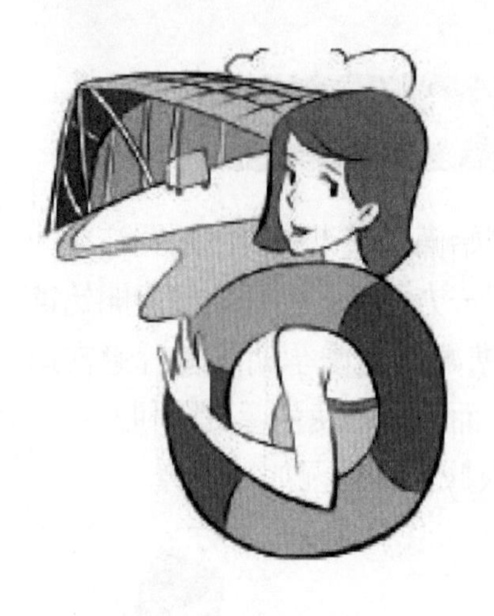

生產做準備。準媽媽因此可以減少腰酸背痛，產後復原也比較快。

游　泳

游泳也是準媽媽可以選擇的一種運動。懷孕以後，準媽媽體重增加，所以脊椎承受的壓力越來越大。游泳時，身體的重量完全被水的浮力所承受，所以脊椎的壓力都消失了。游泳是所有運動中最能減少腰酸背痛的一種，而且，子宮和胎盤的血液循環在此時可以達到最佳狀態。

因為全身肌肉均能得到鍛鍊，所以，游泳是孕期的最佳運動。懷孕之後，因為羊水的關係，在水中受到的浮力增加，所以容易學會游泳。有許多準媽媽就是在懷孕時學會游泳的。

當然在游泳的時候還應選擇乾淨和管理良好的游泳池，注意避免感染。

有氧運動

有氧運動要求：有一定強度、需要持續一定時間，不過度消耗攝入氧氣。中醫認為，有氧運動在孕期能起到加強心肺功能而促進身體對氧氣吸收的作用，因此對孕婦及胎兒都有直接的益處。另外，它還能加強血液循環而減輕孕期動脈曲張，增加肌肉力量而為分娩做準備。

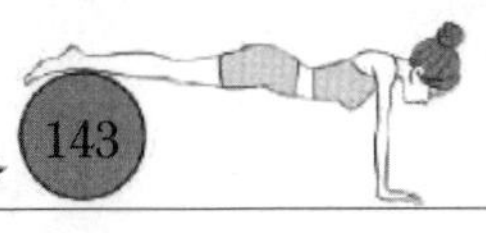

專家寄語

一般來說，懷孕期在16週之內，也就是4個月內的準媽媽要多做有氧運動，游泳就是首選項目。除了游泳，像快步走、慢跑、跳簡單的韻律舞、爬爬樓梯等一些有節奏性的有氧運動可以每天定時做一兩項。但是，像跳躍、扭曲或快速旋轉的運動都不能進行，騎車更應當避免。日常的家務如擦桌子、掃地、洗衣服、買菜、做飯都可以，但如果反應嚴重，嘔吐頻繁，就要適當減少家務勞動。

產後運動打造漂亮媽媽

很多新媽媽在生育完寶寶之後，發現自己的身材和健康狀況都不如以前了，這個時候，新媽媽就開始為自己的漂亮打主意了。中醫認為，產後運動是一種最快的幫助新媽媽恢復身材和美麗的方法。

產後運動的目的

產後運動的目的在預防或減輕因孕產造成的身體不適及功能失調，主要是協助恢復骨盆韌帶排列，恢復腹部及骨盆肌肉群功能，並使骨盆腔內器官位置復原。

產後運動注意事項

產後運動的注意事項主要有以下幾點：排空膀胱，選擇硬板床或榻榻米或地板上做；穿寬鬆或彈性好的衣褲，避免於飯前或飯後一小時內做；注意空氣流通，運動後出汗記得補充水分。同時，所有運動請配合深呼吸，緩慢進行以增加耐力；每天早晚各做 15 分鐘，至少持續 2 個月；次數由少漸多，勿勉強或過累；若有惡露增多或疼痛增加需暫停，等恢復正常後再開始。

常見的產後運動

◇腹式呼吸運動

可以從產後第一天開始做。平躺，閉口，用鼻深呼吸氣使腹部凸起後，再慢慢吐氣並鬆弛腹部肌肉，重複 5～10 次。

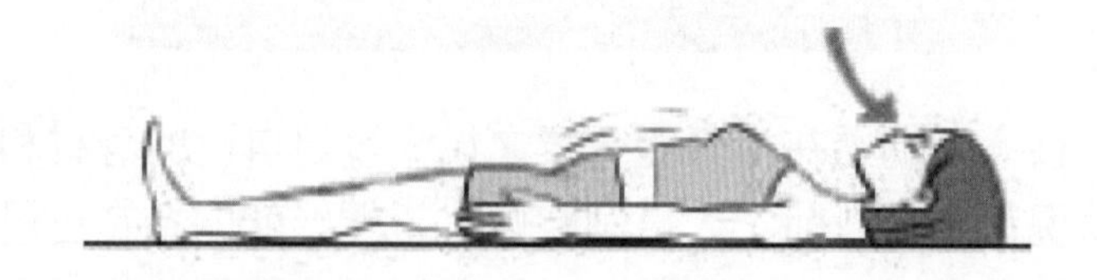

◇頭頸部運動

可以在產後第二天開始做。平躺，頭舉起並試著用下巴靠近胸部，保持身體其他各部位不動，再慢慢回原位，重複 10 次。

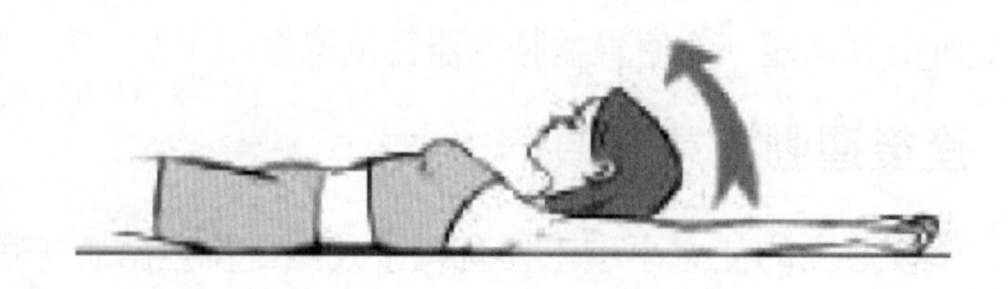

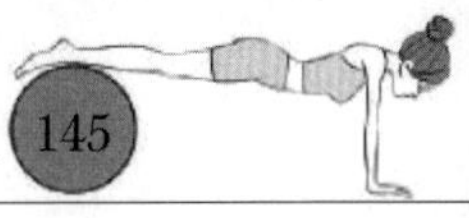

◇會陰收縮運動

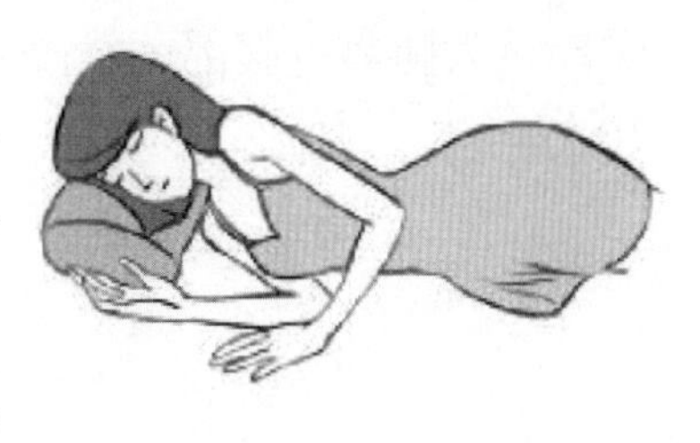

可以從產後第一天開始做。仰臥或側臥吸氣緊縮陰道周圍及肛門口肌肉，閉氣，持續1～3秒，再慢慢放鬆吐氣，重複5次。

◇胸部運動

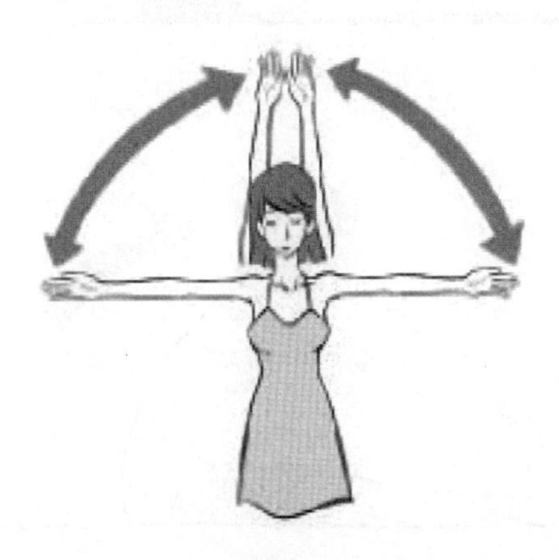

可從產後第3天開始做。平躺，手平放二側，將雙手向前直舉，雙臂向左右伸直平放，然後上舉至兩掌相遇，再將雙臂向後伸直平放，再回前胸後復原，重複5～10次。

◇腿部運動

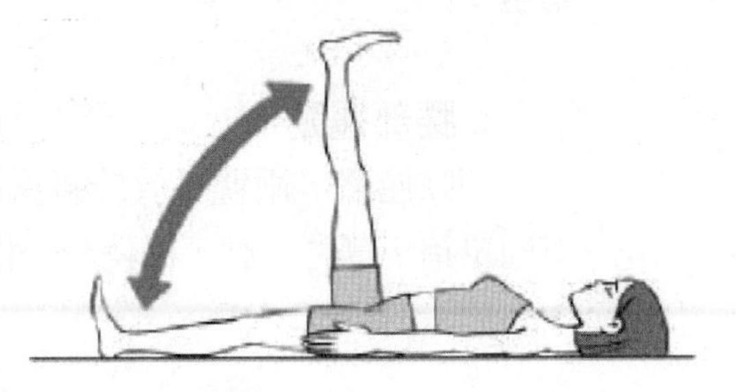

可從產後第5天開始做。平躺，不用手幫助舉右腿，使腿與身體呈直角，然後慢慢將腿放下，左右交替同樣動作，重複5～10次。

◇臀部運動

可從產後第7天開始做。平躺，將左腿彎舉至腳跟觸及臀部，大腿靠近腹部，然後伸直放下，左右交替，重複5～10次。

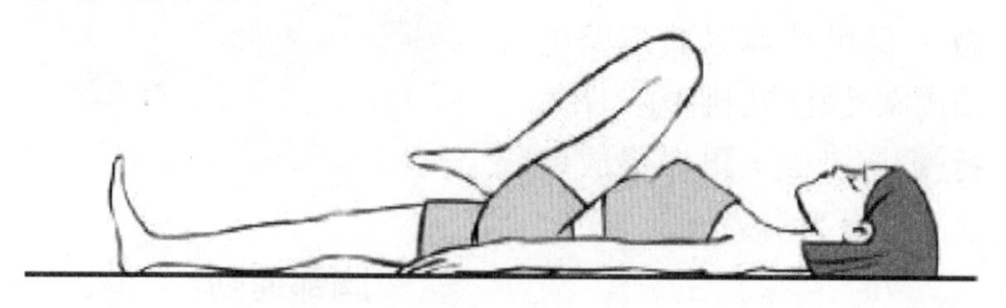

◇仰臥起坐運動

可從產後第14天起開始做。平躺，兩手掌交叉托往腦後，用腰及腹部力量坐起，用手掌碰腳尖二下後再慢慢躺下，重複做5～10 次，待體力增強可增至 20 次。

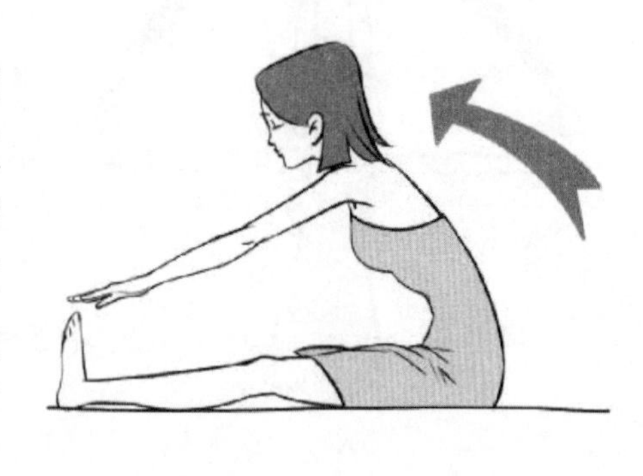

◇腰部運動

仰臥屈膝，兩臂平放於體測。然後收腹將身體向頭部方向舉抬，雙臂不動，保持3～5秒鐘，重複10～15次。

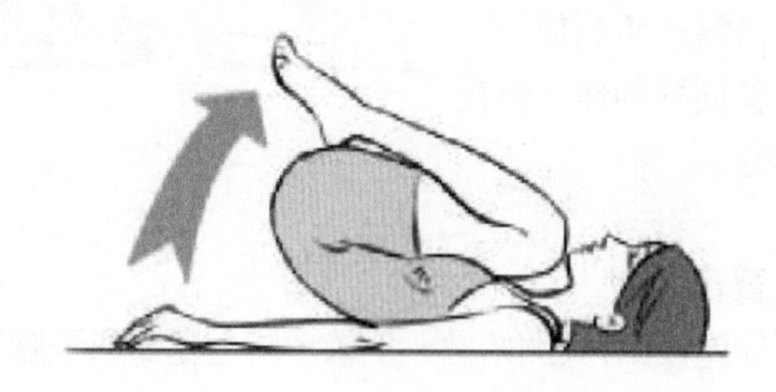

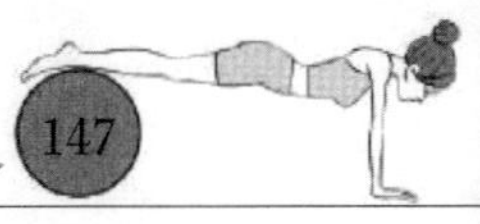

◇背部運動

左腿跪地，雙臂撐地，頭下垂，背屈呈弓形。右腿屈膝前收，膝近頭部，同時收縮腹肌和陰道壁肌肉，然後右腿向上伸抬，同時頭上抬，保持數秒。右腿放下，換左腿重複動作，交替做5～10次。

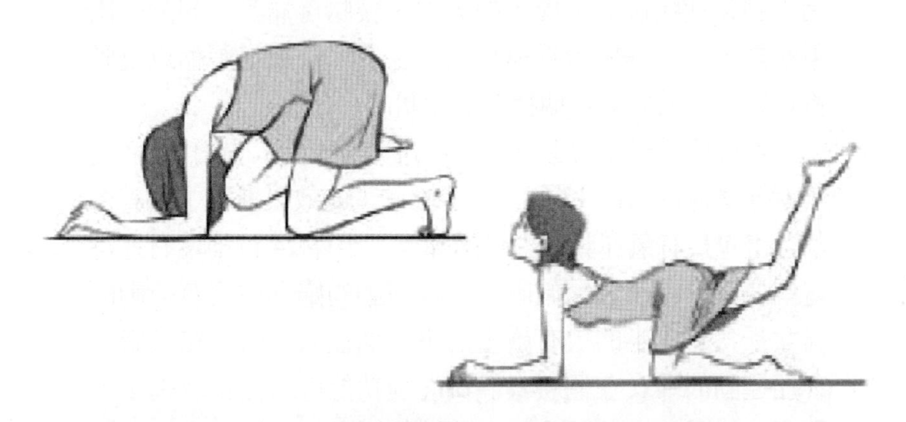

專家寄語

自然分娩的新媽媽，應於產後6～12小時內起床稍事活動，產後第二日可在室內隨意走動，再按時做室內產後健身操。會陰側切或剖宮產的新媽媽，可推遲至產後第3日起床稍事活動，待拆線後傷口不感疼痛時，也應做室內產後健身操。如果產後恢復正常，沒有任何產褥期併發症，那麼在產褥期結束後可以進行水中運動。如果不能確切地瞭解自身的恢復狀況，在你開始運動前最好取得主治醫生的認可，如還沒有完全復原，應根據自身情況推遲或減少鍛鍊的時間及強度。

更年期女性養生可選的運動

一般來說，我國女性的更年期發生在45～55歲這段時間。進入更年期的女性身體素質和身體機能明顯下降，開始受到各種疾病的困擾，如失眠、腰腿疼痛等。同時，出現潮熱、盜汗等血管舒縮症狀，生殖、泌尿道萎縮以及骨質疏鬆等一系列更年期特有的症狀。

西班牙科學家曾進行了一項研究：研究人員對 24 名更年期婦女進行為期 12 個月的運動計畫的效果進行了檢查，其計畫包括有氧運動和力量訓練等。另外 24 位則沒有進行這些運動。在研究開始時，參加運動的婦女與沒有運動的婦女都各有一半的人有嚴重的更年期症狀。研究結束時，參加運動的婦女在測驗身體與心理功能等方面都有進步，而不參加運動的人在這些方面則是衰退。

研究人員指出，運動能改善更年期症狀，參加有規律的運動對女性的健康大有益處，同時讓她們有機會參加社交活動，可減少寂寞的感覺，對生理和心理的健康也有益處。那麼，更年期女性都適合哪些運動呢？

跳　舞

中醫認為，更年期女性跳舞不僅可使人們體型健美，而且可使人體的神經、心血管、消化、泌尿生殖系統都得到充分的鍛鍊。美國一位學者認為：舞蹈運動是世界上最好的安定劑。這是因為適量跳舞能緩和神經肌肉的緊張，從而獲得安神定志的效果。某些代謝性疾病透過跳舞可以得到防治。如跳舞可使糖尿病患者的血糖降低。此外，跳舞需要全身活動，能加速周身血液循環，舒鬆關節肌肉，消除體力和腦力的疲勞。

在早晨的公園裏，常看到很多人圍在一起，隨著悠揚的舞曲翩翩起舞，樂曲的節奏使人充滿活力。優美的輕音樂使人感到心曠神怡、悠然自得，不但使你的精神愉快，增加食慾，恢復體力，消除疲勞，而且有助睡眠，並有明顯的降低血壓及減輕或治癒臨床症狀的作用。

更年期女性可學習的跳舞形式是多樣的，不論跳探戈、倫巴、華爾滋、迪斯可等何種形式的舞蹈，都必須挺胸收腹，頭、頸、背、臂、腰、胯、腿、腳等各部位聯合協調運動，才能使動作挺而不僵，柔而不懈，實而不鬆，從而達到美的統一。

實踐證明：跳舞中的跳動扭擺，使胸廓擴張，肺活量增加；腰臀的扭擺加強了腰腹肌的鍛鍊，增強了臀肌的彈性，提高腰背的靈活性和協調性，增加了盆腔和髖的柔軟性，使身體大部分器官都得到了良好的鍛鍊。從各個角度看，跳舞都是非常適合更年期女性的。當然，帶著同處於更年期的老伴一起去跳舞，那收穫可就是雙倍的了。

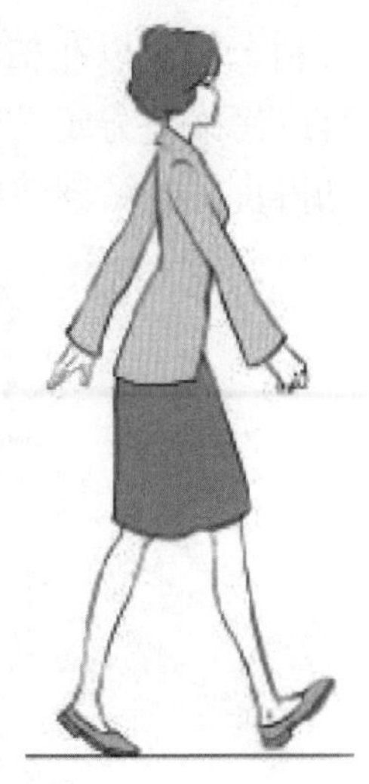

快步走

哈佛大學的一位醫學專家對3000多名更年期女性進行了為期三年的追蹤調查，結果發現：每週中速步行或參加其他一些強度更大的運動至少 2.5 小時的人，她們患與心臟有關疾病的機率可降低30%左右。

據另一項調查證明：每天走路 1 小時或每週慢跑 3 小時可以延緩骨質疏鬆，達到預防髖骨骨折的作用。研究人員說，快步走是一項最為簡單且方便的運動，你可以嘗試著放棄坐車去超市，而改為步行。或在特定的週末時間，走路去很遠的公園進行晨練，一方面可以結交到新朋友，另一方面又達到鍛鍊的目的。

更年期女性在進行快步走運動的時候應注意：快步走的步伐要大，跨步時腳跟先著地，再依次讓腳底、腳趾著地，然後腳趾用力蹬離地面，膝蓋應微彎。快步走時要抬頭挺胸，要主動擺動雙臂使下臂呈約 90 度，有節奏地擺到胯後，向上則擺到與肩同高。同時要配合緩而深的呼吸，大步快速前進。

此外，步行這種運動不受任何場地或時間等因素的控制，你可以在柏油路上走，也可以在郊外的曠野裏走，可以傍晚時分走，也可以迎著朝陽走。走的方式不重要，獲得良好的鍛鍊效果才是最為重要的。

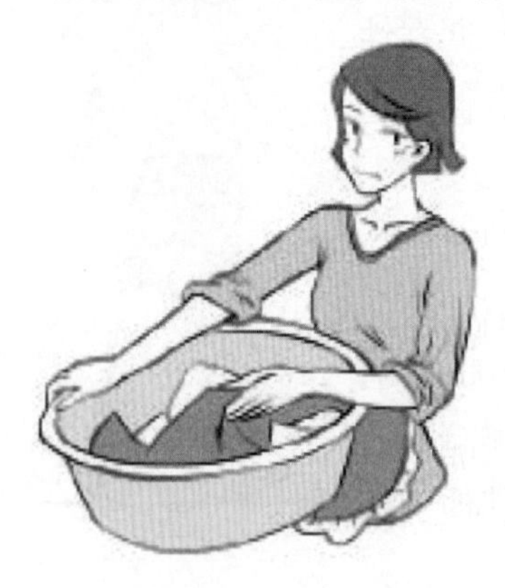

做家務

等你到了 50 歲左右的年齡，兒女們都已長大，開始懂得心疼操勞了一生的母親，於是，兒女們什麼家務活也不讓你做，甚至會請來保姆代勞。其實，這並不利於更年期的健康。要知

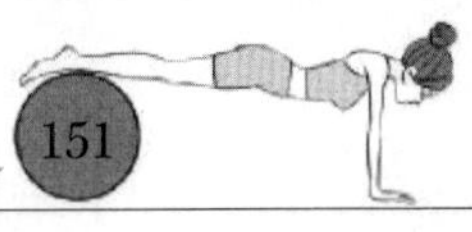

道，適當的運動仍是保持身體活力的重要因素。因此，你可以心領兒女們的好意，適量進行必要的家務勞動。

適當的家務勞動能促進新陳代謝，吸收氧氣和營養物質，排除廢物，延緩衰老。更年期女性可選擇一些輕微的體力勞動和家務勞動，如養花、做飯、掃地、洗衣等，這些對身體都會有好處。

踢毽子

踢毽子是我國民間流傳很廣的一項運動。踢毽子主要是下肢肌肉的協調運動，磕、拐、盤，轉身穩步，起跳，前仰後合，這些踢毽子的基本動作在他人看來，就像舞蹈動作一樣優美。

髖、膝、踝等關節隨著盤、拐、繞等動作，將供血最困難、動作難度最大的下肢肌肉帶動起來，使腿部肌肉得到鍛鍊；磕、落等動作則離不開足背肌、足底肌的收縮運動。踢毽子時，隨著毽子的起落，脊椎各關節屈伸有節、有度，椎體的深、淺層肌及頸前、頸後肌等一張一弛的功能鍛鍊，可避免椎關節的僵化，增強關節的穩定性，預防頸椎及腰椎疾患。

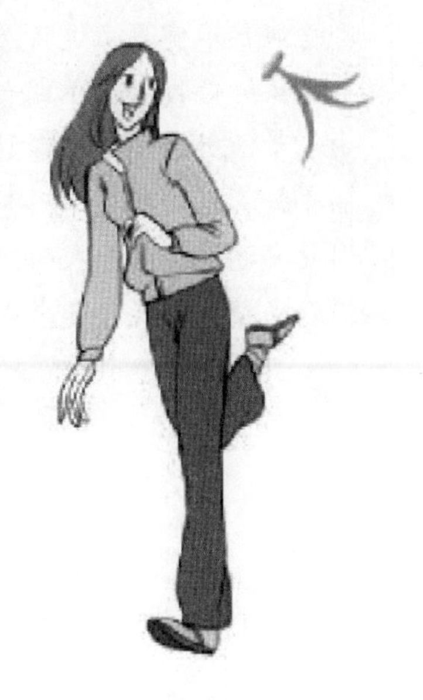

此外，經常踢毽子，還能增強肌肉、骨骼的功能，有效預防下肢靜脈血栓形成性疾病。而

且，這種運動對場地的要求也不高。如果你住樓房，只要不影響樓鄰居的生活，在家也能踢上兩腳；如果住在平房，那就更容易，隨時隨地都能踢上兩下，畢竟鍛鍊身體最為重要。

專家寄語

隨著年齡的增長，人體的各個器官都在衰老，因此，很多人不願活動。在認識到體育鍛鍊的重要性後，就應該堅持下去，避免「三天打魚，兩天曬網」，要知道，持之以恆才能取得良好的運動效果。同時要選擇恰當的時間來運動，比如早晨空氣新鮮，精神飽滿，是鍛鍊身體的最好時間。但基於身體的需要，建議您最好能吃點東西後再去鍛鍊。此外，傍晚時分也適宜鍛鍊，但剛吃飯後不宜馬上進行活動，應休息1～2小時後，再進行鍛鍊。最後，更年期女性在進行體育鍛鍊時，要遵循由小量活動逐漸增大運動量的原則，因為人到更年期這個年齡，不論體力、耐久力還是靈巧度等都大不如前，因此要逐步提高。人的內臟器官、功能活動也需要一個適應過程，不能急於求成，應以不產生疲勞為度。

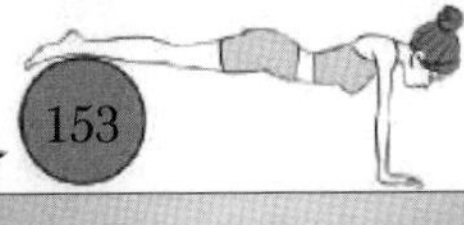

第五章

女性推拿養生法

推拿，又稱按摩，就是用手在人體皮膚、肌肉、穴位上施行各種手法，達到保健、治病的目的。這種養生方法在中醫界具有很長時間的歷史，如《黃帝內經》中就指出：「按摩勿釋，著針勿斥，移氣於不足，神氣及得復。」說明在秦漢時期推拿已成為醫療和養生的重要手段。

按摩可以由他人進行，也可以自我按摩。著名醫學家孫思邈十分推崇按摩導引，他在《備急千金要方》中提及：「按摩日三遍，一月後百病並除，行及奔馬，此是養身之法。」孫氏此論，既是對唐代以前養生學的繼承，又是他自己經驗的總結，對後世的影響很大。當推拿用於女性養生這個話題的時候，就應根據女性身體特徵給出適合女性的推拿養生方法。

女性抗衰老推拿養生法

抗衰老推拿養生原理

中醫認為腋窩為頸部與上肢間血管和神經通絡，按捏腋窩可使人舒筋活絡，調和氣血，延緩衰老。

推拿按摩方法

女性朋友在進行自我推拿按摩的時候，應左右臂交叉於胸前，左手按右腋窩，右手按左腋窩，運用腕力，帶動中指、食指、無名指有節奏地輕輕捏拿腋下肌肉3～5分

專家寄語

配合推拿按摩，可以選用一些補水面膜提高抗衰效果。中醫認為：把濕潤的面膜敷在臉上，面膜裏的物質就把皮膚緊緊地包裹起來，讓皮膚與外界的空氣阻隔開。一方面讓水分緩緩地滲透入表皮的角質層，同時也防止膜內的水分很快丟失，讓角質層的細胞在濕潤的環境中「喝個夠」，使深層細胞的膠原質吸足水分，這樣皮膚便會柔軟起來，增加彈性。與此同時，皮膚表面「鋪上了被子」，會暖和起來，毛細血管慢慢擴張，於是加速了皮膚深層的血液微循環，增加了表皮各層細胞的活力，可消除疲憊的老態。

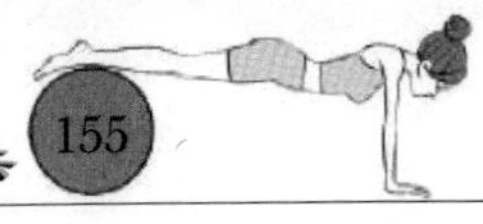

鐘，早晚各一次，切忌用力過度。

推拿按摩好處多多

1. 可大大增加肺活量，使全身血液回流暢通，高效促使呼吸系統進行氣體交換。

2. 可使眼、耳、鼻、舌和皮膚在接受外界刺激時更加靈敏。同時，可幫助消化、健脾開胃、增加食慾，而且還能防治陽痿陰冷。

3. 可使體內代謝物中的尿酸、尿素、無機鹽及多餘水份順利排出，增強泌尿功能，使生殖器官和生殖細胞更健康。

女性瘦臉穴位推拿按摩法

瘦臉穴位推拿原理

越來越多的女性希望自己擁有一張好看的瓜子臉，中醫認為最安全有效的辦法還是由推拿按摩促進面部微循環，消除面部多餘脂肪，從而營造一張好看的小臉。

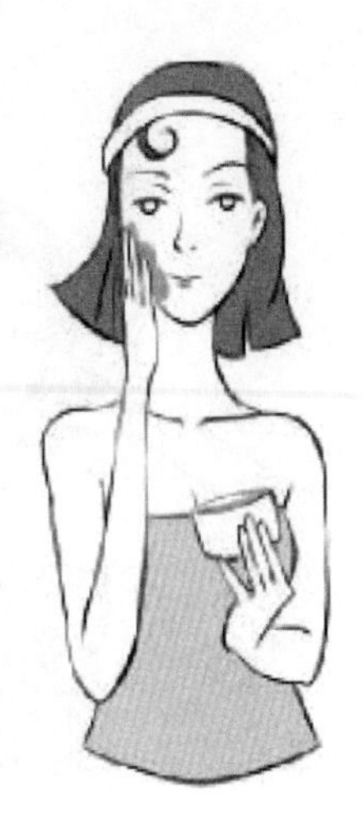

瘦臉穴位推拿方法

1. 塗上瘦臉霜，放鬆臉部肌肉。按摩從下顎開始，到耳邊，然後再以額頭為中心點向外側按摩。按摩眼周的方法是從鼻子到眼角兩側做旋轉式按摩。

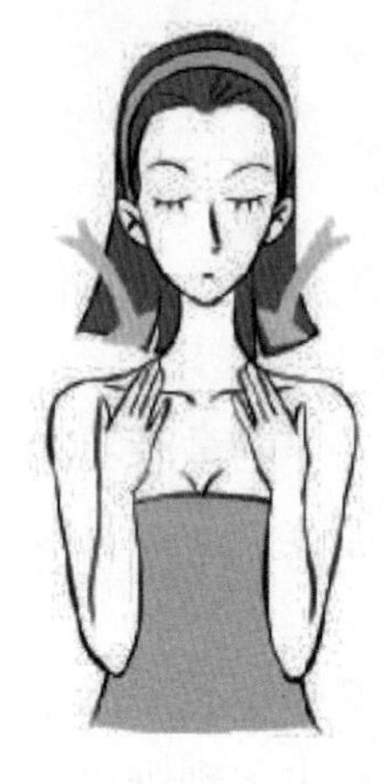

2. 用手掌或手指按壓鎖骨凹陷處，刺激淋巴。如果指甲太長，則用「手指肚」緊緊壓住鎖骨的凹陷處，3秒鐘後放開手指，連續做 3 次。

3.用大拇指頂起下顎兩側的凹陷處。將頭部的重量全部由大拇指來支撐，也就是用大拇指托起頭部。重複做 3 次，每次做 3 秒鐘。

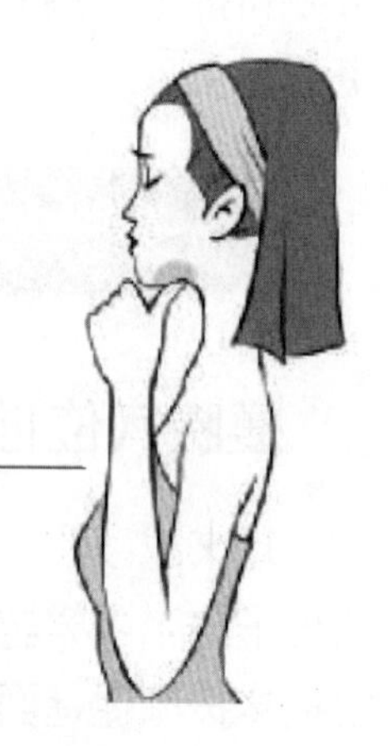

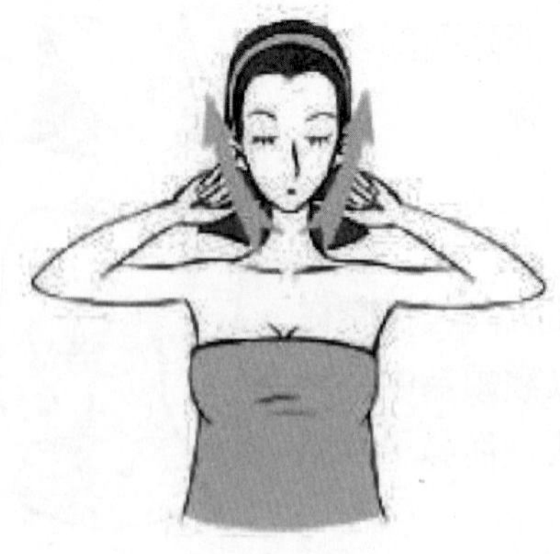

4. 將下顎的凹陷處往上壓。順著臉的線條向上壓，讓臉部線條逐漸清晰起來，動作要有力，但應避免戳傷下腭的凹陷處。重複做3次，每次做 3 秒鐘。

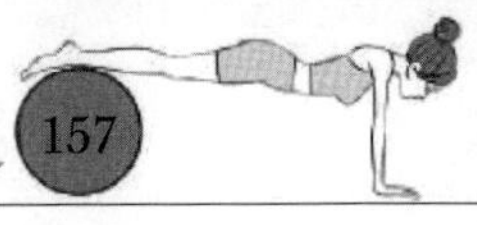

5. 從下顎到耳邊輕輕撫摸。從下顎到耳根背後，再從鼻翼兩側到顴骨下的凹陷處，最後回到耳邊。做來回的平滑按摩，做 10 個來回。

先從下腭到耳邊按摩，再從鼻翼兩側到耳邊按摩，這樣能起到不錯的瘦臉效果，有空的時候可以多做做這個動作哦。

6. 按摩額頭。用食指、中指、無名指三根手指，輕輕橫向按摩額頭，做10個來回，讓額頭舒展開來。

用 3 根手指來回按摩額頭，可使額頭舒展，消除皺紋。也可以同時用兩手一起做。

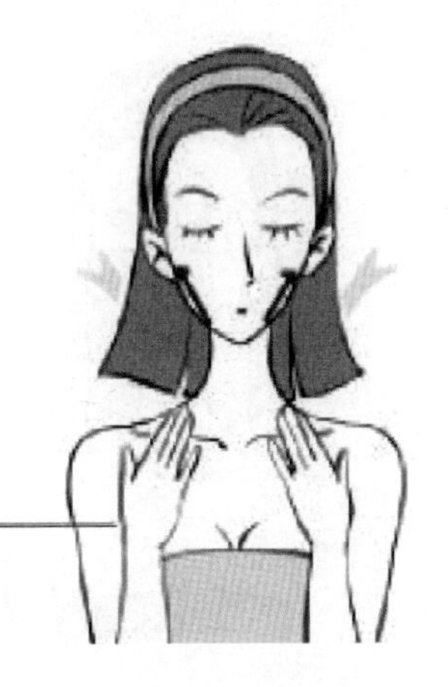

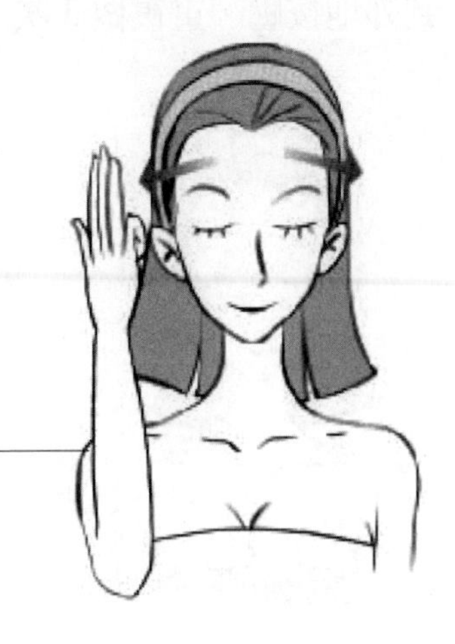

7. 用大拇指往下壓內眼角。用大拇指緊緊將內眼角往下壓，讓眼皮的肌肉變得緊實，但要注意使眼睛放鬆，重複做 3 次，每次 3 秒鐘。

做這個動作之前，首先要確保手已經洗乾淨了。其次，在操作的時候一定要注意不能用力過度，以免弄傷眼睛。

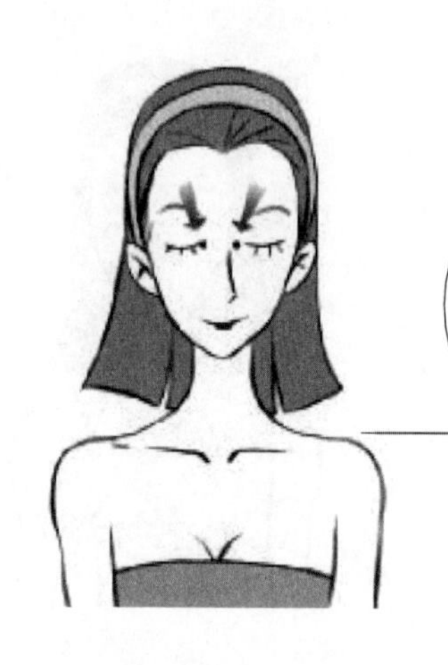

8. 從內眼角到外眼角輕輕按壓。緊實眼部肌膚，一定要沿著眼睛下方的骨線往下壓。從內眼角到外眼角，由內到外地按壓，重複做 3 次，每次 3 秒。

這個動作的目的是爲了舒緩眼睛下部肌肉，避免產生明顯的眼袋等問題。不過操作的時候要注意，操作手法與塗眼霜的方法有別，不要弄混了。

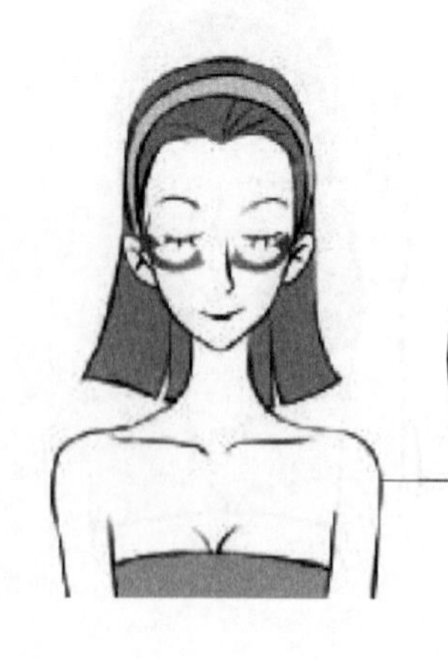

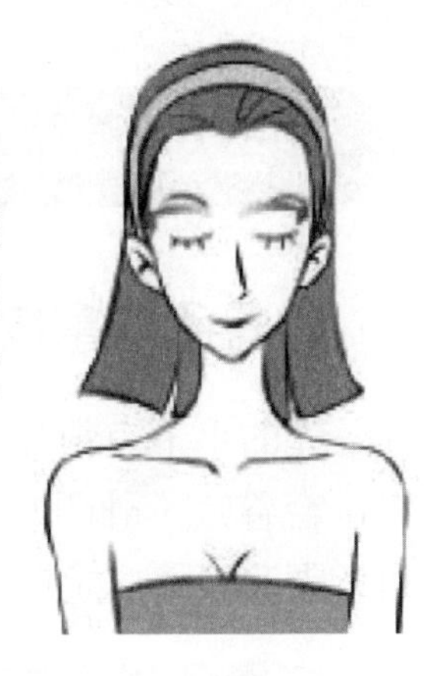

9. 沿著眉骨按摩眼皮。用食指輕壓兩眉，要沿著眼睛的上方骨按摩到眼尾處。同樣也是重複做 3 次，每次 3 秒鐘。

瘦臉穴位推拿按摩更多好處

1. 幫助排出面部毒素，使面部肌膚光滑而充滿彈性。

2. 在按摩面部穴位的同時，也使機體其他部位得到滋養和保護。

專家寄語

有些時候因為睡眠或種種原因，我們會突然發現面部水腫了。此時如果很嚴重，可以去專業的美容院做面部對淋巴進行推拿。打通堵塞的通道，消除水腫。同時，也可以改變平常洗臉的方式，用溫水、冷水交互洗臉，可促進血液循環及新陳代謝。還可以由飲茶，如喝杯烏龍茶（或咖啡）將臉上多餘的水分迅速排出；或用手巾包住冰塊，敷在水腫的眼皮上3分鐘，以利用熱脹冷縮的原理消腫等都是迅速瘦臉的好方法。

保持女性良好膚色的推拿按摩法

好膚色推拿按摩原理

人的手上有很多重要穴位，如勞宮穴、魚際穴、少府穴、合谷穴、神門穴等。經常按摩手指、手掌、手背等，可以調節臟腑功能，還能起到美容的作用。

好膚色推拿方法

對手掌的自我按摩很簡單，按摩時可以用大拇指找準穴位和壓痛點，順時針揉 15 分鐘，直至發熱為止；也可以把手掌來回搓熱後，再按摩手上的具體穴位；還可以用木頭滾軸、保健球等來刺激手掌穴位。

尋找穴位

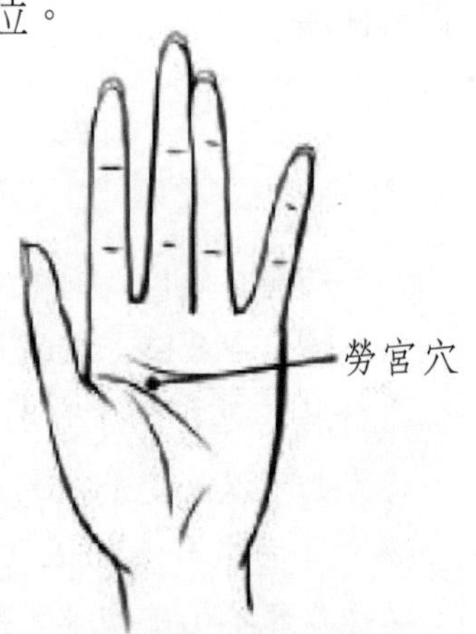

◇勞宮穴

勞宮穴在掌心橫紋中，屈指握拳時中指指尖所點處。按摩它能起到清心和胃、消除面瘡的作用。

◇魚際穴

魚際穴位於手掌面第一掌骨中點，拇指下隆起處，有瀉熱宣肺、散淤潤膚的作用。

◇少府穴

少府穴在屈指握拳時，尾指指尖所點處。按摩此穴有

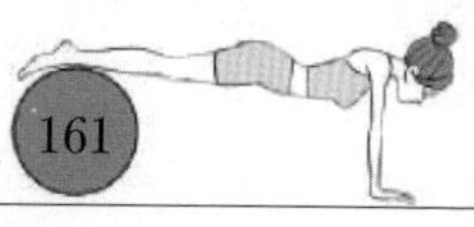

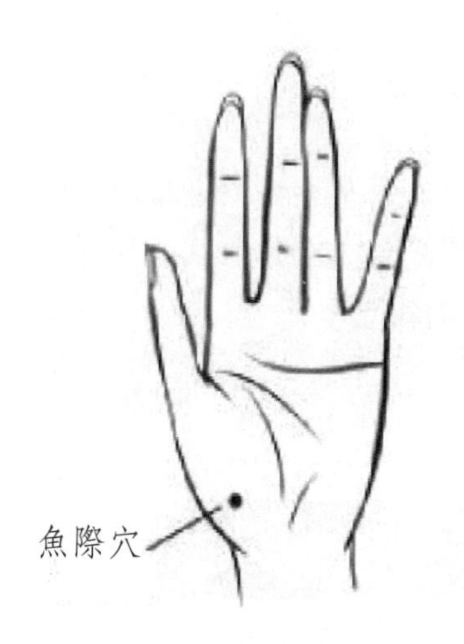

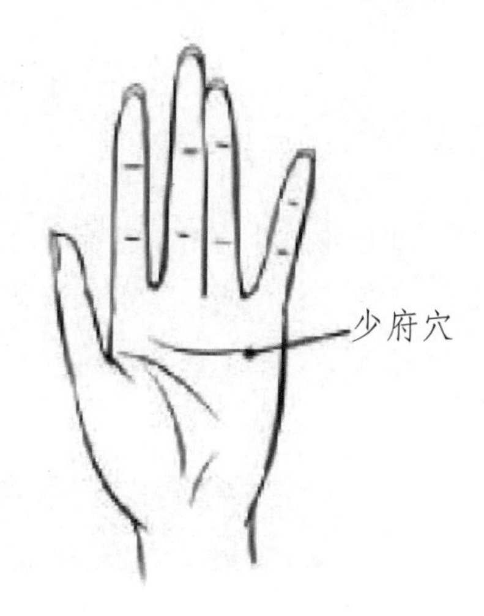

清心瀉火、活血潤膚的作用。

◇神門穴

神門穴位於手腕和手掌關節處小指那一側的腕橫紋中。

◇合谷穴

合谷穴位於手背部第1、2 掌骨之間。按摩此穴，能夠促進面部血液循環、解除疲乏、振作精神、提神醒腦。

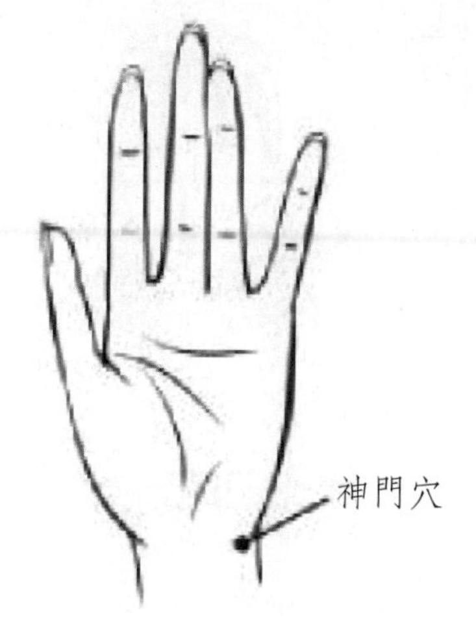

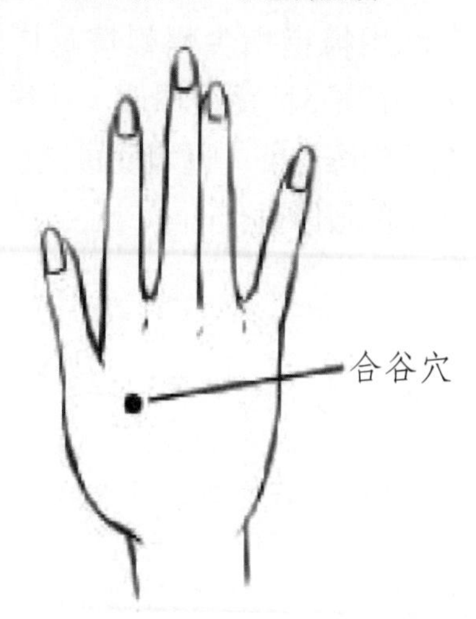

專家寄語

對手掌進行按摩前，最好先洗手，再搽點護膚品，以起到潤滑作用；按摩時力度宜稍輕，動作和緩；按摩後最好飲一兩杯清水，以促進新陳代謝。

中醫推拿按摩舒緩肌膚

舒緩肌膚推拿按摩原理

可以加速皮膚血液循環，舒緩疲勞緊張的肌膚。

舒緩肌膚推拿按摩方法

◇減緩壓力

用拇指指尖輕輕按壓眉頭上方，持續3秒鐘後釋放，而後對眉毛至髮際線間的區域反覆進行自下而上的按摩動作。

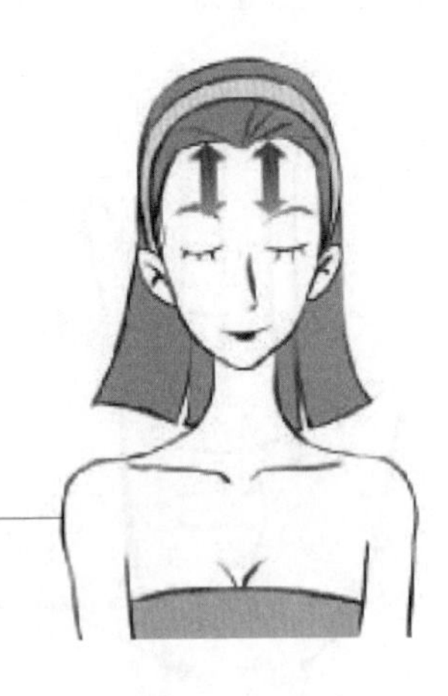

操作的時候一定要注意方向，若方向相反就沒有好的效果了。

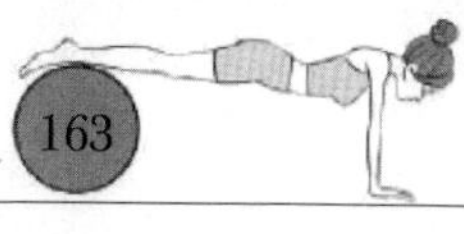

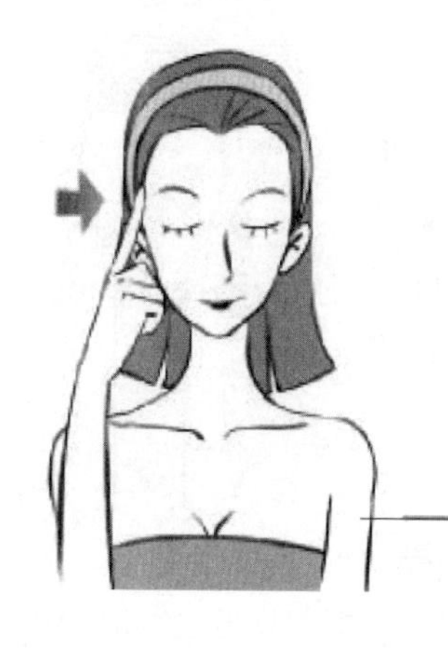

◇消除緊張

用食指輕輕按壓太陽穴，持續3秒鐘後釋放。

◇完全放鬆

用食指輕輕按壓內眼角區域，持續3秒鐘後釋放。

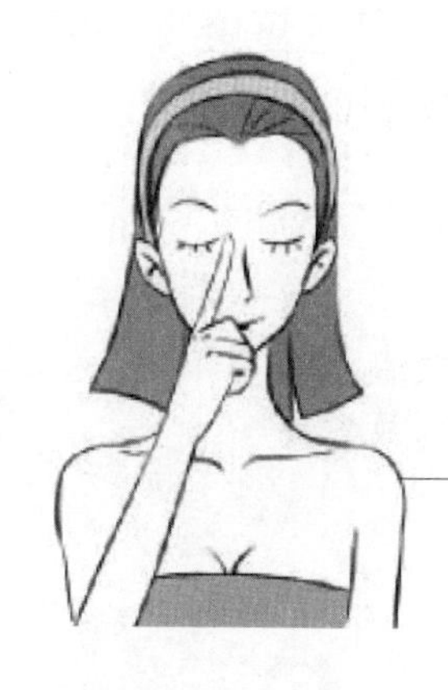

◇促進微循環

從下頷兩邊開始，用食指和中指，以畫圓圈的動作，輕輕按摩整個面頰，直至太陽穴處，以促進面部的血液運行，增強肌膚的彈性，按摩應持續 1 分鐘左右。

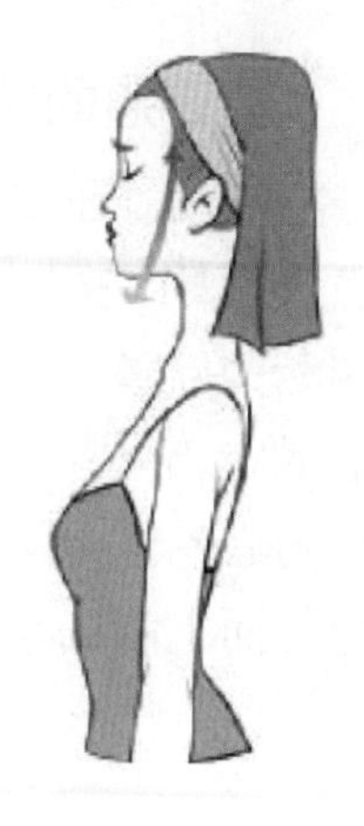

◇增強肌膚彈性

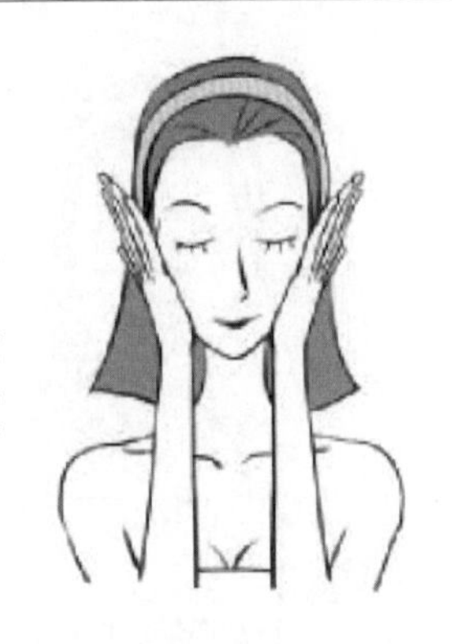

將手指併攏，用手掌輕輕拍打面部，從上而下，從下而上，使皮膚受到輕微的震動，可拍打數十次。此法可保持皮膚的紅潤光澤，增加其彈性。

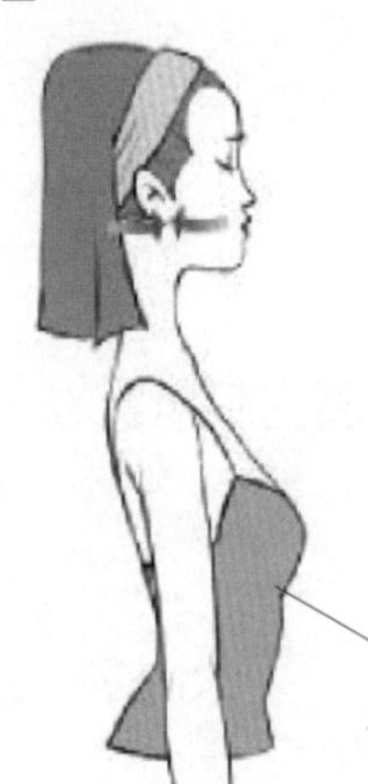

◇增強舒適感

掌心輕輕按壓臉頰，逐步向外按揉至耳部。耳垂後的凹陷處被稱為「耳下腺」，此處最容易堆積老舊廢物，可用中指按壓，然後捋著脖子向下按摩。

經過這樣一番按摩後，能使自己精神不少，也會感到放鬆許多。

◇最普通的按摩方法

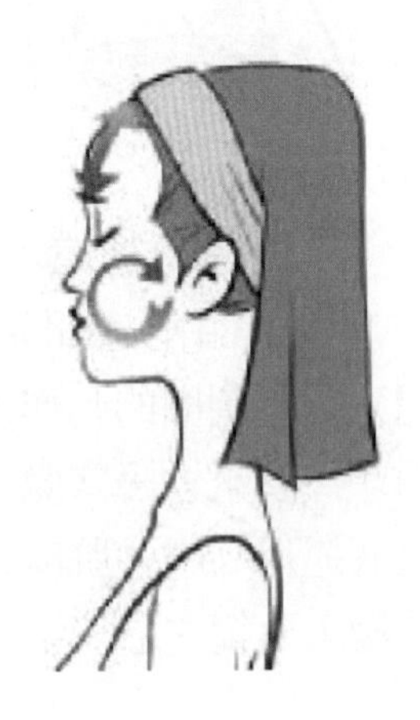

潔面後，在手指上塗上潤膚霜或者按摩膏，按照由內而外的方向按摩3～5分鐘。用拇指指尖輕輕按壓眉頭上方，持續3秒鐘後釋放，而後對眉毛至髮際線間區域反覆進行自下而上的按摩動作。

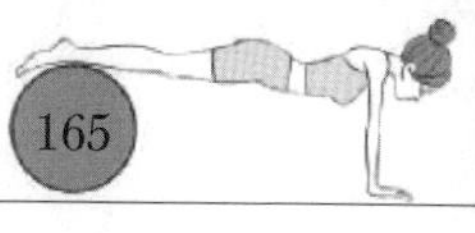

專家寄語

有些女性工作繁忙，加班熬夜，眼圈和眼袋都出來了，肌膚也變得乾燥。她們認為在睡前做一次面膜可以讓肌膚放鬆，但是效果卻並不那麼明顯。中醫認為，人的皮膚在壓力狀態下，最容易出現乾燥、粗糙、皺紋、缺少血色，甚至青春痘叢生的狀況。這是因為皮膚毛細血管在焦慮情緒的影響下，容易充血、僵硬，使免疫力下降，身體十分脆弱。面膜是一種高效美容產品，由短時間抑制毛孔呼吸，加速面部血液循環的方式，使面膜中附著的營養成分滲透到皮膚中去。睡前不宜敷面膜，因為外來營養物質反而成了打破皮膚自身平衡的破壞者，容易使皮膚受刺激。

促進清腸排毒推拿按摩法

清腸排毒推拿按摩原理

因飲食沒有規律，使得很多女性的體內都藏了大量的「毒」，「排毒」已成為很多女性節後的健康口號。其實所謂的「毒」，按照中醫的說法就是宿便在腸道內的殘留，按摩則能打開機體的各個環節「機關」，促進內循環和排毒。

專家寄語

除了按摩之外，飲食和運動也是不錯的排毒方法，比如在飲食上儘量吃得粗糙些，如南瓜、馬鈴薯、玉米之類。蔬菜、水果也要多多食用，如芹菜、韭菜、菠菜、香蕉和柿子等。每天堅持快走30分鐘，或每天做一套健身操，都能幫助機體新陳代謝，促進體內垃圾由汗水和糞便排出體外。

清腸排毒推拿按摩方法

在肚臍下用手掌順時針按摩 50 次，再逆時針按摩 50 次，早晚各一次，建議最好用掌心按摩。

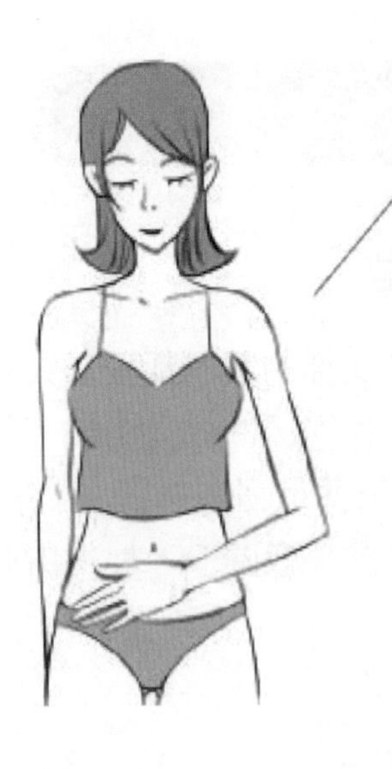

做此動作時，可以單手進行，也可以將雙手重疊一起操作。

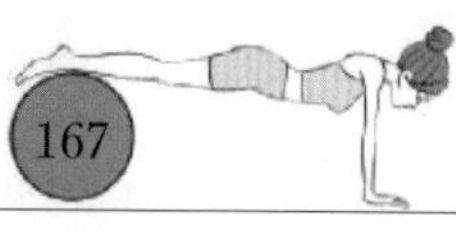

中醫瘦腰推拿按摩法

瘦腰推拿按摩原理

按摩腹部不僅能消除脂肪，還可以強身健體，對消化系統、神經系統等的多種疾病都有輔助治療的效果，所以自然有一套比較獨特的手法。

瘦腰推拿按摩方法速成

◇拇指疊按法

將兩個拇指上下重疊，在腹部及相關穴位按壓，按壓的輕重應以手指感覺到脈搏跳動，且被按摩的部位不感覺疼痛為最合適。

◇波浪推壓法

兩手手指併攏，自然伸直，一隻手掌放在另一隻手掌背上，右手在下，左手在上。在下手掌和手指平貼腹部，用力向前推按，然後在上的手掌用力向後壓，一推一回，由上而下慢慢移動，好像水中的浪花，故而得名。

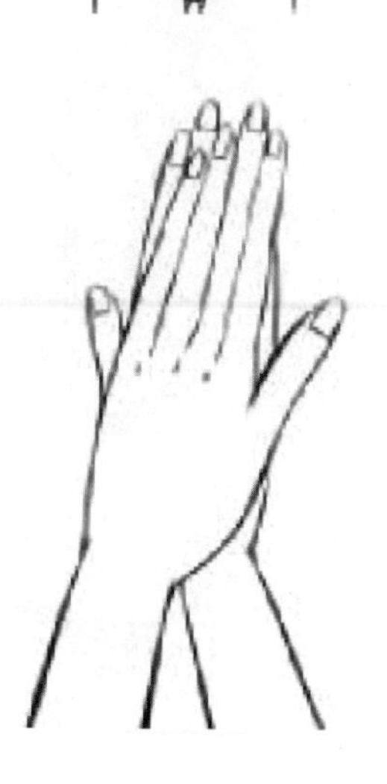

◇腰部穴位按摩

腹部按摩並不是簡單的揉肚子，選

準基本穴位實施按摩，會起到事半功倍的效果，讓你可以更自信地露出小蠻腰。

瘦腰推拿按摩穴位掌握

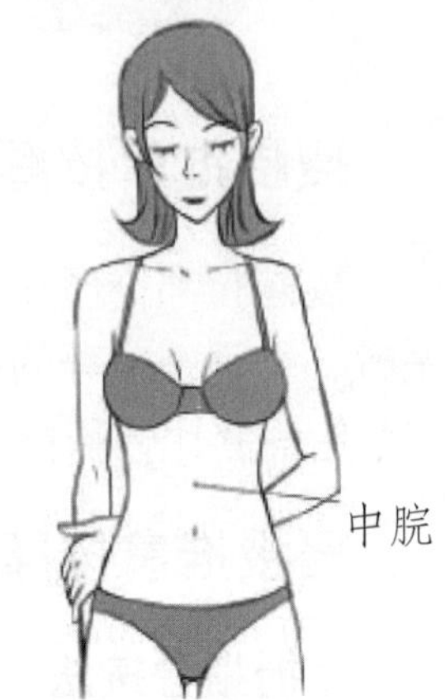

◇中脘穴

中脘穴在腹部正中線肚臍以上約 13 公分處。

◇水分穴

水分穴在腹部正中線肚臍以上約 13 公分處。按摩水分穴有助於排除體內多餘的水分，避免水腫，並且可以幫助腸胃蠕動、鍛鍊腹肌，避免小腹突出。

◇氣海穴

氣海穴在腹部正中線肚臍以下約 5 公分處。

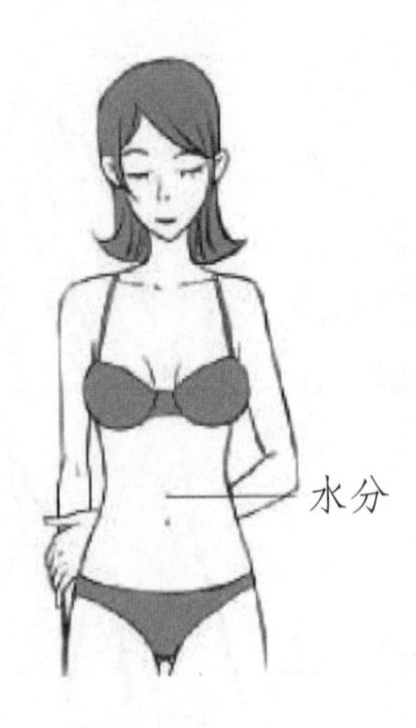

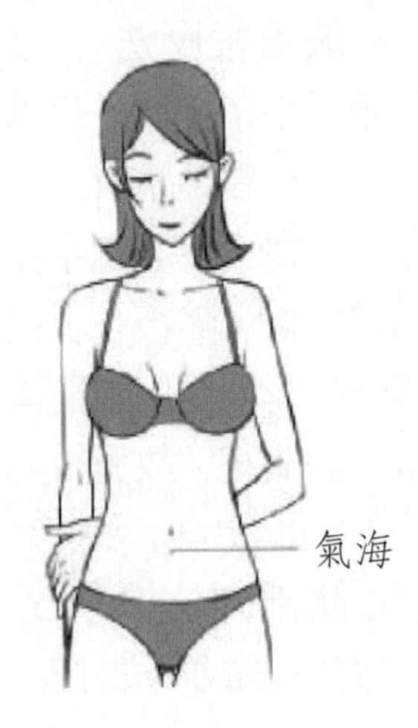

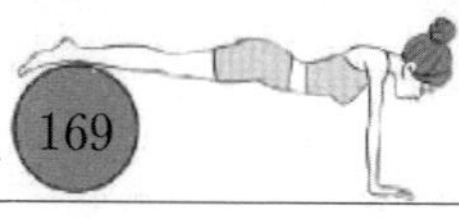

◇關元穴

關元穴在腹部正中線肚臍下約10公分寸處。

（按摩氣海、關元穴能有效地抑制食慾，有利於腹部脂肪均勻分佈；而按摩天樞穴則可以幫助消化、排氣、促進腸胃蠕動、廢物排泄，當然更有利於消除小腹贅肉。）

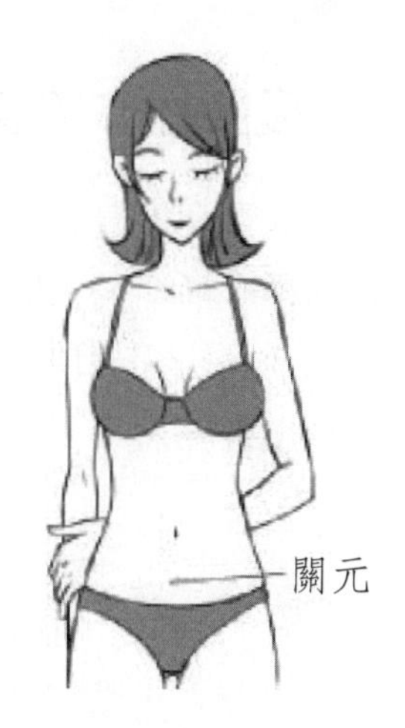

◇水道穴

水道穴在肚臍以下約10公分處，關元穴左右兩側各向兩旁大約7公分處。

□天樞穴

天樞穴在肚臍左右兩側各向兩旁約7公分處，以左天樞為重點。

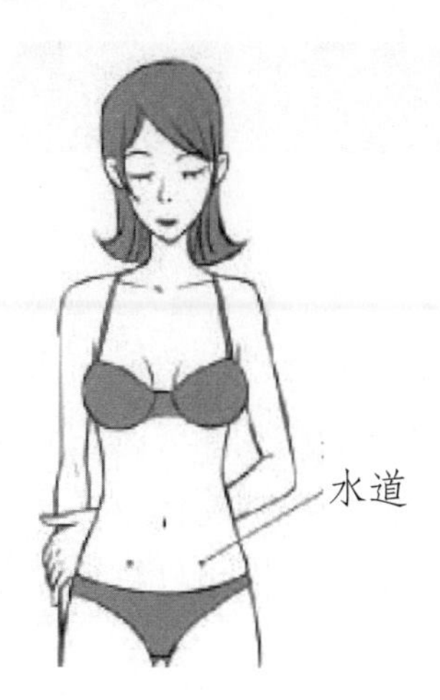

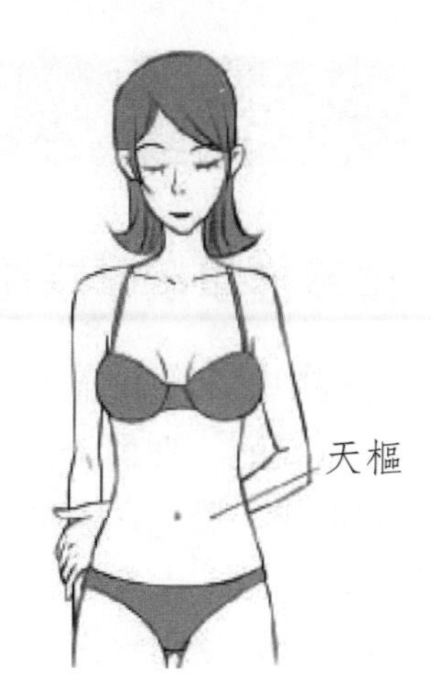

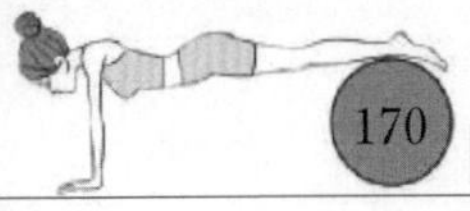

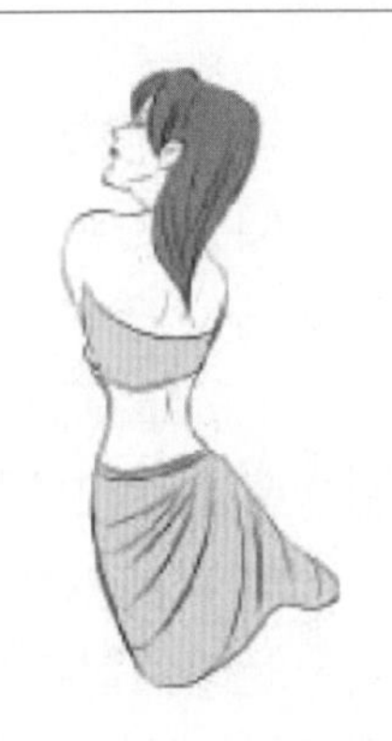

瘦腰推拿按摩更多好處

其實女人最該在意的就是腰圍，當你的腰線漸漸消失時，女人味也就越來越少。而研究發現，腰臀失調的女性其壽命也會縮短。

專家寄語

每天早晚仰臥在床上，先以手法 2（即前文所述的波浪推壓法）由上腹部向小腹推壓3～4回，再先後以手法1（即前文所述的拇指疊按法）和手法2依次按摩以上6個穴位，每個穴位各按摩2分鐘左右。

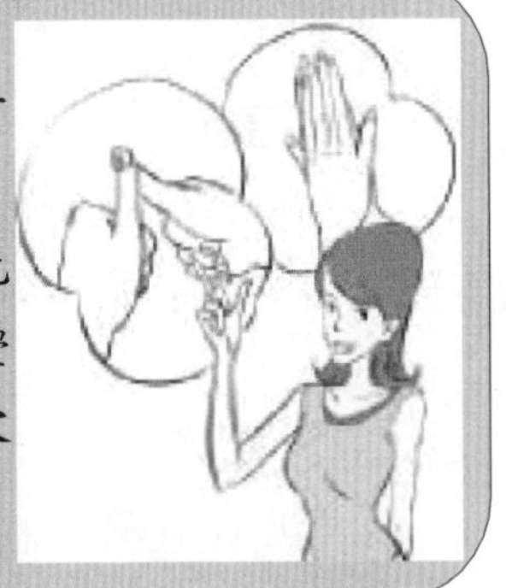

中醫經絡按摩塑造完美臀部

塑臀推拿按摩原理

根據中醫典籍所記載，串連穴道之「經絡」，內連臟腑、外絡肢節，任何一條經絡阻塞不順，都會影響到臟腑機能的運作；反之，五臟六腑的病變或機能低下，也將會導致經絡堵塞。而塑造完美臀部形體，則可施行經絡指壓的方式疏通經絡來實現。

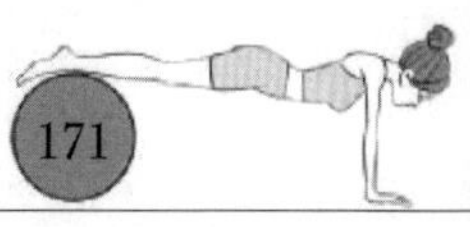

塑臀推拿按摩方法

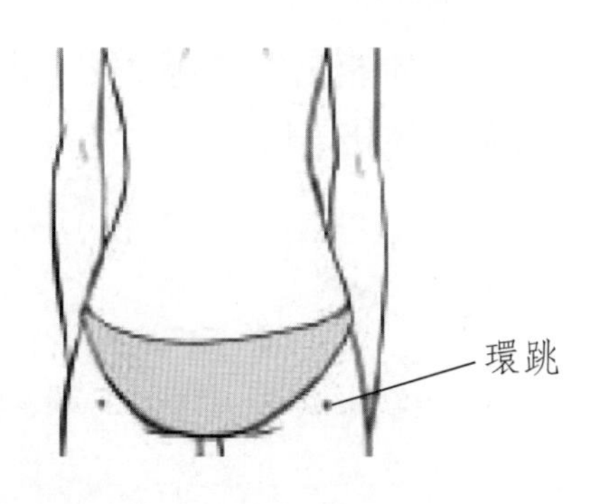

◇找準穴位

八髎穴位於背部腰椎以下尾骨以上的「薦穴」骨孔上，顧名思義共有八個穴道。環跳穴則左右各一，各位於兩臀部的正中間，這兩個穴道針對大而扁的臀部特別有效。

◇穴位按摩

由於穴位位於人體背部，所以需要另一人來協助指壓按摩，按摩時以指力緩緩下壓，停 3 秒後再放鬆力量，每一個穴位重複 8 次左右，特別要注意指壓的同時必須達到酸、麻、漲、痛、熱的感覺，才會達到效果。

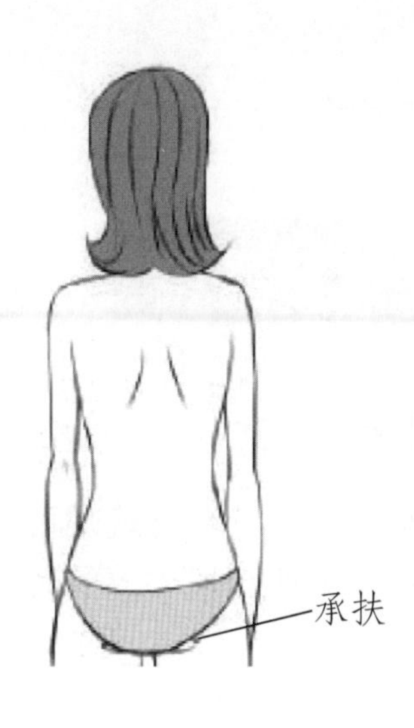

◇改善臀部下垂按摩

至於要改善臀部下垂的問題，很重要的一個穴道則為「承扶」。此穴道共兩個，且對稱分布，位置在兩側臀部臀線底端橫紋的正中央。按摩承扶不但有疏經活絡的作用，且還能刺激臀大肌的收縮，經由專家指壓五分鐘後，就會有輕微抬高臀部的感覺。特別要注意的是指壓扶承時要分兩段出力，首先垂直壓到穴道點，接著指力往上勾起，才能充分達到效果。此穴道還可治療痔瘡、坐骨神經痛、便秘等疾病。

專家寄語

此外還可利用一個容易操作又省錢的運動法，來使你的臀線更加迷人，就是「踮腳尖走路」。採取放鬆腳踝的踮腳尖走路法，可以刺激腳底的湧泉穴，平日在家看電視時即可做。這個穴道攸關腎機能與女性荷爾蒙的分泌，對第二性徵的完整發育相當有幫助。剛練習時可從2~3分鐘開始，習慣後每次可做15分鐘。針對解決臀部下垂的問題，由此延伸而來的踮腳尖運動也很有效：首先，身體立正，雙腳併攏；然後，邊吸氣邊踮腳尖，意志力集中在大拇趾與第二趾，腳跟踮起至離地約一個半拳頭的距離，肛門縮緊；最後，吐氣，慢慢將腳跟放下，肛門隨之放鬆。重複踮腳至放下腳跟的動作，共做8次。

緩解下肢疲勞的中醫按摩法

緩解下肢疲勞推拿按摩原理

經常按摩下肢，能改善下肢血液循環，具有疏經活絡、散瘀止痛的作用，可防止下肢靜脈曲張、肌肉萎縮和痙攣，並可恢復腿部疲勞。

緩解下肢疲勞推拿按摩方法

先用兩手掌握住左側大腿根部，將全身力量由肩臂貫徹於雙手，開始從大腿根部向下按摩到腳踩處，再從腳踩處往上按摩到大腿根部位置，一下一上為一次。反覆進行25～35次，然後再按摩右下肢，操作方法同前。

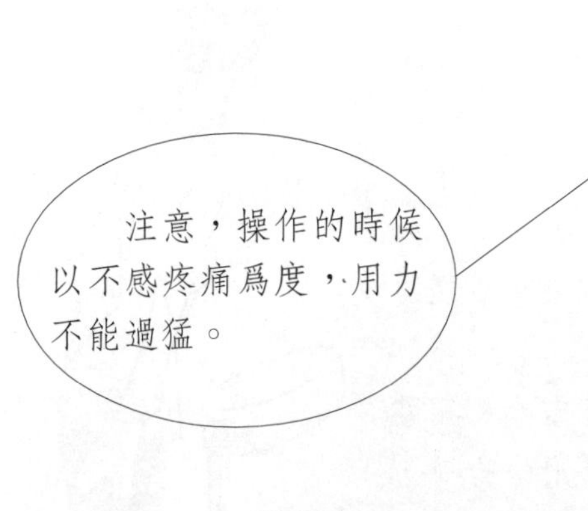

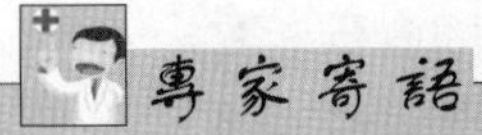

下肢疲勞容易引發下肢靜脈曲張，因此平時的預防很重要，下面幾點細節，是我們預防和緩解下肢疲勞不可忽視的。

1. 避免長時間原地站立，可以間斷走動，讓腿部肌肉運動起來（小腿肌肉組織被稱作「第二心臟」），回送靜脈血，減輕腿部壓力。

2. 長時間坐位時，經常變換坐姿或把小腿水平放置，可有利於血液回流；減少高強度體育活動，也可以減輕腿部血管壓力。

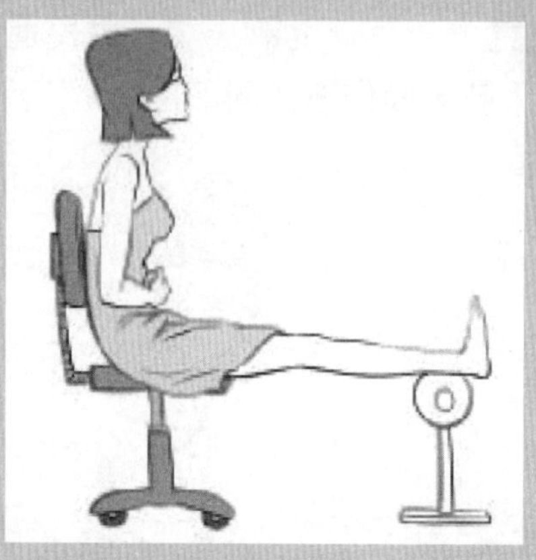

3. 注意控制體重，並預防便秘。

4. 如工作性質需要長期站立或座，應穿著醫用彈力襪，可以有效的預防靜脈曲張和控制病情的發展，懷孕期間更應當穿著醫用彈力襪，並高度警惕靜脈曲張的發生。

5. 避免穿著過於束腰、束腹的衣物。

6. 多吃富含纖維的食物和控制過多鹽的攝入。

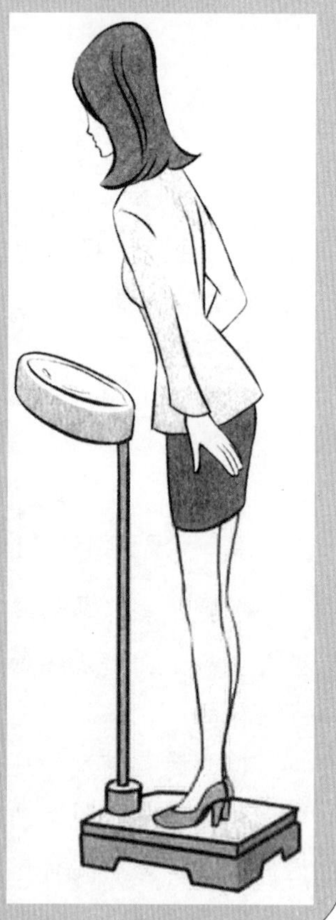

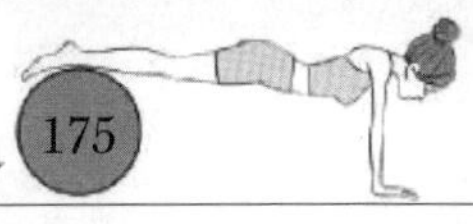

中醫獨特的振奮精神推拿按摩法

振奮精神推拿按摩原理

有些人常會感到身體乏力，精神萎靡不振。這是由於生活工作緊張，體內代謝產物積聚過多，大腦皮層處於抑制狀態，神經功能的興奮性降低所造成的。按摩可加快新陳代謝的速度，促進體內毒素排出，是有效的提神解乏的方法。

振奮精神推拿按摩方法

◇按摩位置

胸部。

◇按摩方法

一手張開，以掌拍擊胸部，或兩掌同時拍打，從上向下，從內向外，拍打胸部數遍，可反覆兩側交替進行。

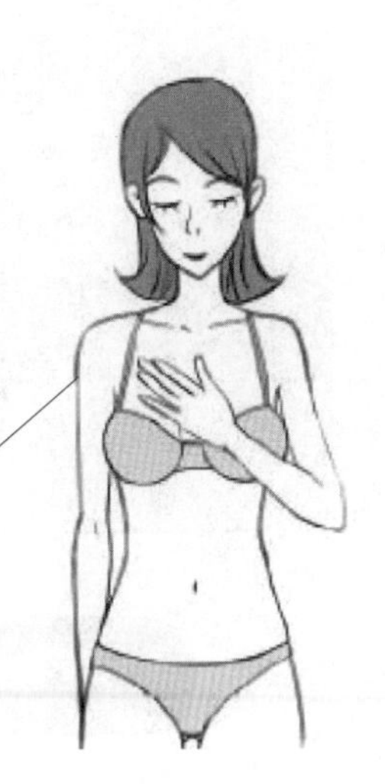

開始做的時候最好是從單掌開始，並注意拍打的力度。

◇按摩作用

本法能振奮精神，促使局部組織溫度升高，加快血液、淋巴液的循環和新陳代謝，並由對機體末梢神經的刺激，提高神經系統功能的興奮程度，且不會有任何副作用。

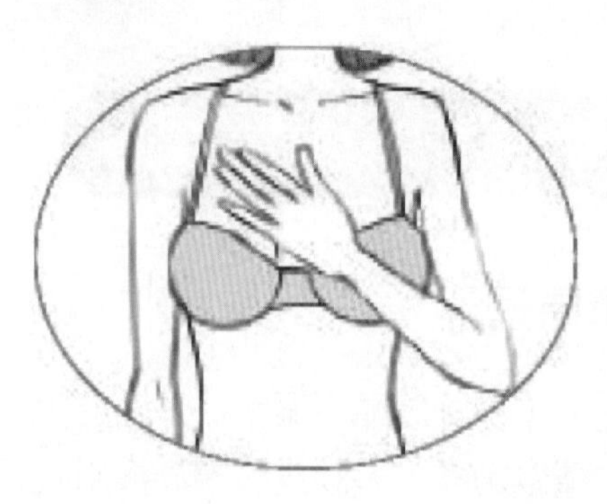

◇注意事項

進行按摩時要保持舒暢的心情，保持全身放鬆的狀態；對胸部進行拍打時手掌著力面積要大，腕部擺動要輕鬆自然而有彈力，胸部感到有震動力。拍打時應注意，對胸上部拍打用力可稍大，對胸下部力量可減小，不可用蠻力，以免損傷。

專家寄語

振奮精神可以在一盆熱水中加入幾滴精油，攪拌均勻後，先用蒸汽蒸臉，待水溫降低後，可以將臉浸到水中，3~5分鐘後就會覺得十分輕鬆。加班的時候要用富含鐵和維生素C的花草茶代替咖啡、紅茶等刺激性飲料。晚上睡覺的時候枕頭適當墊高點，防止頭部血液循環受阻而加重疲乏。

中醫推拿讓你遠離痛經

遠離痛經推拿按摩原理

在經前後出現小腹疼痛，伴有腰痛、腹脹、乳房脹痛等症狀，這就是女性的常見病——痛經，許多未婚女性為

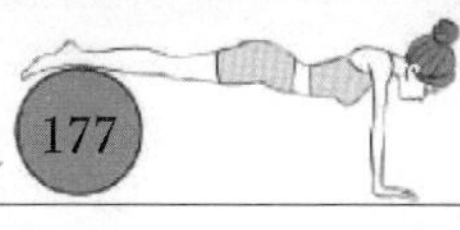

此十分煩惱。中醫推拿可疏通經絡，對緩解痛經有很好的幫助，而且操作簡便，收效快。

遠離痛經推拿按摩方法

◇認識穴位

腎俞穴：在後腰，與肚臍相平，脊椎旁邊 5 公分，左右各一穴。

氣海穴：肚臍正下方 5 公分處。

關元穴：肚臍正下方 10 公分處。

三陰交穴：內踝尖直上 10 公分，脛骨後緣處。

腰陽關穴：以脊椎為縱坐標、髖骨最高點為橫坐標就可以找到，位於第 4 腰椎棘突下凹陷處。

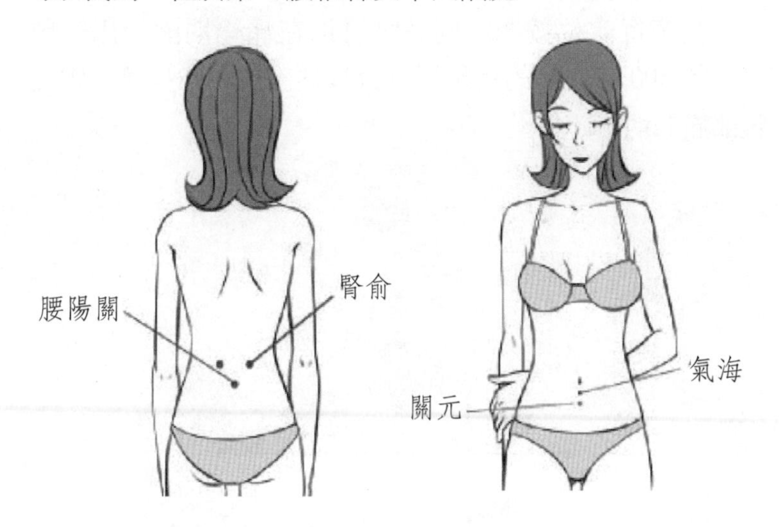

◇穴位按摩

有痛經的女性平躺在床上，讓家人站在一旁幫她按摩，按摩時可以採用推法（用手掌根前後推），也可以用揉法（用手掌根作圓周運動），不論順時針還是逆時針，以達到發熱、酸脹感為宜。在月經來潮前 1 週治療，每日 1 次，連續治療 3 個月為 1 個療程。

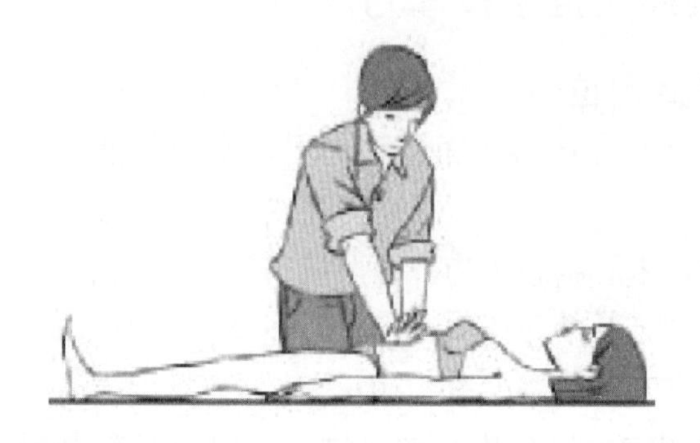

◇**輔助按摩**

在施行穴位按摩的同時，可以在痛經期配合用熱敷法，將 500 克左右的粗鹽用鐵鍋炒熱，放在布袋裏，敷在腹部痛的地方，每天一次。

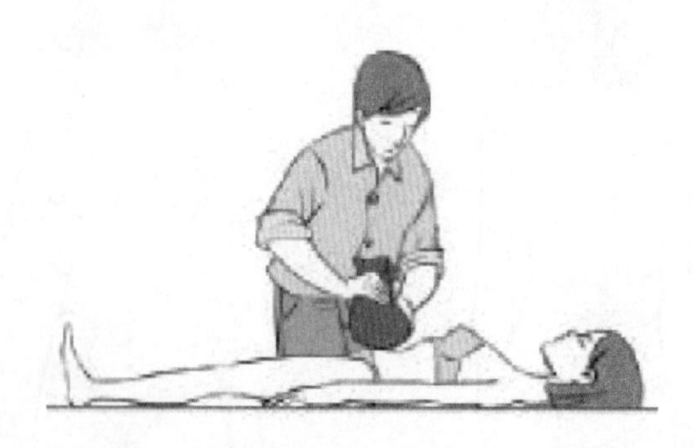

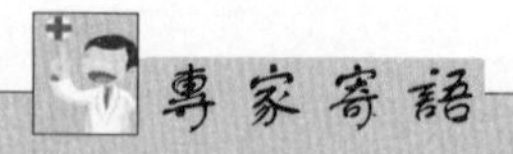

痛經的女性經期要注意保暖，不要過度疲勞。

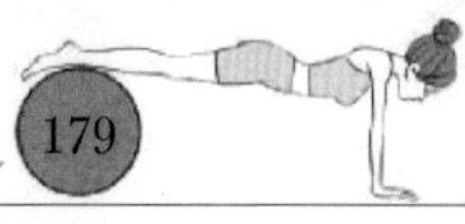

中醫按摩可舒緩慢性盆腔炎

緩解慢性盆腔炎推拿按摩原理

患了慢性盆腔炎，經常下腹部不適。中醫穴位按摩，由緩和的手法減輕墜脹和疼痛感覺，同時可使局部經絡氣血通暢 ，營衛調和 ，從而達到消除炎症的目的。

緩解慢性盆腔炎推拿按摩方法

◇認識穴位

脾俞穴：位於第 11 胸椎（從胸骨下端突起，即劍突處向後，再向下數 2 個突起）棘突下旁開 5 公分處。

胃俞穴：位於第 12 胸椎（從胸骨下端突起，即劍突處向後，再向下數 3 個突起）棘突下旁開 5 公分處。

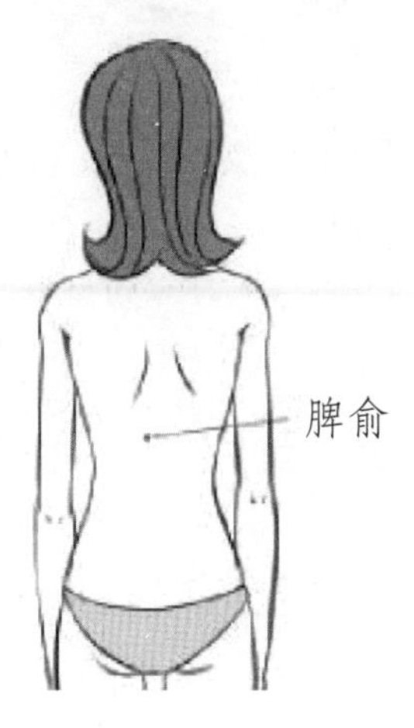

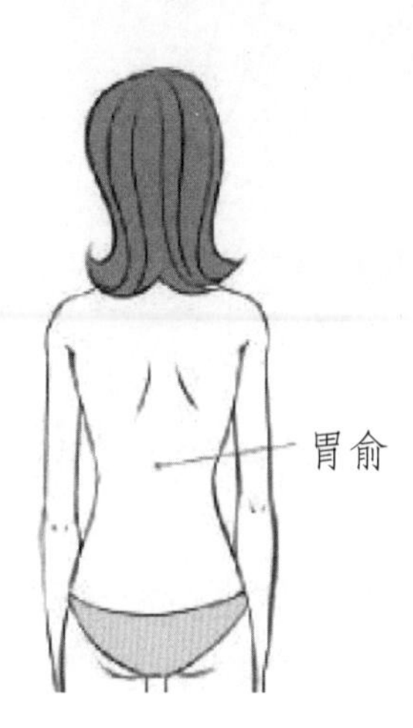

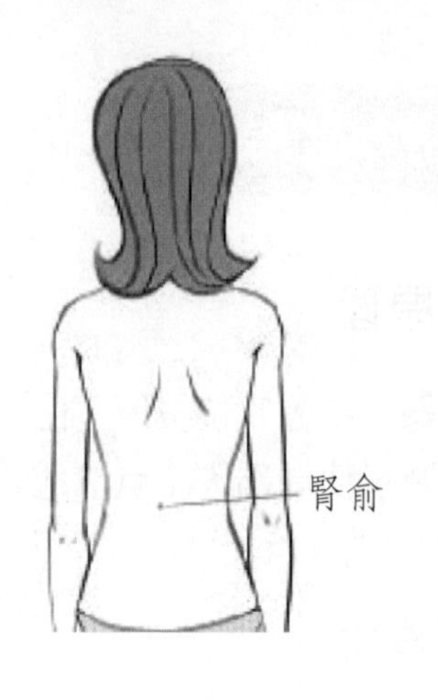

腎俞穴：命門穴（位於第 2 腰椎與第 3 腰椎棘突之間）旁開 5 公分處。

中脘穴：位於腹中線上，臍上 13 公分，上脘穴（位於腹中線上，臍上 16 公分處）下 3 公分處。

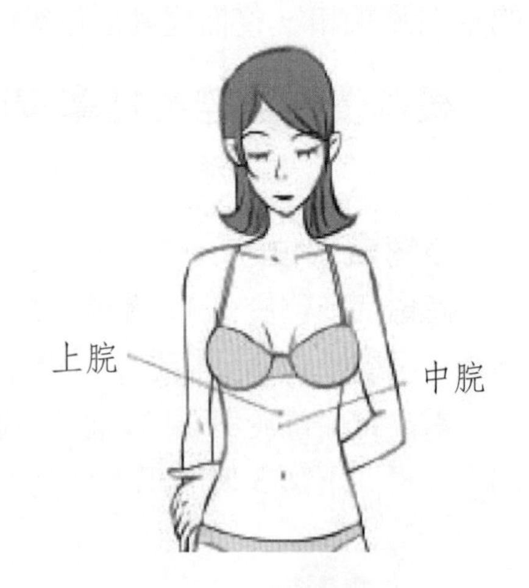

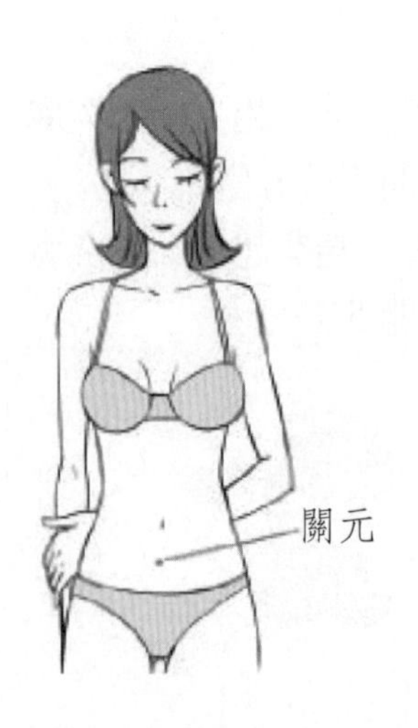

關元穴：位於腹中線上，肚臍下 10 公分處。

內關穴：位於手掌側腕橫紋正中直上 7 公分，兩筋之間。

外關穴：位於手背側腕橫紋正中直上 7 公分，尺橈兩骨之間，與內關穴相對。

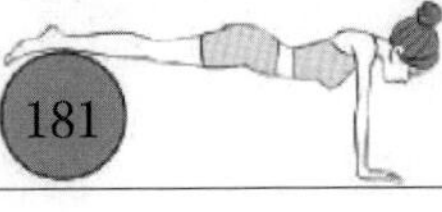

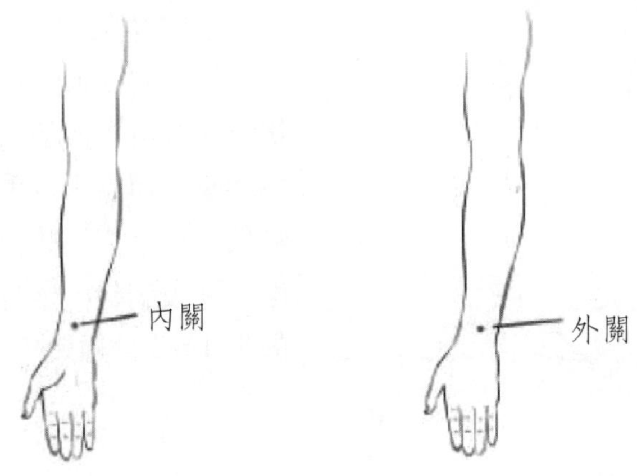

足三里穴：位於外膝眼下 10 公分，脛骨外側約 3 公分筋間處。

三陰交穴：位於內踝尖，即腳踝內側的骨性突出之上 10 公分處，與絕骨穴相對。

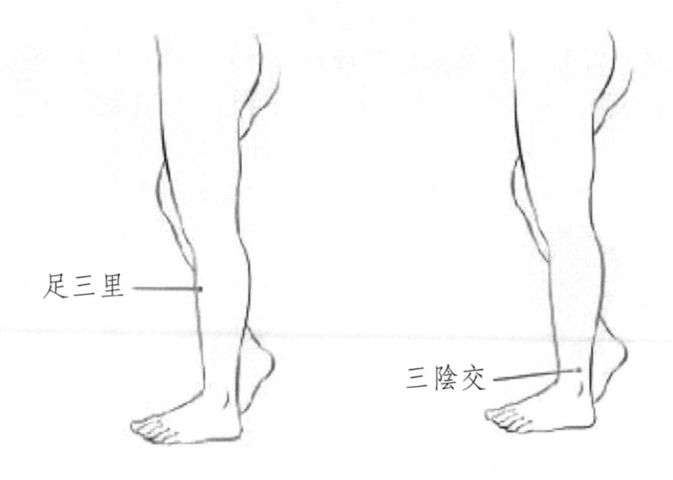

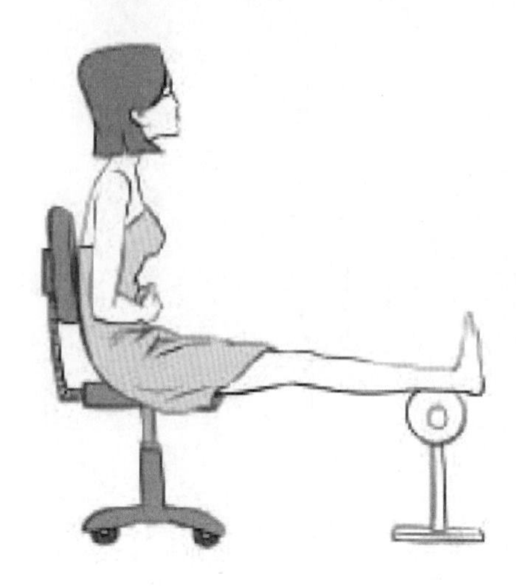

◇**穴位按摩**

預備式：取坐位，腰微挺直，雙腳平放與肩同寬，左手掌心與右手背重疊，輕輕放在小腹部。雙目平視微閉，呼吸調勻，全身放鬆，靜坐 1～2 分鐘。

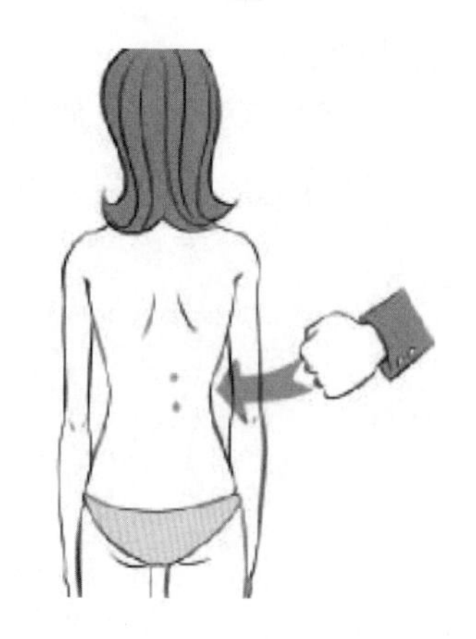

揉按脾俞穴、胃俞穴：雙手握拳，將拳背第 2、3 掌指關節放在脾俞穴、胃俞穴，適當用力揉按 0.5～1 分鐘。

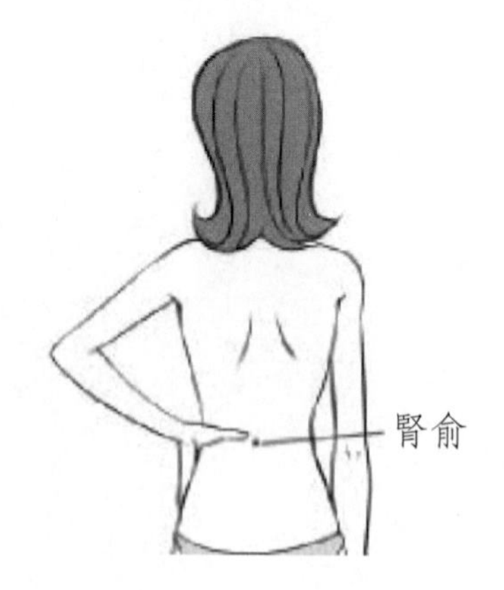

揉按腎俞穴：兩手叉腰，將拇指按在同側腎俞穴，其餘四指附在腰部，適當用力揉按 0.5～1 分鐘。

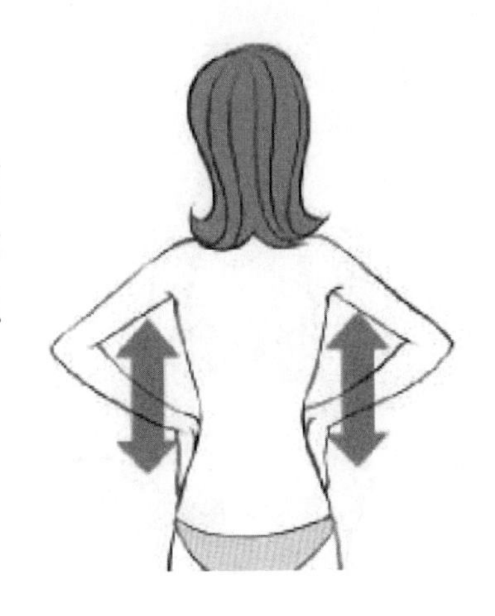

搓擦腰骶：將雙手掌分別放在腰部兩側，自上而下用力搓擦腰骶部 0.5～1 分鐘，以腰部發熱為佳。

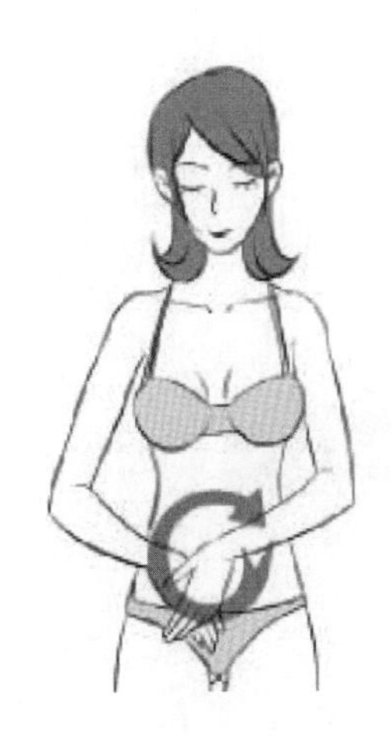

團摩下腹：左手掌心疊放在右手背上，將右手掌心輕輕放在下腹部，適當用力做順時針、逆時針環形摩揉 0.5～1 分鐘，以腹部發熱為佳。

揉按中脘穴：右手半握拳，拇指伸直，將拇指放在中脘穴上，適當用力揉按 0.5～1 分鐘。

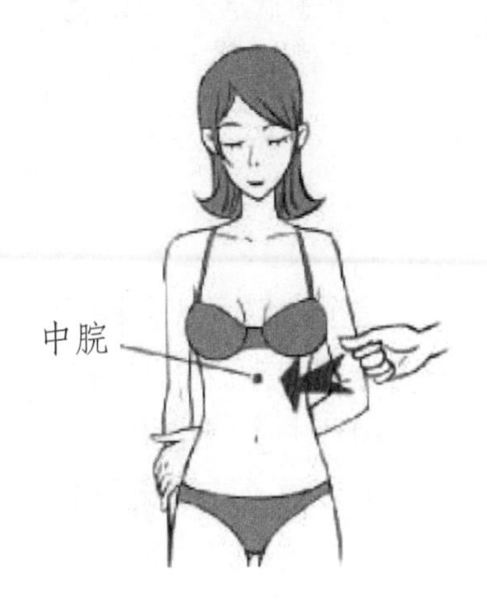

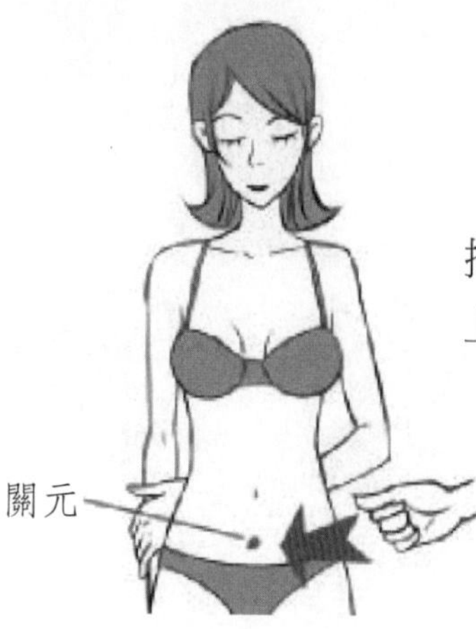

揉按關元穴：右手半握拳，拇指伸直，將拇指放在關元穴上，適當用力揉按 0.5～1 分鐘。

搓大腿內側：將左（右）手掌心緊貼在同側大腿內側，適當用力搓擦 0.5～1 分鐘，以皮膚發熱為佳。

這個動作可以單手做，也可以雙手同時做。

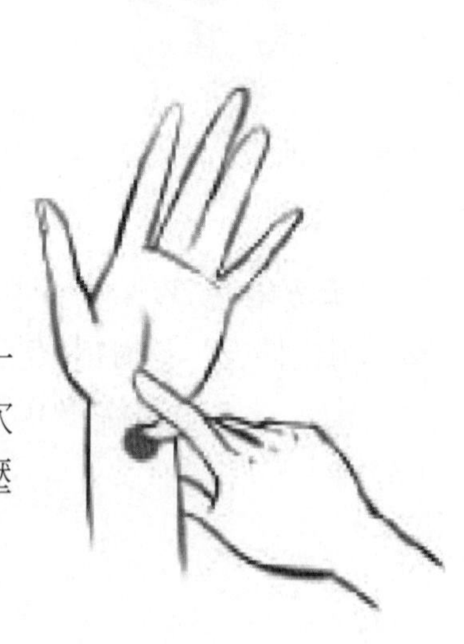

合按內關穴、外關穴：將一手中指和拇指放在對側的外關穴和內關穴上，兩指對合用力按壓 0.5～1 分鐘。雙手交替進行。

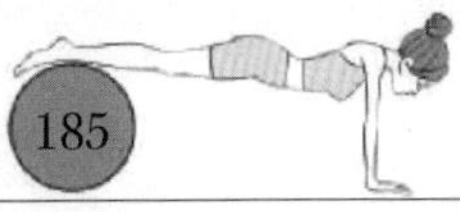

按揉足三里穴：將一手食指與中指重疊，中指指腹放在同側足三里穴上，適當用力按揉 0.5～1 分鐘。雙下肢交替進行。

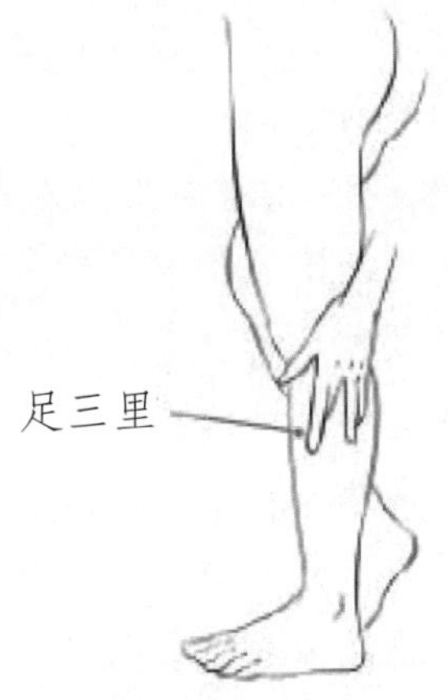

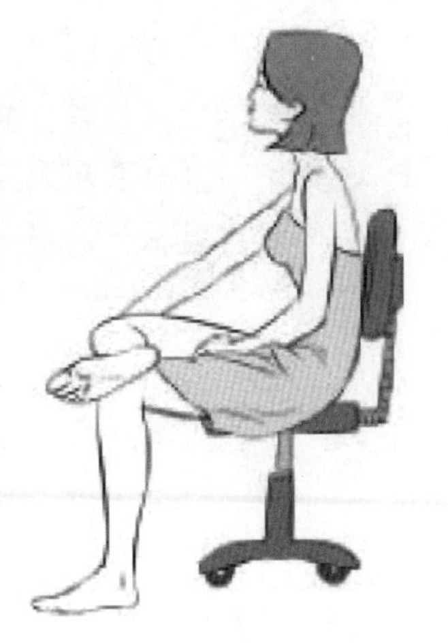

揉按三陰交穴：將左（右）下肢平放在對側膝上，用右（左）手拇指指腹放在三陰交穴上，適當用力揉按 0.5～1 分鐘。雙下肢交替進行。

搓足心：將左（右）下肢平放在對側膝上，以右（左）手掌心反覆搓擦足心約 0.5～1 分鐘，以足心發熱為佳。雙足交替進行。

以上手法每天早晚各做 1 遍，還應積極配合其他方法治療。平時注意營養、休息和適當鍛鍊。注意個人衛生，防止寒涼和潮濕刺激，節制房事。

專家寄語

女性內生殖器及其周圍的結締組織、盆腔腹膜發生炎症時，稱為盆腔炎。盆腔炎分急性和慢性兩種，急性盆腔炎是較為嚴重的婦科疾病，多在產後、手術後、流產後由病菌感染或經期不注意衛生以及鄰近器官疾病（闌尾炎等）蔓延所致；慢性盆腔炎多為急性盆腔炎治療不及時所致。慢性盆腔炎急性發作時，可發展為慢性腹膜炎、敗血症，甚至中毒性休克。兩者的臨床表現不一，急性盆腔炎多有高熱、畏寒、下腹劇疼及壓痛；慢性盆腔炎多有下腹持續疼痛，腰酸痛、月經失調、白帶增多、尿急、尿頻、排尿困難、食慾不佳、發熱、頭痛等症狀，小腹兩側有條索狀腫物硬結，並伴有不孕症。慢性盆腔炎常因急性盆腔治療不徹底，或患者體質較差，病程遷延所致，但也有的婦女並沒有急性盆腔炎的過程，而直接表現為慢性盆腔炎。慢性盆腔炎病情較頑固，當機體抵抗力較差時，可急性發作。

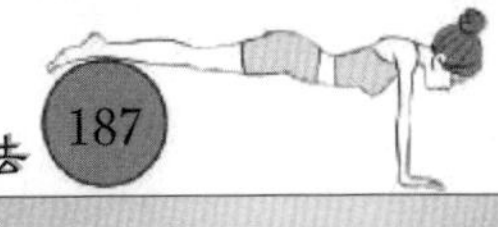

第六章

女性房事養生法

隨著女性的思想解放和意識的提高，越來越多的女性開始重視房事的品質。中醫認為，女性性生活的好壞直接影響女性的健康，性生活和諧的女性心態平和，身體各功能也都比較緩和。而對性生活不和諧的女性來說，由於本能的性生理衝動能量得不到合理的宣洩，精神興奮得不到舒張、緩解，此時的女性要麼變得心煩意亂，肝火上升，愛以一些小事為藉口挑起爭吵，發洩不滿；要麼鬱鬱寡歡，愁眉不展，顧影自憐，對性伴侶產生怨恨。不少女性更因此而患上了神經官能症。研究發現，在一些神經官能症患者中，有80%的病因與性慾得不到滿足有關。

從病理上講，由於在性興奮時女性的盆腔、外生殖器是大量充血的，如果女性達不到性滿足，性生理反應就會受阻中斷，盆腔、外生殖器的充血也得不到及時的消退，從而出現慢性盆腔瘀血。女性出現慢性盆腔瘀血後，盆腔組織的血液回流受阻，導致免疫力下降，而瘀血的組織也為細菌、微生物的生長提供了有利條件。這樣，女性就容易患上盆腔炎、子宮附件炎、陰道炎等婦科臨床上最常見的疾病了。

因此，女性養生不可忽視性生活！

什麼在影響女性房事養生

對於男性來講，只要他們沒有射精障礙，他們就能很好地進入性高潮。而女性則不同，如果她們沒有獲得充分地體驗，是很難進入性高潮的。那麼，都是什麼因素在影響著女性的房事品質呢？

心境可造成女性性生活不和諧

中醫臨床發現，女性患性功能障礙是心因性的，其性生理的功能都完全正常。往往是一些不正確的想法影響了原本正常的心理，破壞了性生活。應注意以下兩點。

◇需保持愉快的心境

不要被日常的瑣事和小爭執所影響，把不良情緒帶到床上來，這樣不只影響彼此的心情，更為將來留下陰影。

◇不要有過高的性期待

當一個人時刻注意自己的性能力時，必然有一種強烈的期待感，而這種期待感導致的焦慮自然抑制了性反應的本能機制，導致性功能障礙。

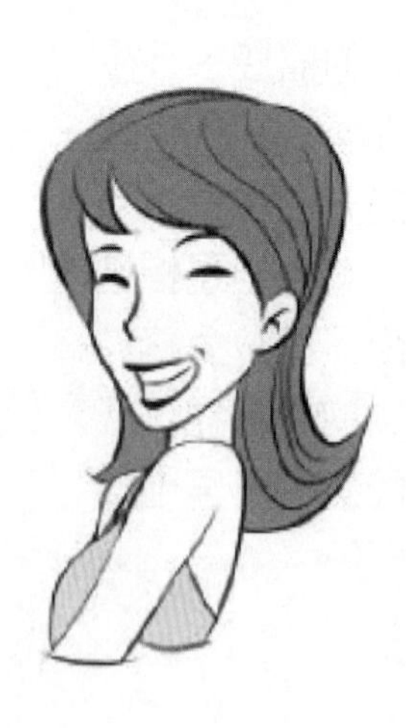

在性交過程中，由於害怕失敗而產生的焦慮緊張情緒，壓制了性功能的自然表達，從而使性交易失敗。以至「焦慮－失敗－更焦慮」，「屢戰屢敗，屢敗屢試」，形成惡性循環，最終導致出現性功能障礙。

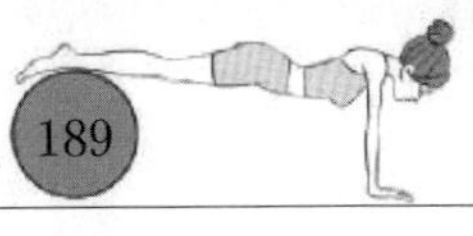

所以，性生活要一切順其自然，兩人之間感情的培養是最重要的，情到濃時，情不自禁，自然能領略到無窮的樂趣。

沒有回歸自然的全心投入

不少女性在傳統文化、社會誤導等因素的影響下，接受了太多關於性的負面資訊，從而也極大地制約了女性，使得她們不能在性生活中全情投入，很大程度仍然是在被動接受的狀況。所謂「孤掌難鳴」，一味被動、等待的女性也是難以體驗到性高潮的。

接觸慾望沒有被充分滿足

人的性慾主要分為接觸慾望和排泄慾望，而女性更需要滿足的是接觸的慾望，包括全身各部位和性器官的接觸。所謂的「性前戲」就是指充分愛撫女性的各部位，以喚起女性的性興奮。當性器官得到更充分的接觸、刺激時，女性被激發起的性興奮、性衝動能量就會達到更高層面，性高潮也就出現了。

營　養

營養是性愛的物質基礎。研究結果表明，蛋白質和鋅等重要元素的缺乏，可引起性功能減退。

由英國凱普水果公司舉行的調查活動結果發現，無論是男性還是女性，飯後適量食用香蕉、葡萄、草莓等水果，性慾都會有不同程度的提高，其中葡萄帶來的效果最為顯著。參與此次調查活動的500對情侶當中有54%表示，當他們有意識地增加日常食用的水果數量後，感覺性慾確實有所增強，34%的參與者甚至稱自己的性能力因此增加了1倍。

不良的性生活史、流產史、避孕史

對女性來說，既往有過不愉快的性經歷很有可能影響到此後的性生活品質。同樣，有些避孕方法可能也會干擾性生活的自然進程，有些人形象地將安全套比喻為穿著雨衣洗澡，一些心思細膩的女性容易受到影響。加上避孕方法使用不當，導致人工流產，使得很多女性對此後的性生活心存畏懼。

女性生理週期和激素水準

雄激素和雌激素在女性性慾當中扮演著重要角色。女性在排卵——月經——排卵週而復始的週期中，體內的激素水準時刻發生變化，在不同階段中，生理情況和心理狀況都不一樣。有的婦女常在月經來潮前幾天性慾增強，有的則在來潮後一週左右較強。

因此，應根據女性月經週期的不同，在性生活方面進行調整，必要時可對激素水準低下的女性適當補充。

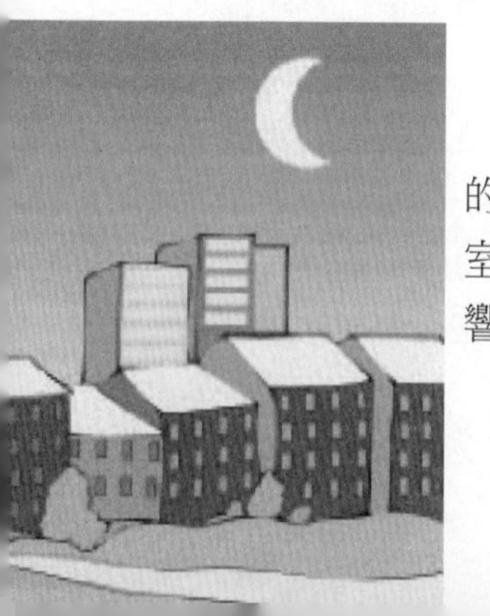

居住條件

居住在雜亂無章、通風不良、過於擁擠的環境裏，不僅會引起心緒不佳，而且由於室內新鮮空氣不足，導致大腦供氧不足，影響性功能，使性慾降低。特別是幾代人同居

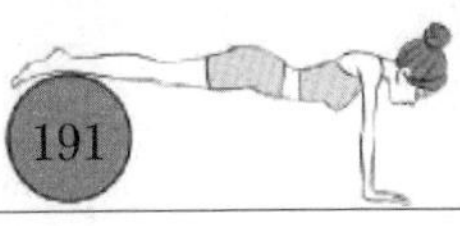

一室，或與子女同睡一床，會形成無形的心理壓力，容易引起性慾減退。

菸酒及藥物

菸和酒精對性功能的影響是可逆的，戒除菸酒後大多數人的性功能可逐漸恢復至正常水準。

長期或大量服用某些藥物，可致性功能減退，甚至可以引起男子陽痿和女子性冷淡。影響性功能的藥物種類很多，其中重要並常見的有：利血平、心得安、氯丙嗪和一些抗癌藥物等。如長期接受放射治療，也可導致性慾降低。

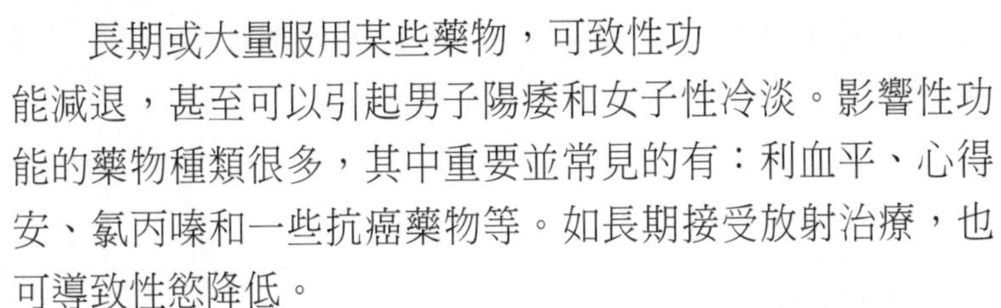

健康狀況

健康狀況對性慾的影響既重要又複雜，只有身心都健康的人才能長期保持較高的性慾水準。

專家寄語

進行性生活，選擇的時間也很關鍵。要知道人體在生物鐘的指導下，荷爾蒙的分泌有其固定週期，不同的時間要選擇不同的性生活方案。進行性生活時不要選擇過晚的時間，比如23：00～1：00 此時身體處於深睡眠期，機體在休眠中得到調整。為了你們的健康，還是儘量把性愛提前一點較好。

女性房事養生尤其要注意衛生

有的女性進行性生活的時候往往興致比較高，而忽略了局部的衛生，彼此都沒有進行清洗就開始了活動。在房事之後，也沒有及時排尿或清洗，導致一些致病菌感染給對方，使女性的盆腔易受感染，引起盆腔炎。

實際上有很多生殖系統的疾病，如龜頭炎、前列腺炎、淋病、梅毒、尖銳濕疣等，都可以由不潔房事傳給對方，使對方發病，嚴重影響性生活品質。因此，性生活時的衛生狀況是不可忽視的！

手的衛生

由於我們的手接觸東西多，病菌很可能會沾在手上，在房事時如果不洗手，病菌會由手感染到生殖系統。

生殖器的清洗

在房事前，除了要重視女性生殖器的清潔衛生外，男性生殖器的清洗也不容忽略。由於男方的包皮部位容易藏細菌，所以在房事之前，男方可以用一些比較溫和的香皂，將包皮翻起來徹底清洗。

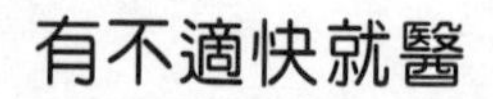

有不適快就醫

生殖系統發病後，會表現為不同的症狀，比如一些陰道炎會造成外生殖器奇癢不適、白帶多、豆渣樣或泡沫狀白帶等症狀，

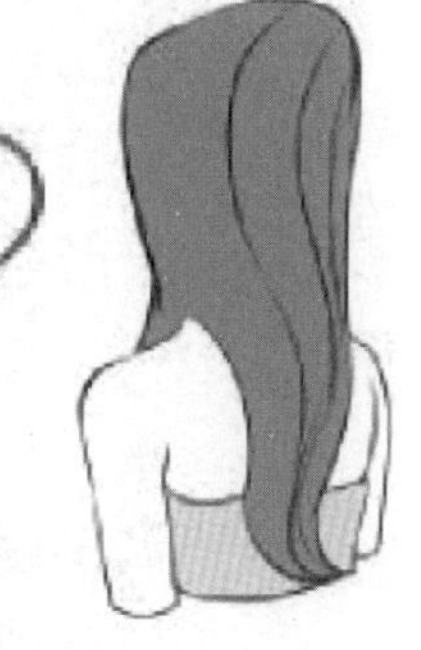

淋病會有膿性白帶及尿頻、尿急、尿痛等症狀。尖銳濕疣會在生殖器上長贅生物，梅毒會有皮疹出現等，如果有這些不適，都應儘早到正規醫院治療，如果延遲治療或治療不當，將會促使病情發展，導致盆腔感染、輸卵管堵塞、不孕不育及宮頸病變，嚴重者發展為宮頸癌。

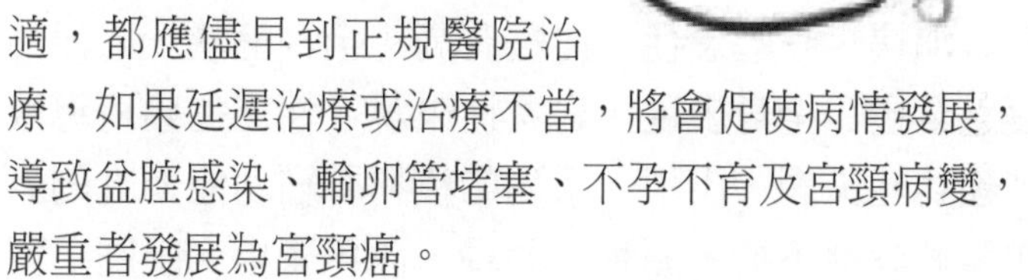

專家寄語

女性房事養生應重視婦科檢查。有些疾病在初期沒有明顯症狀，比如，50%的非淋菌性尿道炎（支原體、衣原體感染）初期沒有症狀，人乳頭瘤狀病毒感染宮頸開始也沒有很明顯的症狀，愛滋病感染者在潛伏期也沒有明顯症狀，但都存在傳染性，並繼續發展危害健康及夫妻性生活。最好的辦法是女性至少每年做一次婦科檢查，尤其是宮頸抹片檢查，不僅可以發現癌前病變，也可以發現感染情況。

女性房事過度不利養生

有一些女性結婚後出現腿軟、眼花、精神不振、食慾不佳，甚至白帶增多等一系列腎虛虧損症狀。中醫認為，大多是因為性交過頻造成的，除了腰酸等症狀外，還伴有尿頻、尿急等現象。對此，中醫建議女性房事養生應注意有所節制，恣意放縱必然會導致不良後果。

有人研究發現，女子在性交時，同樣有全身肌群痙攣、心跳加快、呼吸急促、血壓升高、全身酥軟、大汗淋漓、疲乏至極等全身表現。對女性來說，性交過頻可導致植物神經功能失調，出現一系列的植物神經功能紊亂的表現，如精神萎靡不振、頭暈、頭昏、面色蒼白、眼眶周圍灰暗，心煩、口乾、腰膝酸軟、白帶增多，個別可出現月經不調。由此可見，女性也需防房事過度。

專家寄語

現代醫學強調房事不宜過度，以免耗精傷氣。可是許多女性認為房事過度專指男性，其實並非如此。房事過度對男性來說，妨礙要大些，而對女性同樣也有一定影響。因為，性交是男女雙方的中樞神經系統、植物神經系統、交感、副交感神經系統的全身性的綜合反應。

女性房事養生四季談

房事養生也是非常講究的，比如四季的變化和不同，應在細節和注意事項上也有所不同。女性房事養生就應關

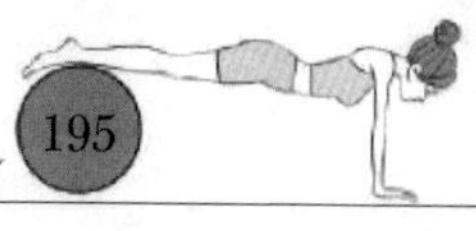

注四季的變化，順應季節的變化才能獲得良好的養生效果。

春季房事養生應講「度」

春季是四季之首，在這個萬物復蘇的季節裏，人的思想意識及身體活動應順其自然的變化，身心保持暢達的狀態。此時性生活較冬季應有所增加，至少不能對其加以過分的制約。適度增加性生活有助於機體各組織器官的新陳代謝，有利身體健康。

夏季房事正當時

夏季來臨，人的心情也隨之愉快起來，此時性的慾望也相對增強了。此時的性生活應適量增加，使體內的愛液在夏季會增加黏性。

愛液是女性興奮時分泌出來的液體，可起到潤滑油的作用。夏季的愛液黏性比其他季節高出1.5倍。這是因為此季節的血管易充血，血液中水份增加，以致血液運行加快。

女性在夏季春情發動的另一個原因是氣溫，超過30度C的盛夏是性交的好日子。總之，身體發熱和出汗就會使人更加興奮（當然在冷氣房間中例外）。其實游泳後在海灘上曬太陽時身體狀態與性交時實在相差不遠。

除此之外，女性在夏季還有如下微妙的性感變化：

◇陰毛旺盛

夏季炎熱，所以出汗較易，內褲裏的重要部份會濕潤起來，這時一定要有協助散熱的方法。陰毛團的血管會因此擴大，陰毛團也逐漸旺盛起來。在毛根受到刺激時，陰毛會明顯地豎起來。

◇乳房增大

因為乳房的構造中90%是脂肪，其餘為乳腺。這裏的脂肪量之多僅次於臀部，所以體熱較易消散。在夏季，乳房的血管擴張，體熱容易消散，乳房因而變大。

今秋季節適合養精蓄銳

進入秋季，女性應該神寧志清，克制慾望，減少性生活，使體內的陽氣不再過多地向外發洩，以貯藏精氣，為抵禦冬季的嚴寒做準備。

冬季應懂得節制性生活

冬季氣候寒冷，這種季節應節制性生活。如果恣情縱慾，勢必會導致體內的精氣過多地外泄，機體抗病能力低下，容易引發各種疾病，而且會失去明春的良好開端。如《內經》所言：「冬不藏精，春必病溫」，包涵了嚴冬節制房事的道理。從這個意義上說，冬季性生活的調諧，是

專家寄語

順便提一下，在養生、季節和性生活三者的關係中，如果某個季節性調節失當，不僅有損於該季節相應的臟器——春應肝，夏應心，秋應肺，冬應腎；而且還會牽連其他臟器，並且給下一個季節的機體健康帶來各種不利的影響。對每一個欲求養生之道的人來說，尤當知曉。

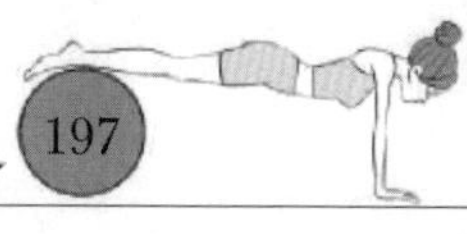

四季調諧的關鍵，切不要等閒視之。

女性房事養生應學會調和性差異

在性生活過程中，女性有時也會發現自己和對方的步調不一致。其實這種現象是很正常的，心理學家認為，這是由於雙方在性生理和性心理方面存在差異所致。中醫認為，解決的辦法就是學會調和性差異。

合理認識男性和女性之間的性差異

男女性差異是受很多因素影響的，諸如年齡、身體狀況、性生活經驗、心理狀態、環境、女性的性反應等。

從身體構造來看，男性屬主動型，而女性屬被動的承受者，往往性事由男方挑起，當他「性」致勃勃時，女性才應他的需求而準備進入狀態，這就慢了一步；從年齡來看，男性一般20～30歲處於性功能的顛峰期，性反應能力強，隨時可激發並迅速達到完全興奮的程度；而女性一般性慾最強是在40～45歲，在排卵前後或經前期也會出現性慾的高峰，即使如此，性興奮的速度遠較男性緩慢。

性差異不是互相傷害的理由

相對來講，男人對性愛的期望特別多，也容易受到傷害，有時會因女性不經意的一句話斷送了他的「性」福。

比如當你和男性進行性生活的時候，發現對方性功能不足，或射精出現障礙，雖然你好心地勸說他去醫院看看，但對於男性來說，確實傷害了他的自尊，他會誤會你在暗示他「有病」，或你對他不滿。

這種情況下男性大多會掩飾自己，但是內心卻非常緊張、恐懼和沮喪，最終可能由「心病」導致「身病」。其實多數時候，年輕的男性偶爾由於性經驗不足或缺乏技巧，出現不如人意是很正常的事，沒有必要大加渲染。

不要永遠被動

時間和刺激強度不足是性生活不和諧的最常見原因，但性高潮的產生更與女性自身的生理、心理狀態有關。與其被動的等待，不如積極主動去尋找讓自己性滿足的辦法，控制好「進度」以利於調和你們性的差異；或正確評價他的性能力，以讚賞和鼓勵為主。

在性生活技巧方面多用點心思，如充分的前戲、偶爾的自慰、適度的性幻想等都利於調動性慾，讓自己在正式性交前進入性興奮狀態，促進高潮的到來。

專家寄語

一位妻子這樣抱怨：「我喜歡那種被擁抱、愛撫的感覺，但他卻經常誤會我的意思。」男人在被「激發」後，所有的動作都是向著性的目標進行的；而女人則不同，擁抱、親吻、撫摸的行為本身就會讓她們感到滿足。如果男性冒昧地將性接觸一再升級，最終可能降低女性對親密接觸的期盼。如果你有這樣的困擾，則要及時告訴給伴侶，這對你們的「性」福生活是有幫助的。

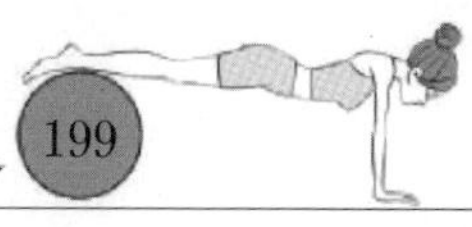

有些氣味可激發女性性慾

有關專家指出，氣味可以喚起女性的性慾。中醫認為，一方面是因為嗅覺與大腦中主要控制性喚起的隔膜核有直接關係，味道本身也可以刺激大腦中神經傳遞素的產生；而另一方面，可能是資訊素在起作用。氣味可以影響性慾強度已經是一種共識。男人常以為玫瑰、巧克力或者葡萄酒是使女人春心蕩漾的最好武器，但科學家的研究證明，這幾樣東西除了提升浪漫氣息外，對提高性慾一點幫助也沒有。真正能刺激女性性慾的反倒是最普通的甘草精、黃瓜以及嬰兒爽身粉的氣味。

美國芝加哥嗅覺及味覺治療和研究基金會的艾倫・赫施博士經過多年的研究得出了上述結論。他發現甘草精、黃瓜以及嬰兒爽身粉的三種氣味會讓女性的陰道血流量增

專家寄語

信息素是動物或者植物身體產生的一種揮發性微量化學物質，人們通常容易忽略或者根本不能感知。例如螞蟻就是由分泌資訊素來與同伴交流的，哺乳動物也由資訊素讓後代學會辨認父母與敵人。女大學生住在同一個宿舍裏漸漸會出現月經同步現象，也是資訊素在起關鍵作用。所以，這些不同的氣味中所包含的資訊素，可能在暗中調節著人體性慾的喚起程度。

加大約13%，這就意味著性喚起程度的提升。

中醫認為，除了以上味道之外，南瓜派的香甜味道也有助於激發女性性慾，只是效果沒有上述三種強烈。不過，這卻是最能讓男人們興奮的味道。而櫻桃、炭烤烤肉以及男用古龍水則會讓原有的性愛氛圍「短路」，因為這幾種味道會引起女性陰道血流量明顯下降。

中醫幫助女性克服性冷淡

女性有時在面對性的問題上會感覺到尷尬，比如對方「性」致勃勃，而自己卻提不起興趣來。男女之間的性慾差別的存在確實會引起這些矛盾，因此，有這種情況的女性不妨嘗試著做點克服性冷淡的健身操吧，對提高「性」致大有幫助。

腹肌練習

強健的腹肌是保持理想性功能的重要條件，因此女性朋友一定要做好相關的運動練習。

具體動作：仰臥，兩腿屈曲，兩手抱膝，將膝蓋拉向胸部，稍用力，使兩手略感顫抖，然後慢慢放鬆；接著伸展髖關節，盡力使兩腿伸直放平；再收腿屈髖關節，使膝

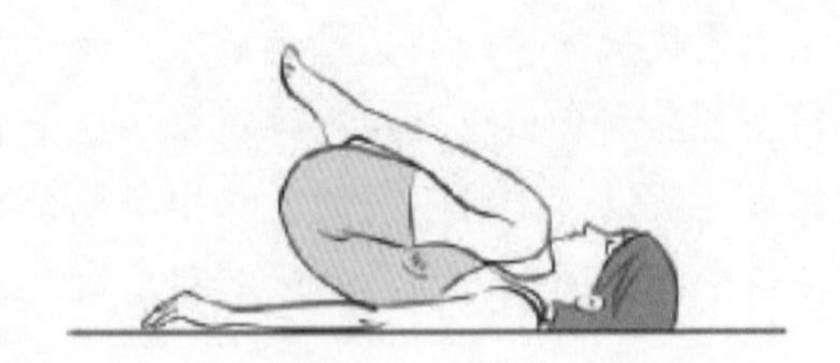

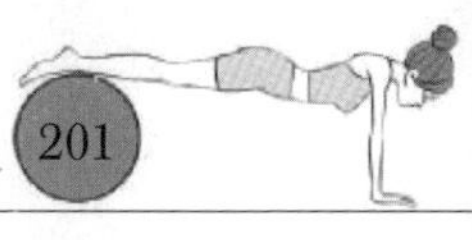

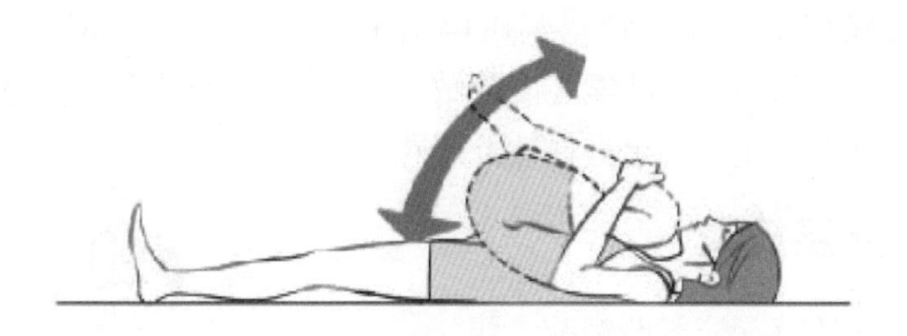

部靠胸。反覆做 5 次。最後，兩手平放於體側，兩腿伸直上舉 5 次，或左右腿分別上舉 5 次。

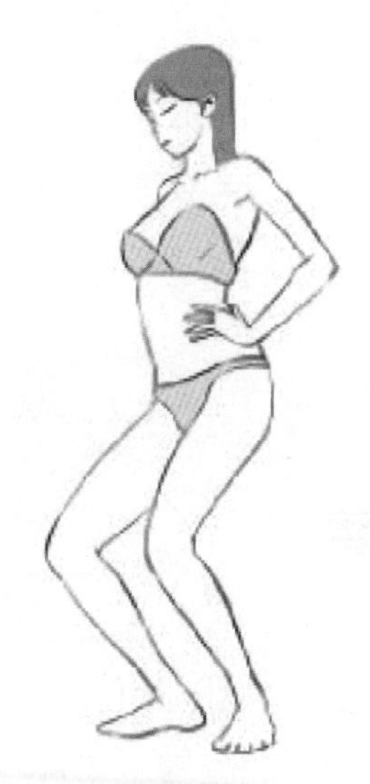

骨盆練習

骨盆前後向運動對鍛鍊盆部和腹部肌肉十分重要。

具體動作：半蹲，兩膝微屈，兩足分開 60 公分左右，兩手叉腰。吸氣，將骨盆前推；呼氣，將骨盆拉回，同時臀部儘量向後撅起。反覆做 10 次。

按摩練習

按摩練習能幫助女性增強性快感體驗。

具體動作：仰臥，屈腿，兩膝分開，足底相對，用手從膝蓋

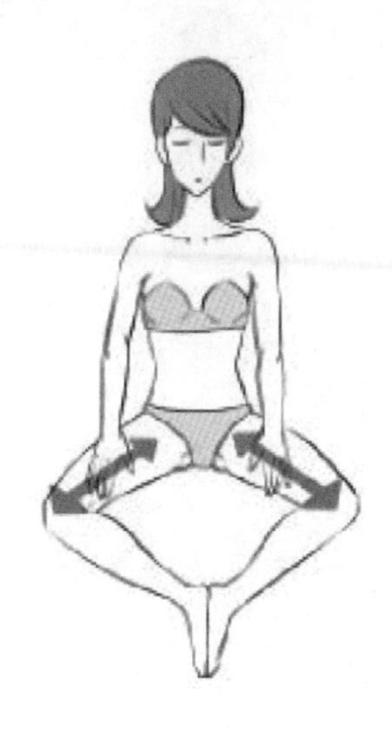

向大腿根部按摩，到腿根後再由下而上按摩。按摩時吸氣，手返回膝蓋時呼氣。反覆做5次。按摩時要放鬆，注意體驗動作所產生的全身性性舒適感。

展腿練習

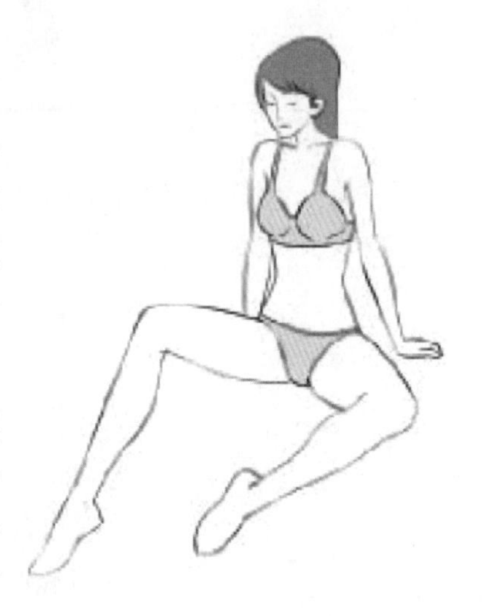

這種練習能幫助鍛鍊大腿內側的肌肉群。運動軀幹、大腿時，腹壓作用於陰道，產生快感，同時陰道口開張，利於局部氣血通暢。

具體動作：坐姿，兩手後撐，左腿屈立，右腿屈膝外展，平放墊上。提臀，左腿外展，略伸直；放下臀部，換右腿做相同動作。反覆做 5 次。

開張練習

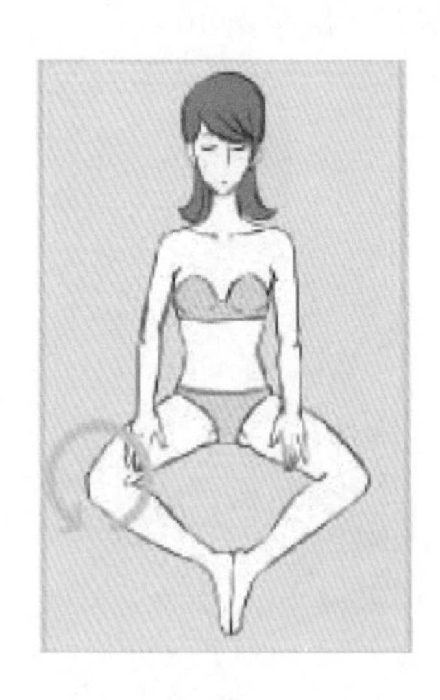

可增強女性對子宮、陰道和盆部肌肉的感覺。仰臥、屈膝，分開大腿，輕輕分開陰唇，手放到大腿上，再移至腿根，同時儘量屈髖屈膝，再慢慢伸直大腿。感覺會非常舒適。

具體動作：仰臥，兩腿分開，微屈。雙手放在兩腿內側，肩胛放鬆，使大腿內側肌肉有緊

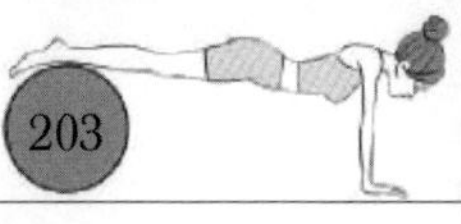

張感，膝部緩慢地做劃圈運動，直至大腿內側出現快感。有這種感覺時，將注意力集中到恥骨隆突處，並上挺恥骨，但臀部不離墊。

擠壓外陰練習

本練習可使臀部和大腿健美，肌肉富有彈性。

具體動作：俯臥，上肢側展平放，右腿伸直，左腿屈膝架在右腿上，足背繃直，左膝儘量觸地。扭搓髖部，然後髖、腹不動，維持10秒鐘。再左腿在下、右腿在上做相同動作。此過程中越用力扭搓，陰道口及陰唇受的壓力越大。左右腿各重複3次。由於大腿的擠壓和放鬆，外陰部的血液會驟然減少和增加，可感到鬆弛舒適。

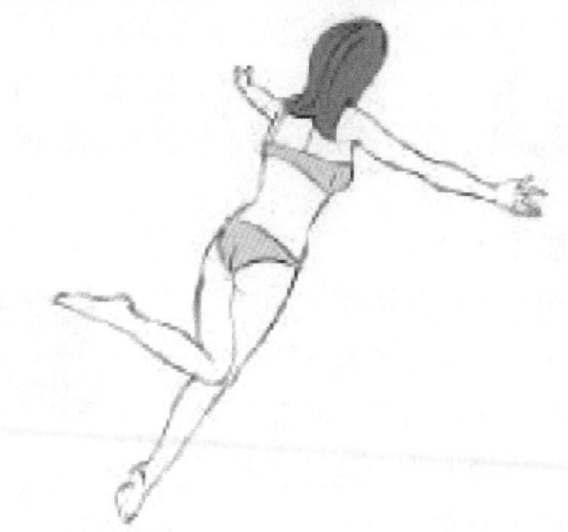

臀部練習

本練習可塑造健康、結實的臀肌而有利於性生活。收縮臀肌能刺激和控制陰道的舒縮，具體動作可以分為以下幾種形式。

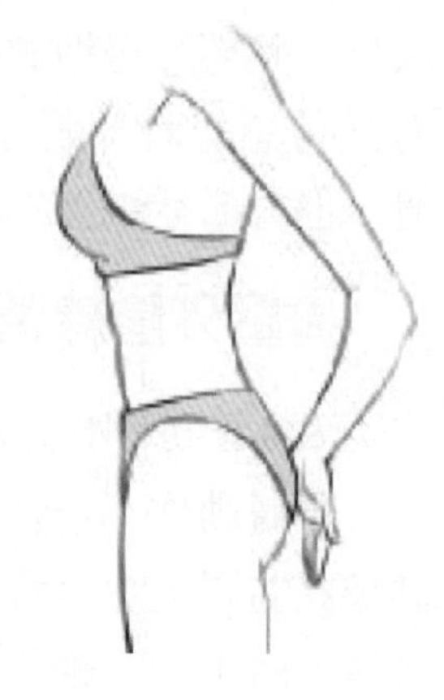

拍打臀部：

能促進臀部血液循環，反射性地使陰道有發熱和鬆弛感，在淋浴時拍打效果更佳。

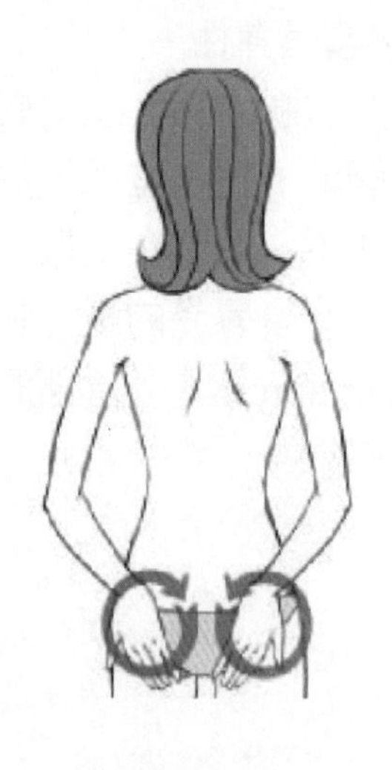

揉捏臀部：

揉捏可刺激臀部深層的肌肉神經。淋浴時揉捏更感舒適。揉捏前手上最好塗少許潤滑劑，以利操作。揉捏需提起臀部肌肉，可能會感到不適，放鬆後即好轉。

下壓臀肌：

站立，用手將臀部掰開，同時吸氣；放手，呼氣；反覆做 5 次。然後俯臥，用手下壓臀肌，吸氣；鬆手時呼氣；重複 5 次。此練習較劇烈，但能產生明顯的快感。

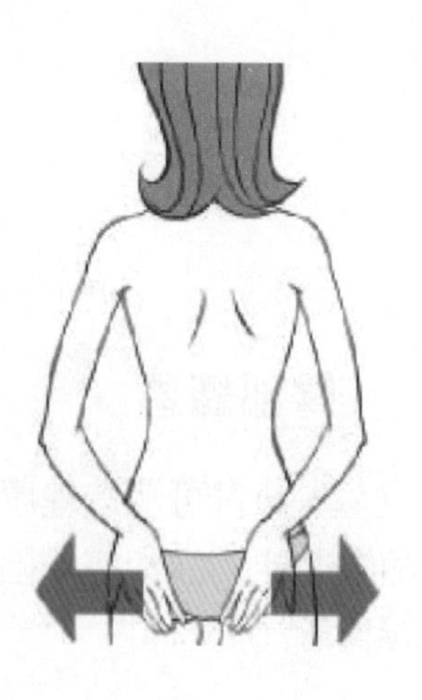

恥尾肌練習

此節操由鍛鍊恥骨尾骨肌，可明顯改善性功能，同時還可改善宮腔臟器功能，防止發生壓力性尿失禁。這套操對任何年齡段的婦女都適合，尤其是自然分娩產婦，利於提高性功能。

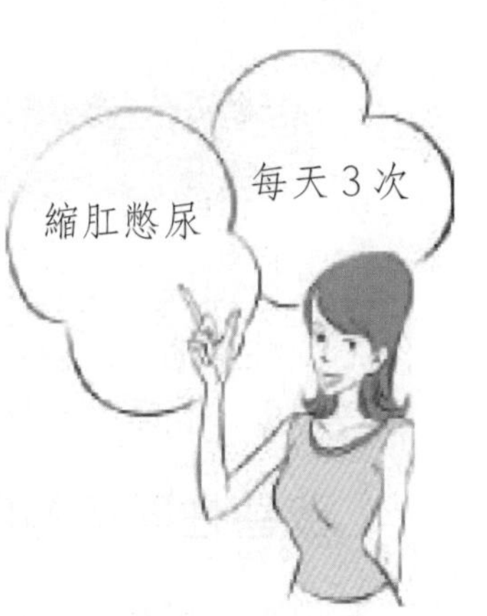

具體動作：縮肛、憋尿運動：每天 3 次，每次做100下，每下持續 1 秒鐘。

專家寄語

除了以上克服性冷淡的健身操之外，女性還可參考如下食譜：

1. 豬腎枸杞湯： 豬腎2個，枸杞子30克，將豬腎切片，入枸杞子同煮湯，調味食用。

2. 冬蟲夏草鴨湯：冬蟲夏草5～10枚，雄鴨一隻。將雄鴨去毛皮內臟，洗淨，放砂鍋或鋁鍋內，加入冬蟲夏草、食鹽、薑蔥調料少許，加水以小火煨燉，熟爛即可。

3. 肉蓯蓉羊肉湯：肉蓯蓉15克，水煎去渣取汁，和羊肉、粳米各100克同煮，肉熟米開湯稠，加蔥、薑、鹽煮片刻，寒冬食用。

4. 麻雀菟絲子湯：麻雀2隻，去毛及內臟，放入菟絲子、枸杞子各15克，共煮熟去藥，食肉喝湯。

5. 枸杞鴿子湯：枸杞子30克，鴿子1隻，去毛及內臟後放入燉鍋內加適量水，隔水燉熟，吃肉喝湯。

絕經期女性房事養生原則

女性絕經是步入老年的過度，但並不是說這個時期就不需要性生活了。絕經期的女性常出現性慾減退、性交困難等現象，此時的女性應注意以下幾點：

改善性器官的房事條件

房事前可在局部使用一些潤滑劑，如醫用凡士林、維生素E油膏，也可在專科醫生的指導下服用一些雌激素，不僅可以減少性交時的疼痛或不適感，避免因乾燥而導致性交時陰道組織撕裂傷，而且有助於提高性慾和性交的品質，達到房事的和諧和美滿。

保持房事生活的頻率

絕經後婦女不要因為性慾減退而減少或停止性交，這樣做只會進一步促使性慾減退和性交困難。正確的做法是，仍保持每7～10天有一次性生活，身體條件好的還可以略增加些。

積極治療尿道及陰道感染

女性絕經後性交會引起尿道和陰道感染，如性交後出現尿頻、尿急、尿痛、下腹墜痛等不適或陰道分泌物增加、有異常的氣味、外陰瘙癢等，均表示有感染存在。

此時必須選用有效的抗生素治療，平時多飲水可沖洗尿道，飲酸性的果汁可抑制病菌在尿道內大量的繁殖。性

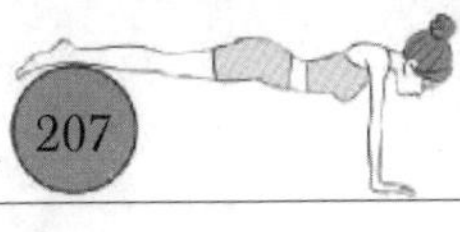

交後立即小便，排空膀胱，可有效阻止細菌侵入尿道。一旦發生陰道感染，輕者可採用灌洗的方法，如將酸乳酪與溫開水混合後灌入陰道，保留數分鐘，其治療效果明顯。

專家寄語

絕經期女性應懂得如何管理好性愛時的環境，從環境心理學的角度來說，家裏的大門是進出必經之處，大門正對臥室的格局，侵犯了臥室的私密感覺，使雙方不能全心投入性愛。因此，可以在大門與臥室之間設置屏風，如果擔心影響採光，可設置玻璃屏風並輔之以綠色植物。再或者在臥室門口掛起珠簾，既有阻擋的效果，又增添了浪漫的情調。

女性房事後喝啥最養生

人在進行性生活時，人的呼吸和心跳都會增快，連周身的血液循環也加速了不少，此時不僅體能消耗大，而且體內水分隨呼吸和汗液分泌喪失也較多。因此，性生活後可適當喝些飲料藉以補充水分，對促進代謝產物的排出是很有必要的。

中醫認為，性生活後不能立刻喝冷飲，這是因為在性生活過程中，胃腸道的血管處於擴張狀態，在胃腸黏膜充血未恢復常態之前，攝入冷飲會使胃腸黏膜突然遇冷而受到一定的損害，甚至引起胃腸不適或絞痛。

大多數女性在性生活之後會感覺到口渴，想喝冷飲。此時，一定要學會控制自己，若口渴，不妨先飲少量溫熱的開水。如果在夜晚進行性生活，此後主要的任務是休息，喝點乳製品比較合適，因為乳製品有鎮靜催眠的作用。如果性生活是在清晨進行，由於要面對一天緊張的工作。為了解除困乏，最好喝點糖分較高的飲料，以便能迅速補充能量，若純果汁飲料就比較合適，因為它們含有豐富的維生素C、礦物質、果糖，熱量較高，而且含有豐富的鉀，可以補充大量出汗後缺失的鉀。

專家寄語

有些女性在性事之前喜歡將自己洗得乾乾淨淨，然後噴灑大量的香水，以掩蓋本來的體味。專家認為，刷刷牙、洗個澡、除除味，其實並不過分，但當某些人固執地堅持自己的「潔淨」標準時，不僅會使生殖系統的內分泌平衡遭到破壞，嚴重影響性生活品質，還可能讓伴侶出現壓抑的情緒，使雙方喪失性生活的樂趣。大量的香水有時反而會影響性愛效果，其實人體本身就有一定的體味。

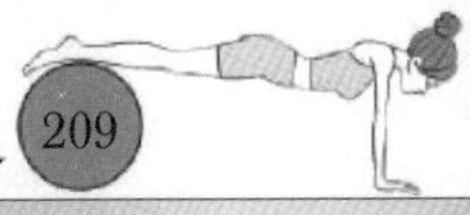

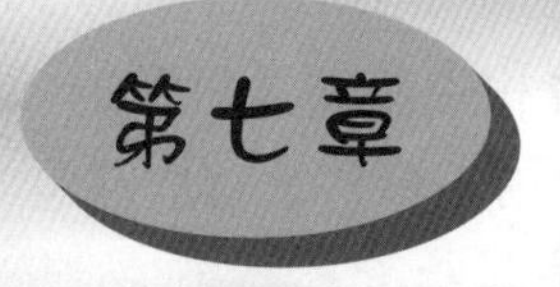

女性藥物補益法

關於女性養生的種種問題，有時還需要藥物來幫忙。中醫界有具備抗衰老、補血、滋陰等功效的中藥，而針對女性的相關藥物補益在中醫界也是非常講究的。比如哪些中藥有此功效，如何服用效果最好，以及服用多少的規定等內容。

隨著生活水準的提高，關於健康的話題越來越被人們關注起來。特別是女性養生的問題上，關係到藥物補益，尤其需要我們對此多一些瞭解和掌握。

中草藥與女性一生的健康

女性應該學會和中草藥多打交道。中醫指出，女性的一生其實都可以使用中草藥來調理健康。

青春期女性需要當歸和薏苡仁

青春期女性常見的問題有月經不調和帶下病，當歸和薏苡仁能幫助青春期女性很好地調理這些症狀。

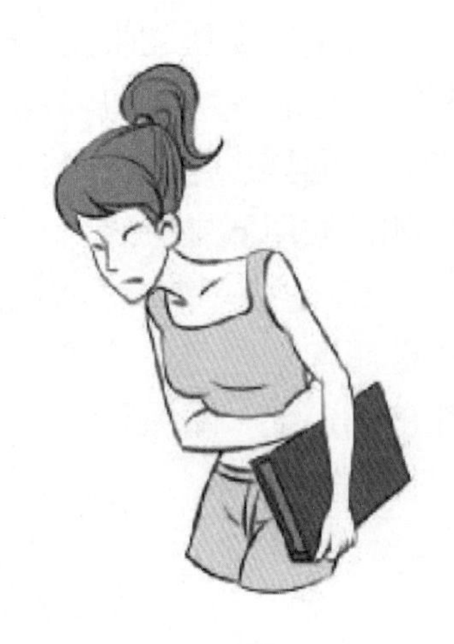

◇月經不調

【症狀】

由於此時子宮剛開始發育，功能還不穩定，加上正處於求學階段，精神壓力大，有的生活環境變化大，或生活不規律，容易導致月經不調、痛經、白帶增多等病症。

【調理】

當歸調經止痛、補血活血。研究發現，當歸還可促進雌激素分泌，降低血管阻力，增加循環血量，營養皮膚。如氣滯血瘀，月經錯後、痛經，可配伍香附、柴胡、川芎等行氣活血藥，一起煎水服用，或直接選用中成藥歸脾丸。

◇帶下異常

【症狀】

帶下異常一般多由脾虛引起。常見帶下色白或淡黃，

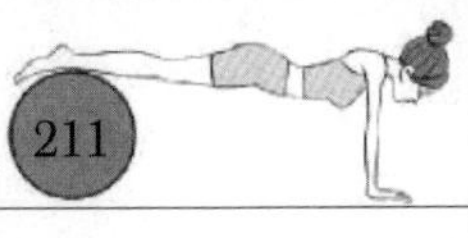

質黏稠，無臭氣，且綿綿不絕，面色發白或萎黃，四肢不溫，神疲食少。

【調理】

可選用補脾藥薏苡仁、白朮等配伍山藥、蒼朮、茯苓等健脾利濕藥，一起煎水服用。或選用中成藥參苓白朮散（片或顆粒）、烏雞白鳳丸等治療。

產後多用阿膠、益母草

女性產後多因分娩時產創和失血，導致血虛和血瘀，阿膠和益母草可很好的調理這些不適。

◇產後血虛

【症狀】

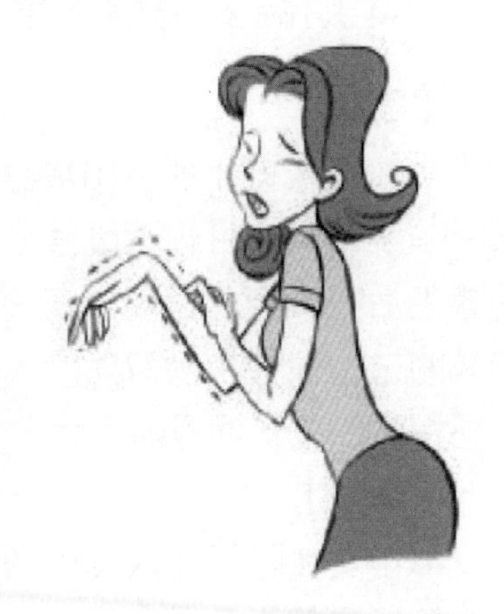

產後血虛多表現為頭暈，發熱、大便困難、缺乳、身痛、手足抽搐等。

調理

阿膠為補血佳品，可用阿膠 15 克配以其他補氣血、活血安神的中藥，如黨參 15 克、紅棗 15 克、龍眼肉 20 克一起使用。注意阿膠應烊化後加入藥液中服用，也可選用驢膠補血沖劑、阿膠當歸合劑。

◇產後血瘀

【症狀】

產後血瘀型有腹痛，發熱，惡露不盡等症。

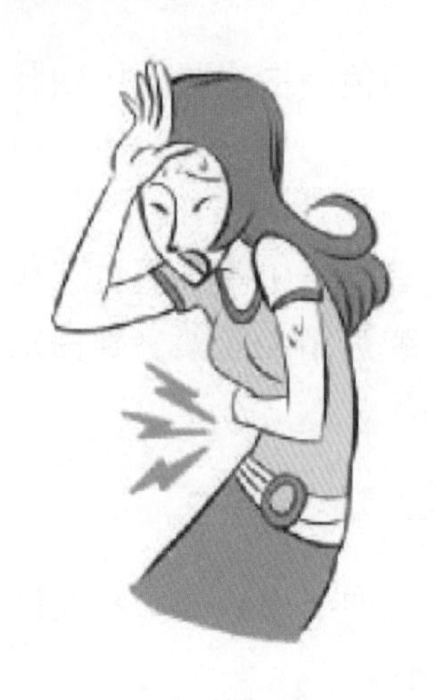

【調理】

益母草是產後最好的中藥，取 20 克加丹參 15 克、當歸 15 克、川芎 10 克，煎水服。或選用中成藥益母草膏或益母草顆粒。

更年期需要葛根、藏紅花

【症狀】

女性進入更年期會出現身心疲憊、煩躁失眠、皮膚乾燥、頭髮枯黃、月經紊亂等症，影響生活與工作。目前，在30～40歲的白領女性中，27%的人有不同程度的更年期提前症狀。

【調理】

中年女性除了在飲食中增加富含雌激素的食品，如大豆、豆腐、黑米、紅薯、松仁等，也可用當歸、葛根、甘草、藏紅花等中藥泡水喝，或將其加入食物中食用，既能減緩更年期症狀，又有美容養顏之效。

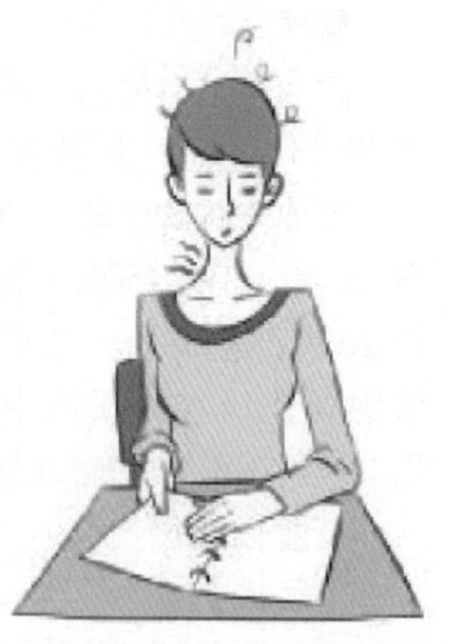

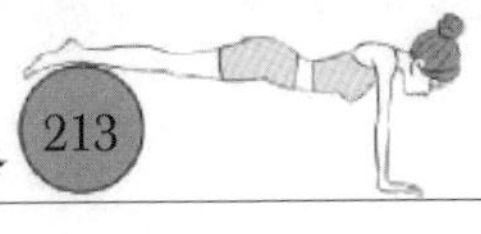

專家寄語

德國科學家的研究還表明，當歸能抑制酪氨酸酶的活性，進而抑制黑色素生成，可治雀斑、黃褐斑。葛根中富含黃酮類化合物，對雌激素有雙重調節作用，具有美體、養顏、調節內分泌等功效。甘草提取物有雌激素樣作用，具有促進表皮發育和頭髮黑色素生成的功效，還可防止頭髮乾燥、變白。藏紅花有「女性保護神」的美譽，對更年期綜合徵、月經不調、失眠、煩躁等有很好的療效。日常可用10克左右的當歸、葛根或甘草煎水，代茶飲，能改善雌激素減少帶來的症狀。因甘草味甜，與當歸、葛根一起泡水飲用可增加甜味。取一小撮藏紅花（約50毫克）泡水，每天早晚各喝一杯。也可以用葛根粉直接沖水服用。此外，還可取當歸10克切碎，清水燉煮，再將100克大米蒸熟成乾飯，把乾飯放入當歸水中慢熬半小時至湯稠米開，即成當歸粥。也可取葛根30克、粳米50克，粳米洗淨浸泡一宿，與葛根一同放入砂鍋，加水1000克，用文火煮至米開粥稠，即做成葛根粥食用。

藥物養生基本原理

衰老是人類共同的特徵和必經的歷程，而具有抗老防衰作用的藥物（稱為延年益壽藥物）正逐漸被女性朋友們重視起來。她們運用這類藥物來達到延緩衰老、健身強身的目的，即是藥物養生。千百年來，歷代醫家不僅發現了許多益壽延年的保健藥物，而且也創造出不少行之有效的抗衰防老的方劑，積累了豐富的經驗，為人類的健康長壽做出了巨大貢獻。

那麼，這些藥物之所以能抗衰老，其原理是哪些呢？

鞏固先天身體條件，滋養後天充沛精力

我們知道，人體健康長壽很重要的條件是先天稟賦強盛，後天營養充足。脾胃為後天之本，氣血生化之源，機體生命活動需要的營養都靠脾胃供給。腎為先天之本，生命之根，元陰元陽之所在，腎氣充盛，機體新陳代謝能力強，衰老的速度也緩慢。正因如此，益壽方藥的健身防老作用多立足於固護先天、後天，即以護脾、腎為重點，並輔以其他方法，如行氣、活血、清熱、利濕等以達到強身、保健的目的。

爲身體補虛、瀉實

《中藏經》中指出：「其本實者，得宣通之性必延其壽；其本虛者，得補益之情必長其年。」用方藥延年益壽，主要在於運用藥物補偏救弊，調整機體陰陽氣血出現的偏差，協調臟腑功能，疏通經絡血脈。而機體的偏頗，不外虛實兩大類，應本著「虛則補之，實則瀉之」的原則，予以辨證施藥。

虛者，多以氣血陰陽的不足為其主要表現，在方藥養生中，即以藥物進補，予以調理，氣虛者補氣，血虛者養

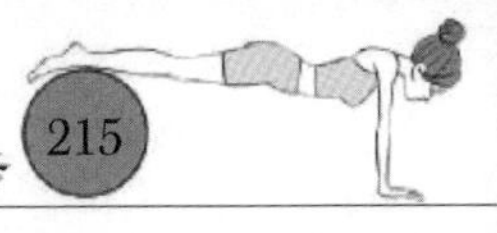

血，陰虛者滋陰，陽虛著壯陽，補其不足而使其充盛，則虛者不虛，身體可強健而延年。實者，多以氣血痰食的鬱結、壅滯為主要表現。

在方藥養生方面，即以藥物宣通予以調理，氣鬱者理氣，血瘀者化瘀，濕痰者化濕，熱盛者清熱，寒盛者驅寒，此為瀉實之法，以宣暢氣血、疏通經絡、化濕導滯、清熱、驅寒為手段，以達到行氣血、通經絡、協調臟腑的目的，從而使人體健康長壽。此外，必須指出，純虛者是較為少見的，這是因為正氣虛者往往兼有實邪，用藥自當補中有瀉，瀉中有補。

總之，無論補虛、瀉實，皆以補偏救弊來調整機體，起到益壽延年的作用。

因人進補

進補要根據人的年齡、性別、體質乃至生活習慣等不同特點，有針對性地選用補藥。多數健康的年輕女性不需吃補藥，人至中老年，或體力過於虛弱，精血虧損，才需進補。但選用補藥一定要對症，氣虛當補氣，血虛當補血，陰虛當滋陰，陽虛當壯陽，並要注意少量頻服，持之以恆。

因時進補

藥物養生要根據四季氣候變化和人體需要而採取不同的方法，這是因為四時不同，機體的代謝水準也不同。

冬季進補應以補陽藥為主，秋季乾燥應以滋陰藥進補，夏季雖熱但也不可過分貪涼，春季則宜適當食用辛溫升散的補藥。

專家寄語

中醫認為，人之所以長壽，全賴陰陽氣血平衡，這也就是《素問・生氣通氣論》中所說：「陰平陽秘，精神乃治。」運用方藥養生以求益壽延年，其基本點即在於燮理陰陽，調整陰陽的偏盛偏衰，使其復歸於「陰平陽秘」的動態平衡狀態。這正如清代醫家徐靈胎所說：「審其陰陽之偏勝，而損益使平。」可以說「損益使平」便是方藥養生的關鍵，即燮理陰陽的具體體現。

瞭解中醫女性補益法

補益法是用具有補益作用的藥物來治療人體陰陽氣血之不足，或某一臟腑之虛損的治法，又稱補法。補法廣泛適用於陰、陽、氣、血、津液及臟腑等各種虛證。

中醫認為女性補益使用範圍如下：

1. 補氣適用於氣虛的病證，如倦怠乏力、呼吸短促、動則氣喘、面色晄白、食慾不振、便溏、脈弱或虛大等。

2. 補血適用於血虛的病證，如頭暈眼花、耳鳴耳聾、心悸失眠、面色無華、脈細數或細澀等。

3. 補陰適用於陰虛的病證，如口乾、咽燥、虛煩不眠、便秘，甚至骨蒸潮熱、盜汗、舌紅少苔、脈細數等。

4. 補陽適用於陽虛的病證，如畏寒腳冷、冷汗虛喘、腰膝酸軟、泄瀉水腫、舌胖而淡、脈沉而遲等。

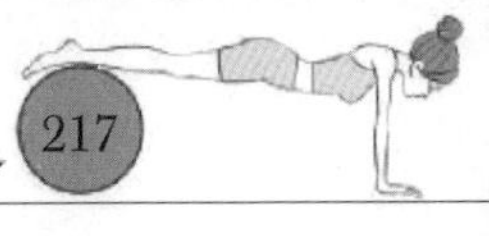

專家寄語

女性補益養生應注意，如果表現症狀是假象的不宜使用本法。同時，補氣補血不能截然劃分，補氣時佐以養血，血充有助益氣；補血時佐以益氣，氣旺可以生血。根據五臟虛損不同，應分別臟腑確定補益，因脾為後天之本，氣血生化之源，腎為先天之本，藏元陰元陽，故五臟之中應重點補益脾、腎兩臟。養血滋陰時，注意勿壅滯脾胃；益氣助陽時，注意勿化燥傷陰。

女性運用補益藥物的原則

女性在選擇藥物補益的具體應用中，應著眼在補、瀉兩個方面。用之得當，在一定程度上可起到益壽延年的作用。但藥物不是萬能的，如果只依靠藥物，而不靠自身鍛鍊和攝養，畢竟是被動的，消極的。中醫認為，藥物只是一種輔助的養生措施，在實際應用中，應掌握如下原則：

進補要適量不要盲目

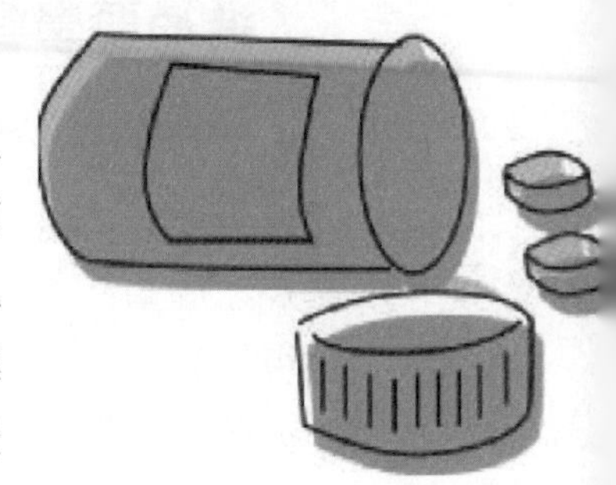

除非身體特別虛弱，不然無病的人最好不要服用藥物補益。尤其需要注意的是，服用補藥應有針對性，倘若一見補藥，即以為全然有益無害，貿然進補，很容易加劇機體的氣血陰陽平衡失

調，不僅無益，反而有害。故不可盲目進補，應在辨明虛實，確認屬虛的情況下，有針對性的進補。

清代醫家程國彭指出：「補之為義，大矣哉！然有當補不補誤人者；有不當補而補誤人者；亦有當補而不分氣血、不辨寒熱、不識開合，不知緩急、不分五臟、不明根本，不深求調攝之方以誤人者，是不可不講也。」這是需要明確的一條原則。

進補要恰到好處

進補的目的在於諧調陰陽，宜恰到好處，不可過偏。過偏則反而成害，導致陰陽新的失衡，使機體遭受又一次損傷。

例如，雖屬氣虛，但一味大劑補氣而不顧及其他，補之太過，反而導致氣機壅滯，出現胸、腹脹滿，升降失調；雖為陰虛，但一味大劑養陰而不注意適度，補陰太過，反而遏傷陽氣，致使人體陰寒凝重，出現陰盛陽衰之證。

所以，補宜適度，適可而止，補勿過偏，這是進補時應注意的另外一個原則。

進補要學會辯證進行

中醫認為身體虛弱者是需要進補的，但是虛弱又是因人而異的。因此，進補時一定要分清臟腑、氣血、陰陽、寒熱、虛實，辨證施補，方可取得益壽延年之效，而不致出現偏頗。

此外，服用補藥，宜根據四季陰陽盛衰消長的變化，

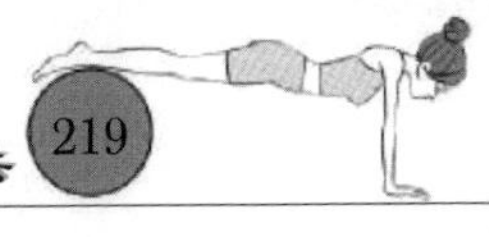

採取不同的方法。否則，不但無益，反而有害健康。

嚴禁重補而輕瀉

藥物養生固然是年老體弱者益壽延年的輔助方法，以補虛為主亦無可厚非。然而，體感而本實者也並不少見。只談其虛而不論其實，亦未免失之過偏。

恰如徐靈胎所說：「能長年者，必有獨盛之處，陽獨盛者，當補其陰」，「而陽之太盛者，不獨當補陰，並宜清火以保其陰」，「若偶有風、寒、痰、濕等因，尤當急逐其邪」。

隨著人們生活水準的提高，我們往往已經為身體進補了很多的東西，此時營養過剩，脂肪囤積體內，形體肥胖。這種情況很容易產生慢性疾病，因此該瀉之時還是要瀉的。這是維持機體平衡的一種好方法，也是符合中醫養生原理的。

注意攻瀉之法的恰當運用

瀉是必要的，可以幫助我沒調節機體平衡。但是在養生的調理中，也要注意攻瀉之法的恰當運用。不可因其體盛而過分攻瀉，攻瀉太過則易導致人體正氣虛乏，不但起不到益壽延年的作用，反而適得其反。因此，藥物養生中的瀉實之法以不傷其正為原則，力求達到汗毋大泄，清毋過寒，下毋峻猛，在實際應用中，應注意以下幾點：

1. 確實需要瀉，才能考慮使用攻瀉之法。

2. 選藥物的時候應貼切，安全而有效；同時，用藥用適當，恰當其分，不可急於求成。

專家寄語

衰老是個複雜而緩慢的過程，任何益壽延年的方法，都不是一朝一夕即能見效。藥物養生也不例外，不要指望在短時期內依靠藥物達到養生益壽的目的。因此，用藥宜緩圖其功，要有一個漸變過程，不宜急於求成。若不明此理，則欲速不達，非但無益，反而有害。這是藥物養生中應用的原則，也是千百年來歷代養生家的經驗之談，應該予以足夠的重視。

女性補氣常見中藥

中醫指出補氣類的中藥有延年益壽的作用，歷代本草及醫家著述均有所記載。這類藥品一般均有補益作用，同時也能療疾，即有病祛病，無病強身延年；可以配方，亦可以單味服用。其中，適合女性補氣類的中藥主要有以下幾種：

人　參

人參味甘微苦，性溫。《本經》謂其：「主補五臟，安精神」，「明目開心益智，久服輕身延年」。本品可大補元氣，生津止渴，對年老氣虛、久病虛脫者尤為適宜。近代研究證明，人參可調節網狀內皮系統功能，其所含人參皂苷，確實具有抗衰老作用。

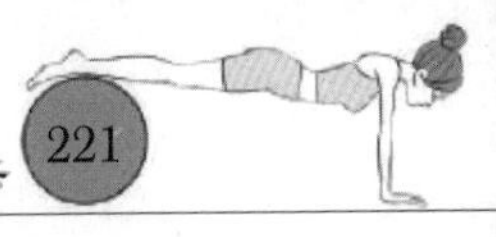

身體虛弱的女性可以用人參 人參一味煎湯，名獨參湯，具有益氣固脫之功效，年老體弱之人長服此湯，可強身體、抗衰老。

也可用人參切成飲片，每日噙化，可補益身體，防禦疾病，增強機體抵抗能力。

黃　芪

黃芪 味甘，性微溫。本品可補氣升陽，益衛固表，利水消腫，補益五臟。久服可壯骨強身，治諸氣虛。清宮廷保健，多用黃芪補中氣，益榮血。單味黃芪480克，用水煎透，煉蜜成膏，以白開水沖服。

近代研究表明，黃芪可增強機體抵抗力，具有調整血壓及免疫功能，有性激素樣作用，還可改善冠狀循環和心臟功能。同時證明，黃芪具有延長某些原代細胞和某些二倍體細胞株壽命的能力。以上都是對黃芪具有抗衰老作用的很好說明。

茯　苓

茯苓味甘淡，性平。 清代宮廷中，曾把茯苓製成茯苓餅，以作為經常服用的滋補佳品，成為祛病延年的名點。近代研究證明，茯苓的有較成分90%以上為茯苓多糖，其不僅能增強人體免疫功能，常食還可以提高機體的抗病能力，而且具有較強的抗癌作用，確實是延年益壽的佳品。

《本經》謂其：「久服安魂養神，不饑延年。」本品具有健脾和胃、寧心安神、滲濕利水之功用。《普濟方》載有茯苓久服令人長生之法。歷代醫家均將其視為常用的延年益壽之品，因其藥性緩和，可益心脾、利水濕，補而不峻，利而不猛，既可扶正，又可去邪。故為平補之佳品。

日常補氣可將白茯苓磨成細粉，取15克與粳米煮粥，名為茯苓粥，李時珍謂：「茯苓粉粥清上實下。」常吃茯苓粥，對女性水腫、肥胖症以及預防癌腫均有好處。

山　藥

山藥味甘，性平，《本經》謂其：「補中益氣力，長肌肉，久服耳目聰明」。本品具有健脾補肺、固腎益精之作用，因此，體弱多病的中老年人、經常服用山藥，好處頗多。近代研究證明，山藥營養豐富，內含澱粉酶，膽鹼、黏液質、糖蛋白和自由氨基酸、脂肪、碳水化合物，維生素C等。山藥中所含的澱粉酶，可分解成蛋白質和碳水化合物，故有滋補效果。

中醫古籍中載有山藥粥，即用乾山藥片45～60克（或鮮山藥100～120克 ，洗淨切片），粳米60～90克同煮粥。此粥四季可食，早晚均可用，溫熱服食。常食此粥，可健脾益氣、止瀉痢，對老年性糖尿病、慢性腎炎等病，均有益處。

薏苡仁

薏苡仁是一味可作雜糧食用的中藥，其味甘淡，性涼。《本經》將其列為上品，謂其：「主筋急拘攣，不可屈伸，風濕痹，久服輕身益氣。」本品具有健脾、補肺、利尿之效用。近代研究證明，薏苡仁含有豐富的碳水化物、蛋白質、脂肪、維生素B_1、薏苡素、薏苡醇，以及各

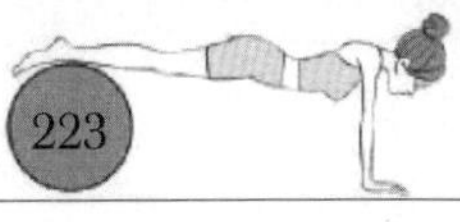

種氨基酸。藥理試驗發現其對癌細胞有阻止生長和傷害作用。由於其藥性緩和，味甘淡而無毒，故成為大眾喜愛的保健佳品。

用薏苡仁煮飯和煮粥：將薏苡仁洗淨，與粳米同煮成粥，也可單味薏苡仁煮粥，具有健脾胃、利水濕、抗癌腫之作用。中老年人經常服用，很有益處。

專家寄語

女性補氣可緩解女性陰虛症。由於陰虛造成人體營養不良，嚴重影響人體健康，尤其是都市白領女性很容易出現手足心熱、盜汗、咽乾、口燥等現象，進而直接影響到肌膚狀態，肌膚變得黯淡、無光澤。若能及時補陰，不僅可以預防陰虛症狀的出現，還可以調節已經出現的不良症狀。

女性補血常見中藥

不知道從哪天開始，向來精力充沛的你開始感到累了，而且臉色也相對難看起來，一直都很「守約」的月經也不能按時來臨了，此時的你是否感到自己如同一朵嬌豔的花兒正在逐漸枯萎？

中醫認為，女性經過生育等一系列經歷後會出現缺血現象。此時合理進補一些補血中藥是非常必要的，女性朋友可以到中藥店詢問或購買。常見的補血中藥如下：

熟　地

熟地味甘、性微溫，有補血滋陰之功。近代研究證明，本品有很好的強心、利尿、降血糖作用。

《千金要方》載有熟地膏，即將熟地 300 克煎熬 3 次，分次過濾去滓，合併濾液，兌白蜜適量，熬煉成膏，裝瓶藏之。每次服約 9～15 克，每天服 1～2 次，白開水送服。對血虛、腎精不足者，可起到養血滋陰，益腎添精的作用。

何首烏

何首烏味苦甘澀，性溫，具有補益精血、澀精止遺、補益肝腎的作用。明代醫家李中梓云：「何首烏老年尤為要藥，久服令人延年。」近代研究結果認為，何首烏含有蒽醇類、卵磷脂、澱粉、粗脂肪等。而卵磷脂對人體的生長發育，特別是中樞神經系統的營養補充，起很大的作用，且其對心臟也可起到強心的作用。

另有報導，何首烏能降低血脂，緩解動脈粥樣硬化的形成。由此可見，何首烏的益壽延年作用是由強壯神經、增強心臟機能、降低血脂、緩解動脈硬化等實現，可增強人體體質的。

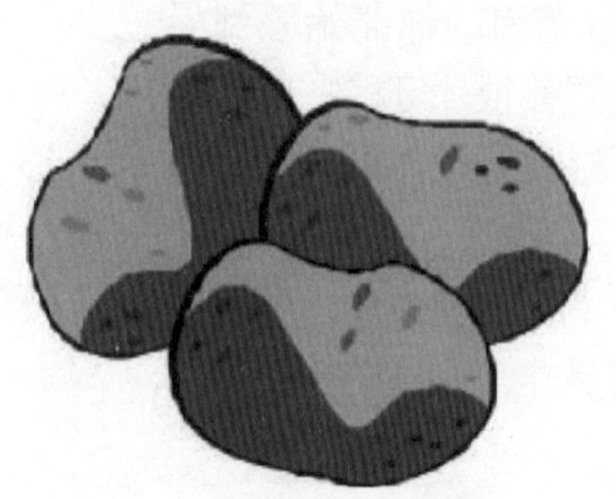

何首烏一般多為丸、散、煎劑所用。可水煎、酒浸，亦可熬膏，與其他藥物配伍合用居多。

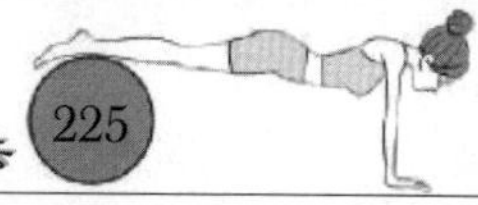

龍眼肉

龍眼肉味甘，性溫，具有補心脾、益氣血之功。《本經》謂其：「久服強魂聰明，輕身不老。」近代科學研究證明，龍眼肉的成分內含有維生素A和維生素B、葡萄糖、蔗糖及酒石酸等，據臨床研究證明，對神經性心悸有一定療效。

清代養生家曹庭棟在其所著的《老老恒言》中，有龍眼肉粥。即龍眼肉 15 克，紅棗 10 克，粳米 60 克，一併煮粥，具有養心、安神、健脾、補血之效用。每天早晚可服 1～2 碗。

阿　膠

阿膠味甘，性平，本品具有補血滋陰、止血安胎、利小便、潤腸之功效。近代研究表明，本品含有膠原、多種氨基酸、鈣、硫等成分。具有加速生成紅細胞和紅蛋白及促進血液凝固作用，故善於補血、止血。

本品單服，可用開水或熱黃酒烊化；或隔水燉化，每次3～6克。適用於血虛諸證。

紫河車

紫河車味甘鹹，性微溫，具有養血、補氣、益精等功效。近代實驗研究及臨床實踐證明，紫河車有激素樣作用，可促進乳腺和子宮的發育；由於胎盤r球蛋白含抗體及干擾素，故能增強人體的抵抗能力，具有免疫和抗過敏作用，可預防和治療某些疾病。

紫河車可單味服用，也可配方服用。若單味服用，可燉食，亦可研末服。用新鮮胎盤一個，挑去血絡，漂洗乾淨後，燉熟食用；或洗淨後，烘乾，研為細末，每次3～10克，溫水沖服。

專家寄語

在生活水準顯著提高、絕大多數人溫飽無憂的今天，營養不平衡的問題卻日益突出，尤其是產後女性，在孕育、哺乳、工作中，都要消耗大量的體液，很容易出現虛脫的症狀，頭暈眼花、身心疲憊、心累氣短等。女性朋友應根據自己的需要進行食補，比如補腎陰，有烏雞、鱉甲、龜板、枸杞子等。更重要的是要做到生活有規律，心情舒暢，積極參加戶外鍛鍊。

女性滋陰常見中藥

女性在生完孩子後，往往會出現很多不為人知的苦惱。比如，時常心煩、失眠、頭暈眼花，還伴有輕微的腰酸腿痛、月經不調等症狀。這些症狀往往使女性不知所措，工作起來更沒有信心，面對生活也覺得索然無味，經過檢查發現自己是陰虛。

中醫上有不少調理陰虛的中藥，大多性質溫和，適合日常滋補。

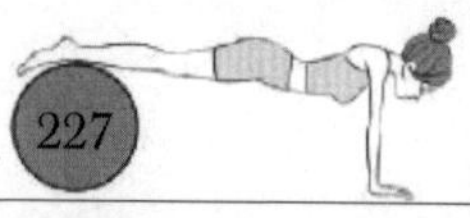

枸杞子

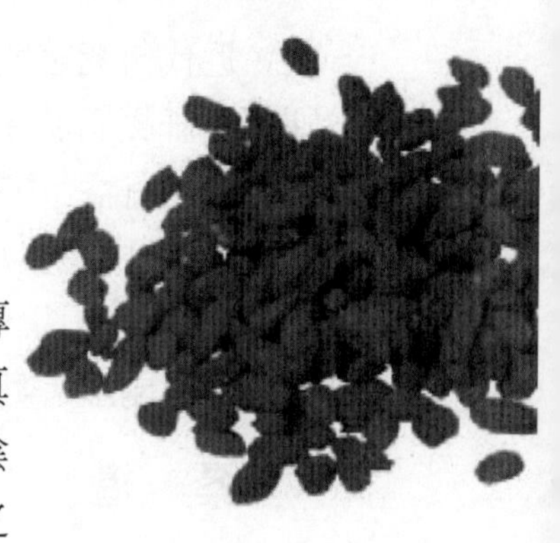

枸杞子味甘，性平，具有滋腎潤肺、平肝明目之功效 。《本草經疏》曰：「枸杞子，潤血滋補，兼能退熱，而專於補腎、潤肺、生津、益氣，為肝腎真陰不足、勞乏內熱補益之要藥。老人陰虛者十之七八，故取食家為益精明目之上品」。

經研究證明，枸杞子含有甜菜鹼、胡蘿蔔素、硫胺、核黃素、煙酸、抗壞血酸、鈣、磷、鐵等成分，具有抑制脂肪在肝細胞內沉積、防止脂肪肝、促進肝細胞新生的作用。

《太平聖惠方》載有枸杞粥：用枸杞子30克，粳米60克 ，煮粥食用，對因肝腎陰虛所致之頭暈目弦、腰膝疲軟、久視昏暗等，有一定效用。

玉　竹

玉竹味甘，性平，可養陰潤肺、 除煩止渴 ，非常適合陰虛之人。

近代研究證明，本品有降血糖作用及強心作用，對於糖尿病、心悸患者有一定作用；本品補而不膩，凡津液不足之症，皆可應用。但胃部脹滿、濕痰盛者，應慎用或忌用。日常滋補可熬製成湯。

黃　精

黃精味甘，性平，有益脾胃、潤心肺、填精髓之功效。近代研究證明，黃精具有降壓作用，對防止動脈粥樣硬化及肝臟脂肪浸潤也有一定效果。所以，常吃黃精對肺氣虛患者有益，還能降低一些心血管系統疾病的發生。

《太平聖惠方》載有取黃精法：將黃精根莖不限多少，洗淨，細切，用流水去掉苦汁。經九蒸九曬後食之。此對氣陰兩虛，身倦乏力，口乾津少有益。

桑　椹

桑椹味苦，性寒，可補益肝腎，有滋陰養血之功。

近代藥理研究證明桑椹的成分含有葡萄糖、果糖、鞣酸、蘋果酸（丁二酸）、鈣質、無機鹽，維生素A、維生素D等。臨床上用於貧血、神經衰弱、糖尿病及陰虛型高血壓。

《本草拾遺》介紹：將桑椹水煎，過濾去滓，裝於陶瓷器皿中，文火熬成膏，兌適量白蜜，貯存於瓶中。每天服二次。每次 9～15 克（約1～2湯匙），溫開水調服。具有滋補肝腎，聰耳明目之功能。

女貞子

女貞子味甘微苦，性平，可滋補肝腎，強陰明目。其補而不膩，但性質偏涼，脾胃虛寒泄瀉及陽虛者慎用。

近代研究證明：女貞子的果皮中含三萜類物質，如齊墩果醇酸、右旋甘露醇、葡萄糖。種子含脂肪油，其中有軟脂酸、油酸及亞麻酸等成分。本品有強心、利尿作用。還可治淋巴結核及肺結核潮熱等。

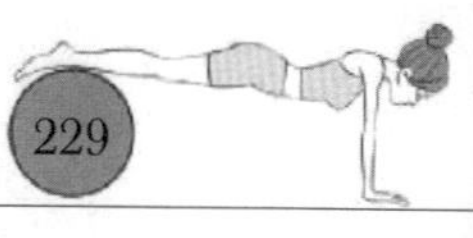

專家寄語

對於陰虛的女性可到醫院開一些中草藥來調理，也可在日常生活中用藥膳來調理，效果也是非常不錯的。下面兩款粥，就非常適合日常調理之用：

1. 補虛益肝粥：適用於頭暈眼花、雙目乾澀、腰酸腿軟、皮膚暗淡無光澤等陰虛者，也適合疲勞綜合徵患者。

主要成分：菟絲子10克、枸杞子10克、女貞子15克、桑椹15克、黑木耳6克、紫米50克、優質大米50克。

2. 養陰潤臟粥：適用於失眠、白髮、記憶力下降、便秘等，也適合疲勞綜合徵患者。

主要成分：百合10克、麥冬10克、黑芝麻10克、生地黃15克、白木耳6克、優質大米50克。

讓女性更美的幾味中藥材

現代女性大多為了追求片面的美麗，而忽視了整體的健康。中醫認為，女性疾病大多是因為氣、血、水的異常而引發的。因此，中醫養生應懂得觀察和體會體內「氣、血、水」的異常情況，進而把握患者的整體情況。比如有些女性出現臉上長青春痘、皮膚乾燥及生理期異常等這些表象，深究起來都是因為內在體質的變化不平衡而導致的。

中醫認為，根據中醫理論對這些現象進行由內而外的調理，適當配上幾味藥材，就可以讓女人擁有由內而外的美麗健康。

這些中藥可減輕痛經症狀

◇病情

有的女性在生理期前會覺得肚子脹脹的，下腹部突出，一到生理期就會便秘。經血顏色為暗沉的紅色，感覺黏稠，有時會有像豬肝色般血塊流出。經血量多，第一天比較少，但是第二天與第三天起突然變多。生理期會達七天以上。

因為血液循環不佳，所以經痛時會痛到無法忍受，甚至得無法起床走路，只能完全依賴止痛藥。

專家寄語

如果經常有上述症狀，有患子宮內膜症或是子宮肌肉腫瘤的可能。血液循環不佳的人要多活動身體，工作累了就伸展一下身體或是走動一下。要小心別受寒，不要吃冰冷食物，多吃溫性的食物。最好不要使用衛生棉條，這樣只會讓血液循環更差，使用衛生巾最好，而且要勤換衛生巾。最好多吃黑色、紅色、紫色食物，蔬菜最好都是加熱處理。避免長時間坐著，要多走路，可讓血液循環好些。可以喝些薑黃茶，中藥可用玫瑰花、紅花、山楂子。

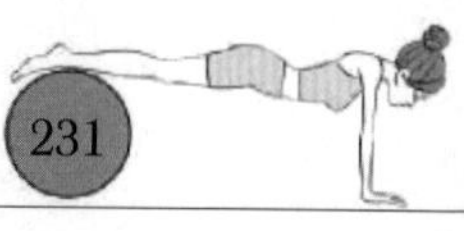

◇中藥功能搜索

1. 山楂：有降血壓、強心以及降低膽固醇的作用，並適用於動脈硬化性高血壓，又有收縮子宮、治產後腹痛的作用。

2. 紅花：《本草綱目》記載：「紅花，活血、潤燥，止痛、散腫、通經。」

3. 玫瑰花：《綱目拾遺》記載：「玫瑰花，和血、行血、健脾降火，理氣調經、滋補養顏。」

這些中藥能對付經期畏寒

◇病情

有的女性一到生理期，腹部就有受寒的感覺，經痛嚴重，一旦受寒會更嚴重，但保暖後會覺得舒服一點。生理期通常都遲來，經期會持續七天以上，經血顏色是暗紅色，會夾雜像豬肝色般的血塊流出。特別怕冷，併發虛弱型症狀的機率很高。

◇中藥功能搜索

1. 乾薑：味辛性熱，入脾、胃、腎、肺經，具有溫中散寒，通脈止血，發散諸經寒氣的功效。適用於月經不調、痛經閉經。

2. 肉桂：藥效成分主要是肉桂醛，對治癒手、腳、腰和腹部的寒冷有效。多種婦科病的中藥處方中也加入了肉桂。

專家寄語

這是典型的畏冷型。要注意保暖，尤其是下半身，可以穿厚內衣或厚襪。至於腰部以下，不要穿裙子，改穿長褲，因為要是下半身受涼，經痛會更嚴重。建議吃辣椒或紅蔥類溫性食物。生理期間若是覺得冷，可以試用保暖袋，分別敷在肚臍下方、臀部分割線上方或腳底。平常可以盆浴或泡腳來驅寒氣。建議喝薑母茶與肉桂茶，中藥可用乾薑與肉桂。

這些中藥能對付經期精神緊張

◇病情

有的女性一到生理期前就會出現精神不安定現象，情緒變得很焦慮不安，容易發脾氣。貪食與厭食兩種現象不停地重複著，經常放屁或打嗝，會亂長痘痘，不是便秘就是拉肚子。每個月的經痛症狀不同，會隨當時的身體狀況改變，在經期前會腹脹或腹痛，但月經一來這些症狀會消失。經血呈普通紅色，經期正常為4～5天。有提早或遲來的可能。

◇中藥功能搜索

1. 薄荷：發汗解表，清暑化濁，辟穢氣，清頭目。

2. 陳皮：適用於脾胃氣滯所致的脘腹脹滿、噯氣、噁心、嘔吐及濕阻中焦所致的納呆倦怠。

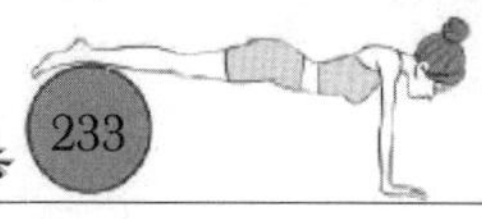

專家寄語

平常就要學習控制情緒，可以利用芳香療法來放鬆及運用呼吸法來鎮靜精神。日常生活作息要有規律，生理期可聽音樂或喝藥草茶來安撫情緒。多吃橘子或喝茶，平常房裏可以放些綠色植物，佈置一個舒適的環境。起床後可以做些簡單的伸展操，如果有時間可以去散散步，在公園中大口深呼吸。建議喝茉莉花茶與薄荷茶，中藥可試薄荷與陳皮。

這些中藥能緩解經期疲勞

◇病情

容易頭暈，一站起來就眼冒金星，皮膚摸起來粗粗乾乾的，精神不集中，總是健忘。經期疼痛雖然沒有痛到受不了的情況，但會覺得腹部不舒服，還會腰酸背痛以及併發各種不適的症狀，而這些症狀可能會持續許久。經血顏色是粉紅色或淺紅色，經血像水一樣很稀；經期很短，約3～4天，或是以前5～7天，但是往後經期越來越短。

月經遲來的情況很嚴重，經常會拖到40天以上。生理期快結束的那幾天會特別疲勞無力，即使生理期已經結束了， 還是覺得全身無力。

◇中藥功能搜索

1. 龍眼：龍眼別名桂圓。早在漢朝時期，龍眼就已作為藥用。中醫認為其性味甘溫，歸心、脾經，有滋補強體，補心安神、養血壯陽，益脾開胃，潤膚美容的功效。

2. 當歸：當歸的首要功效就是補血。對血虛引起的頭昏、眼花、心慌、疲倦、面少血色，脈細無力，最宜使用當歸。當歸不僅能補血，而且能活血，最宜用於婦女月經不調。

專家寄語

平常不要用眼或用腦過度，睡眠要充足，日常飲食生活要注意補血。應在每晚十二點以前睡覺，睡足八個小時，第二天也不要賴床。若是睡不著可以喝杯熱牛奶，吃些動物肝臟或深色食物。工作一小時就休息十分鐘，每天重要的事最好在下午三點以前做好。不要喝泡得很熱的茶水或是泡太久的茶水。宜喝棗子茶或枸杞茶，中藥可試當歸與龍眼。

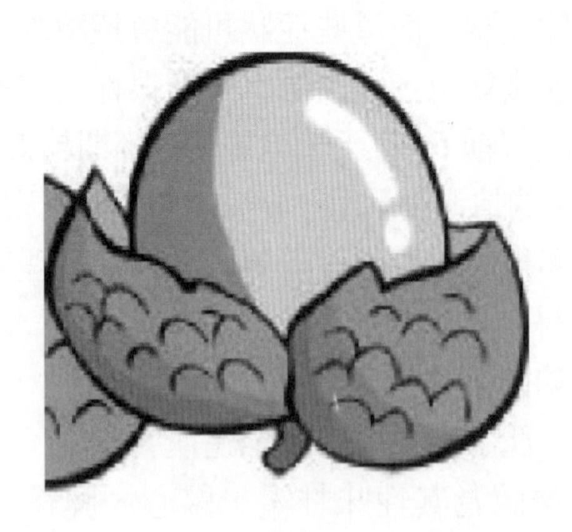

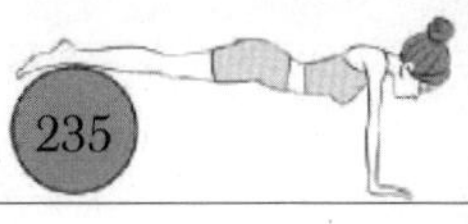

這些中藥可對付經期水腫和疲勞

◇病情

一到生理期前，腳就會水腫，甚至腫到連鞋子都穿不下，不是生理期卻出現不正常出血，容易疲勞，且腰酸背痛，食慾不振，容易感冒或拉肚子。幾乎不會出現經痛現象，但若併發血液循環不良症，經痛就會非常嚴重。

經血是淺紅色，有時量多或量少，呈兩極化，有時會流出大量的粉紅色經血。經期通常是 4～5 天，週期會越來越短，月經就容易遲來。經痛情形不嚴重，只是平常就覺得精力不夠，很容易疲倦。有的全身水腫嚴重，尤其下半身更是肥胖。

◇中藥功能搜索

1. 黃芪：黃芪是中醫最廣泛使用的藥材，性味甘溫，屬豆科植物，取用其根莖入藥，入脾經與肺經，故能補益脾胃、呼吸系統，提高免疫功能，治療所有虛弱性所引起的疾病。

2. 蓮子肉：《本草綱目》稱：「蓮子益心臟、厚腸胃、固精氣、強筋骨、補虛損、利耳目、除寒濕、止脾瀉久痢、赤白濁，女人帶下崩中諸血病。」。蓮子中鉀元素含量為所有的植物食品之冠，對維持肌肉的興奮性、心跳規律和各種代謝有重要的作用。另外，蓮心味極苦，但具有清熱、固精、安神強心、降壓之效。

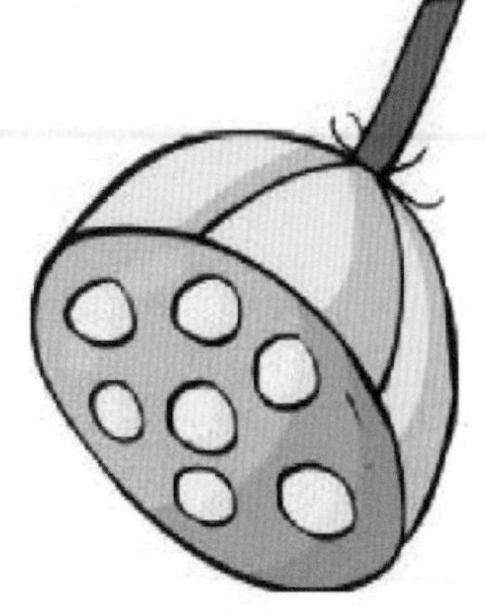

專家寄語

三餐不能少，多攝取易消化、營養均衡的食物，如五穀類與豆類。早餐一定要吃，吃東西時要細嚼慢嚥。為了要有足夠的體力，一定要睡足八個小時，但是生理期最好多睡 1～2 小時。虛弱型的人不適合做激烈運動，若是想運動，最好選晚餐後， 方式以散步走路為好。建議喝杜仲茶與高麗參茶，中藥可試蓮子肉與黃芪。

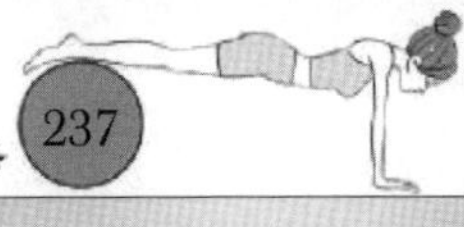

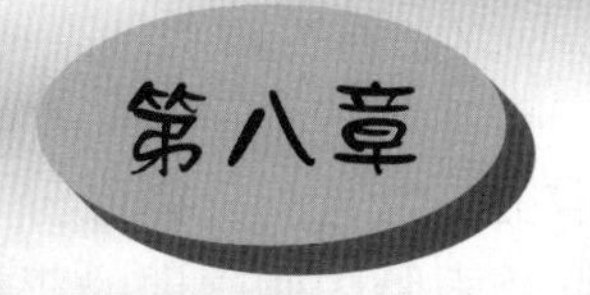

女性常見病中醫療法

有些疾病總是以各種方式困擾著多數女性，而更多的女性一遇到這些疾病就憂心忡忡，過早給自己背上了沉重的精神負擔。事實上，身體出現疾病主要是人體某個環節出了問題，並沒有什麼大不了的，關鍵在於自己是否能科學地認識到疾病的存在和發生的原因，然後有針對性地治療。

中醫治療講究機體調理，透過食療、中藥、按摩等多種方式，使你逐漸恢復到健康的狀態之中。

女性生殖器構造及功能

女性生殖器一般分為外生殖器和內生殖器兩個部分。女性外生殖器是指生殖器官的外露部分，又稱為外陰，包括恥骨聯合至會陰及兩股內側之間的組織，主要由陰阜、大陰唇、小陰唇、陰蒂、陰道前庭、前庭球、前庭大腺、尿道口、陰道口及處女膜組成。女性內生殖器包括陰道、子宮、輸卵管、卵巢等。

女性生殖器官的各自位置與功能如下。

陰阜：

即恥骨聯合前面隆起的脂肪墊部分，青春期時皮膚上開始生長陰毛。

陰唇：

大陰唇為靠近兩股內側的一對隆起的皮膚皺襞；小陰唇是位於大陰唇內側的一對薄皺襞。

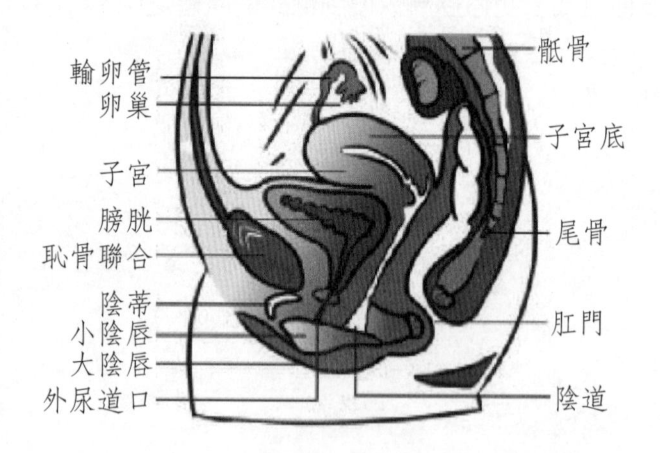

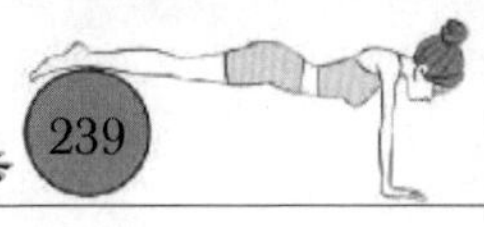

生育後的女性由於分娩影響，大、小陰唇向兩側分開，未婚女性為自然合攏狀態，遮蓋陰道口及尿道口，能起到一種保護作用，同時對性刺激都比較敏感，特別是小陰唇興奮時可使陰道有效長度增加。

陰蒂：

為兩側小陰唇之間頂端的小突起，相似於男性的陰莖海綿體組織。因為陰蒂富含神經末梢，所以感覺極靈敏，常作為性交前喚起女性性慾的重要部位。

陰道前庭：

為兩小陰唇之間的菱形區，在此區域內，前方有尿道，後方有陰道開口，前庭球和前庭大腺也在此中。前庭球前部與陰蒂相連，後部與前庭大腺相鄰；前庭大腺則位於大陰唇後部，如黃豆大，左右各一。前庭球的表面和前庭大腺一樣，都被球海綿體肌所覆蓋。前庭大腺在女性性慾較高及性交時可分泌黃白色黏液，起滑潤作用。

處女膜：

為覆蓋於陰道口表面的一層薄膜，中間有孔。在第一次性生活時，處女膜易破裂且伴有少量出血及輕度疼痛。

女性內生殖器是指生殖器的內藏部分，主要由陰道、子宮、輸卵管及卵巢組成，後面兩者常被稱為子宮附件。內生殖器主要有著產卵和每月排卵以及分泌雌性激素等功能，維持女性特有的生理特徵和性機能。

陰道：

為內外生殖器之間的管狀通道，連接子宮頸與外陰。陰道是女性的一個重要器官，其既是女性月經排出的通道、性愛的器官，也是胎兒分娩的器官。陰道的鬆緊及陰道的長度直接與進行性活動有關，合適的陰道長度是男女獲得滿意性活動的重要條件。同時，陰道還是月經血排出及胎兒娩出的通道。另外，由於陰道內保持著相當強的酸性，能很好地防止細菌感染。

子宮：

分為子宮頸及子宮體兩部分，像一個倒置的梨形。子宮頸開口於陰道內，向內膨大的部分是子宮體部。子宮的上部較寬，呈三角形，即子宮體；子宮體的頂部有膨出，稱為子宮底；子宮底的兩側與輸卵管相通，稱子宮角；子宮的下部呈圓柱形或菱形，即子宮頸。子宮體內有子宮內膜覆蓋，子宮內膜週期性地增殖和剝離，即為月經，一般28天為一個週期。子宮不僅是受精卵發育成長為胎兒的場所，其收縮力也是女性分娩的主要產力來源。

輸卵管：

是一對彎而長的喇叭形管道，內側端接子宮的兩角，外側端游離在腹腔內。它不僅是卵子、精子相遇結合受精的必要場所，同時，輸卵管的通暢程度及蠕動強弱對受孕能否成功及繼續妊娠的影響也極大。

卵巢：

位於子宮的兩側，是產生卵子和分泌女性激素的場所。卵子的發育、成熟、排出及黃體形成是生殖過程的重要環節。卵巢的外表大小會隨年齡而變化，在女性青春期前，卵巢表面光滑；在青春期開始排卵後，表面呈現凹凸不平的瘢痕；到了女性絕經期後，卵巢便開始逐漸萎縮變硬。卵巢是橢圓形的，如杏核大小。雖然卵巢體積小，但它卻是人體內的重要器官，是女性的生殖腺，不能小看。

在女性青春期後，卵巢會週期性地產生卵子、排出卵子，並分泌雌激素。所分泌的雌激素被血液吸收後傳播全身，以維持女性特有的生理特徵和性功能。

單純性外陰炎

疾病特徵

由於外陰部暴露於外，又與尿道、陰道、肛門毗鄰，局部經常濕潤，細菌容易繁殖，並與外界接觸較多，易受各種刺激等。所以，外陰部容易發生炎症。

單純性外陰炎主要是指外陰部的皮膚或黏膜被細菌等感染所造成的外陰發炎。一般分為急、慢性兩種。

在急性期可見外陰腫脹、充血、糜爛，有時形成潰瘍或成片的濕疹。此時，女性可能會感到外陰部灼熱、瘙癢或疼痛，排尿時更是如此。在嚴重時，可能出現腹股溝淋巴結腫大、體溫升高、白細胞增多等情況。

慢性炎症時，外陰瘙癢，可因反覆搔抓而出現粗糙增厚情況，或出現苔蘚樣改變。

這是一種比較常見的女性疾病，一般由於外陰部發生感染而導致，可分爲急性和慢性兩種，主要以外陰部灼熱、瘙癢或疼痛等爲症狀，從年齡較小的女性到老人均有可能發生。

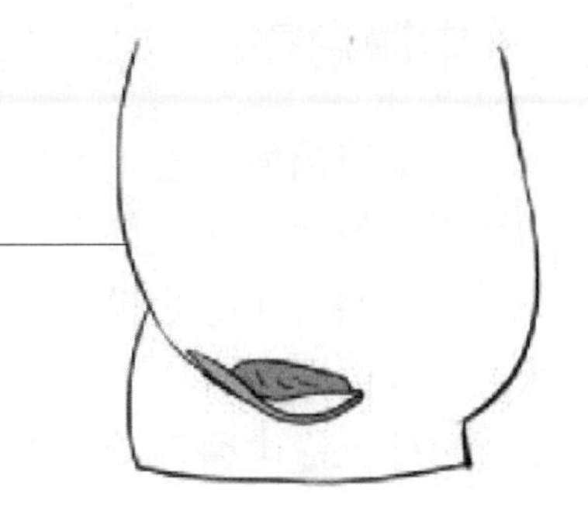

發病原因

本病的發病原因主要是因為不注意外陰衛生而受到刺激。一般有以下幾種刺激因素：

◇陰道分泌物刺激

由於陰道分泌物增多或經血、月經墊刺激，特別是宮頸炎及各種陰道炎時，分泌物增多，流至外陰，均可產生不同程度的外陰炎。

◇其他因素刺激

例如，糖尿病患者的含糖尿液直接刺激，尿瘻患者的的尿液長期浸漬，糞瘻患者腹瀉時的糞便刺激，腸道蟯蟲等因素。

◇混合性感染

多方面的刺激常會引起混合性感染，致病菌常為葡萄球菌、鏈球菌、大腸桿菌以及變形桿菌等。

一般情況下，因為陰部激素的作用而不容易引起炎症，但在抵抗力減弱的時候，也容易發生感染。所以，本病多發生在年齡較小的女性、老人、孕婦和有糖尿病的女性患者中。

中醫治療

從中醫角度來看，治療單純性外陰炎，應保持外陰部的清潔、乾燥，避免搔抓，特別是在月經期間更要注意這一點。同時，不穿化纖的內褲及牛仔褲。在急性期應注意休息，禁止性生活。

另外，從中醫理論上來看，單純性外陰炎屬於濕熱，所以應用清熱解毒、解毒止癢的中草藥來進行相應的治療。下面提供一些中醫治療方法：

◇中藥內服

【原材料】

玄參 15 克、麥冬 9 克、蒲公英 10 克、紫花地丁10克、梔子 9 克、龍膽草 9 克、白芍12克、丹參30克、靈脂9 克、香附 15 克。

【使用方法】

將藥物放入沙鍋中，加水，急火煮沸，再煎 5～10 分鐘即可服用，每天一劑即可。

◇中藥外洗

【原材料】

虎杖 100 克、苦參 50 克、木槿皮 50 克。

【使用方法】

將藥放入沙鍋中，加水4500毫升，煎取4000毫升藥汁。過濾待溫後，再取2000毫升，放入浴缸中，坐浴10～15分鐘，每天 2 次，7 天為 1 個療程。

特異性外陰炎

疾病特徵

一般來說，特異性外陰炎以黴菌、滴蟲感染為主，下面主要介紹這兩種疾病。當女性患有黴菌性外陰炎時，容易出現白帶增多及外陰、陰道搔癢和灼痛情況，這一點排尿時顯得尤為明顯。同時，還可能有尿頻、尿痛及性交痛情況。典型的黴菌性陰道炎，表現為白帶黏稠，呈白色豆渣樣或凝乳樣，有時白帶稀薄，含有白色片狀物或表現正常。由於黴菌性外陰炎經常與黴菌性陰道炎並存，此病也被稱為黴菌性外陰陰道炎。

當女性患有滴蟲性陰道炎時，一般在陰道黏膜可以看到紅色小顆粒或瘀點；陰道內有多量黃綠色或灰色泡沫分泌物流出，有腥臭味，有時會混有少許血液或為分泌物較膿；分泌物流出時會刺激外陰，使人有癢感，並使外陰發紅，甚或出現炎性潰瘍；在性交時會感到疼痛，並可能伴有尿痛、尿頻等症狀。

發病原因

黴菌性外陰炎是一種類酵母菌引起的，主要是念珠菌感染外陰部所引起的疾病。其實，念珠菌本來就存在於女性陰道中，但並不會致病。只有當女性出現機體抵抗力降低的情況，如糖尿病、懷孕、長期服用抗生素等，這時念珠菌會增殖而致病。

滴蟲性外陰炎常繼發於滴蟲性陰道炎，主要是陰道毛滴蟲所引起。一般是由性交感染，也可以由浴池、游泳池、不潔內褲等途徑感染。

在中醫理論中，滴蟲性外陰炎相當於中醫所說的「蟲蝕」、「陰癢」病，認為是脾虛濕熱，濕熱蘊腐成蟲所導致，或肝經鬱熱，蘊熱成蟲所導致。

中醫治療

對於特異性外陰炎，可以採用如下中醫治療方法：

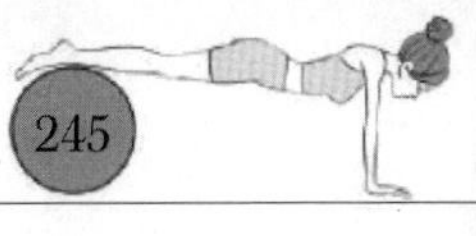

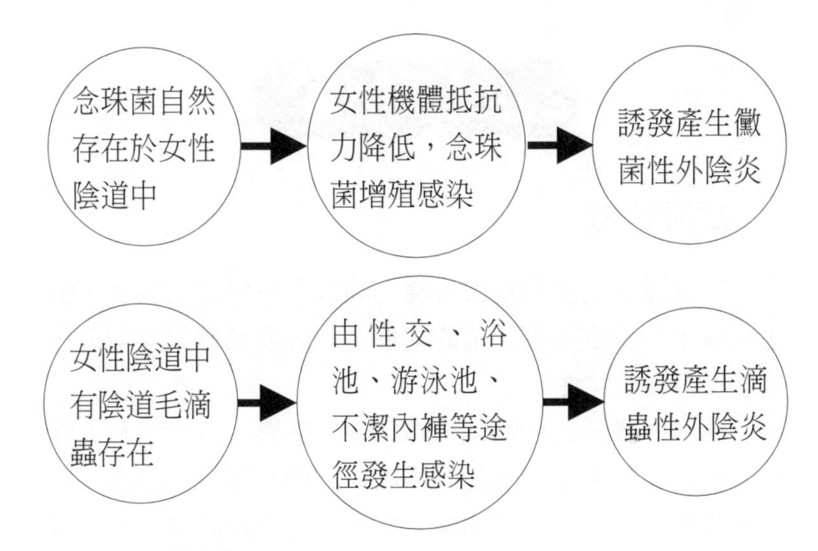

◇**中藥內服**

【原材料】

川萆薢 12 克、黃檗 9 克、薏苡仁 9 克、土茯苓 12 克、丹皮 9 克、澤瀉 9 克、蒼朮 9 克、地膚子 9 克、蛇床子 10 克、白朮 10 克、炙甘草 3 克。

【使用方法】

這個方劑對於滴蟲性外陰炎有一定的效果，具體服用劑量，應諮詢中醫醫師。

◇**中藥外洗**

【原材料】

鶴虱 30 克，苦參、狼毒、蛇床子、歸尾、靈仙各 15 克。

【使用方法】

將藥物放入砂鍋中煎好，取汁去渣，薰洗坐浴，可以用來治療滴蟲性外陰炎。

外陰搔癢症

疾病特徵

外陰搔癢症主要是由各種不同病變所引起的症狀，但也可發生於外陰完全正常的女性，一般多見於更年期或接近於更年期的女性。

外陰搔癢多位於陰蒂、陰阜、小陰唇，也可波及大陰唇、會陰，甚至能波及肛門周圍。一般為陣發性發作，也有持續性的，大多夜間加劇。無原因的外陰瘙癢一般僅發生在生育年齡或絕經後女性，多波及整個外陰部，但也可能僅局限於某部或單側外陰。

外陰搔癢的症狀時輕時重，重者會使女性感到坐臥不寧，影響工作和休息。雖然瘙癢十分嚴重，甚至難以忍受，但局部皮膚和黏膜外觀正常，或僅有因搔抓過度而出現的抓痕、血痂及苔蘚樣硬化等改變。

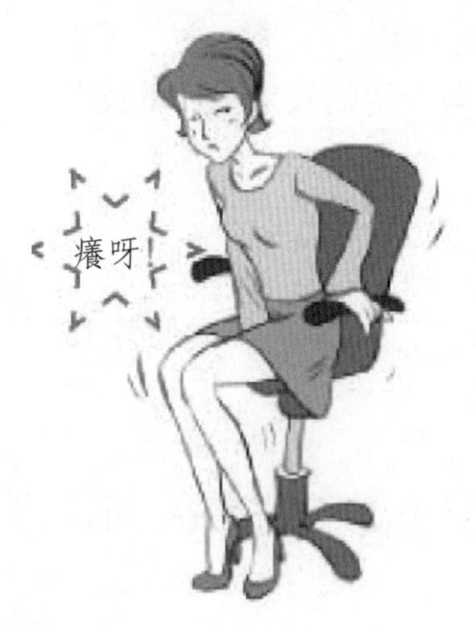

發病原因

引起外陰瘙癢的原因有很多，可能與雌性激素減少有關，但也有無原因可查的外陰瘙癢。一般來說，除了雌性激素減少的原因之外，引起外陰瘙癢的原因主要有以下幾種：

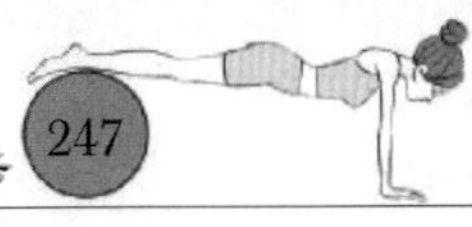

◇感染因素

滴蟲感染或黴菌致病是比較常見的引起外陰瘙癢的原因，如念珠菌陰道炎、滴蟲性陰道炎、淋菌性陰道炎等。另外，陰虱、陰部疥瘡及有些性病等也會出現外陰瘙癢。

◇外陰局部病變因素

外陰皮膚病，如外陰濕疹、神經性皮炎、慢性外陰營養不良、外陰腫瘤等，均能成為引起外陰瘙癢的原因。

◇不良的衛生習慣

如果在平時不注意清潔外陰，使陰道分泌物或經血積存於陰部，長期刺激外陰可引起瘙癢。另外，如果每日數次清洗外陰，或接觸一些有刺激性的物品，也可能會引起瘙癢。

◇衣著不適

化纖內褲或使用橡膠、塑膠質地的月經帶，可能會使外陰皮膚通風不暢，而出現瘙癢。

◇全身性疾病

維生素 A 及維生素 B 缺乏、黃疸、貧血、白血病等疾病可能引起外陰瘙癢；糖尿病患者的糖尿刺激外陰，也可能引起外陰瘙癢。

中醫治療

中醫認為，外陰為足厥陰肝經所經過，若蟲菌或濕熱蘊於肝經都可引起外陰瘙癢出現；陰虛血燥，絡脈失養也可引起外陰瘙癢。下面提供一些中醫治療方法。

◇方法一

【原材料】

粉萆薢 12 克、地膚子 10 克、白鮮皮 10 克、龍膽草 9

克、生山梔 12 克、黃芩 9 克、知母 10 克、黃檗 10 克、澤瀉 15 克、木通 9 克、苦參 10 克、赤芍 12 克。

【使用方法】

如果有舌苔黃膩情況，可用蒼朮 9 克、薏苡仁 12 克；如果有便秘，可加生大黃 3 克（後下）。具體服用劑量，應諮詢中醫醫師。

◇方法二

【原材料】

百部30克、黃芩 12 克、鶴虱 15 克、山梔 10 克、土茯苓 20 克、茵陳 12 克、蒼朮 12 克、厚朴 9 克、車前子 10 克、薏苡仁 12 克、桑白皮 10 克、生甘草 3 克。

【使用方法】

如果有帶黃泡沫狀的女性，可以加丹皮 10 克、椿根皮 10 克；如果帶下呈豆渣樣的女性，加粉萆薢 12 克。具體服用劑量等應諮詢中醫醫師。

陰道炎

疾病特徵

陰道炎是陰道黏膜及黏膜下結締組織的炎症，也是女性的常見病。對於正常女性來說，陰道對病原體的侵入有著強大的自然防禦功能，一般情況下不會出現疾病。但當陰道的自然防禦功能遭到破壞後，病原體容易侵入，會導致陰道炎症。

常見的陰道炎有細菌性陰道炎、滴蟲性陰道炎、黴菌

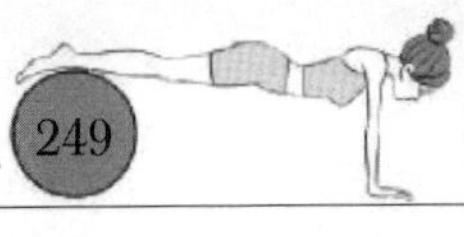

性陰道炎等。細菌性陰道炎患者的陰道分泌物增多，呈灰黃色，稀薄，可能會出現魚腥臭味的灰白色白帶。滴蟲性陰道炎患者主要是陰道分泌物呈黃色，帶有泡沫並有惡臭，外陰有搔癢、灼痛的感覺。黴菌性陰道炎患者表現為陰道黏膜紅腫、糜爛，白帶多，呈凝乳狀或為片塊狀，外陰有搔癢、灼痛感。

陰道炎有很多種，常見的有細菌性陰道炎、滴蟲性陰道炎、霉菌性陰道炎等。總的來說，這些陰道炎都可以由陰道分泌物情況、氣味情況和自身感覺來判斷。

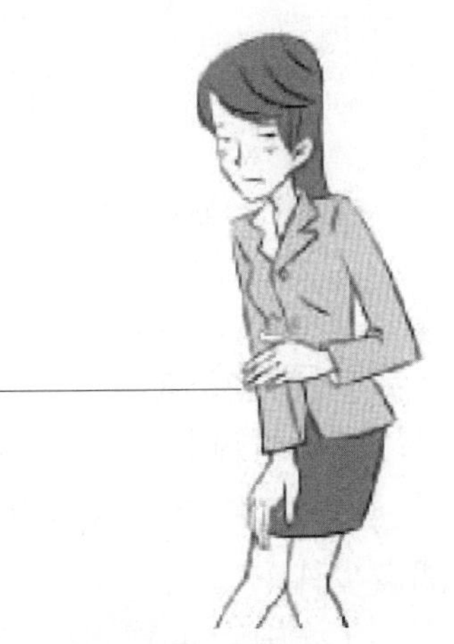

發病原因

西醫認為女性陰道的環境經常受到身體的代謝產物、細菌本身的產物，以及一些外部因素的干擾而不穩定。由於陰道內部環境的關係，加上陰道菌群之間彼此制約平衡，使一些病理細菌並不能使人致病。但當平衡被打破時，病理細菌增殖，便能對人體產生影響，使人致病。各種陰道炎的產生也就是這個原因。

在中醫理論中，陰道炎屬於中醫的「帶下」、「陰癢」範疇，一般認為是濕熱蘊結、蟲蝕陰中所導致。

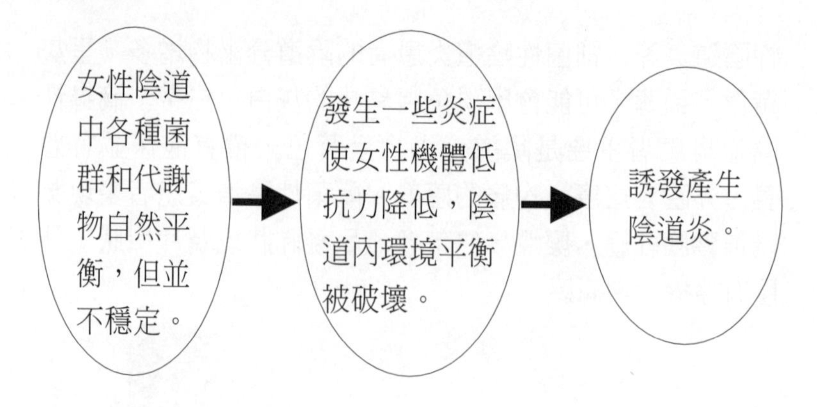

中醫治療

陰道炎的中醫治療方法很多，下面列出一些以供參考：

◇日常食療

【原材料】

烏雞 500 克、白果 10 枚、蓮子肉 30 克、糯米 15 克、胡椒少許。

【使用方法】

將烏雞處理乾淨，把白果、蓮子肉、糯米、胡椒分別洗淨裝入雞腹腔內，封口後放至燉盅內，放水並加蓋。文火燉 2～3 小時至雞熟爛後，調味即可食用。這款食療方對於細菌性陰道炎有一定功效，可分 2～3 次食用，飲湯，食肉、白果等。

◇中藥內服

【原材料】

去皮鴉膽子 20 個。

【使用方法】

將鴉膽子放入砂鍋，加水 1 杯半，然後煎至半茶杯，

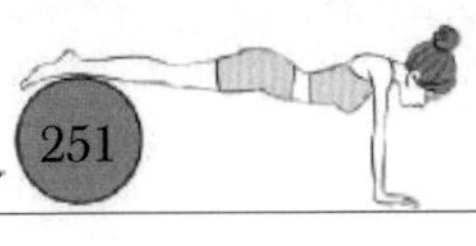

取出濾渣取汁。將煎好的藥汁倒入消毒過的碗內，用大注射器將藥汁注入陰道。每次注20～40毫升，一次即可，情況較重可進行 2～3 次。鴉膽子殺蟲祛濕，可以治療滴蟲性陰道炎。

◇**中藥外洗**

【原材料】

丁香 12 克、藿香 30 克、黃連 15 克、大黃 30 克、龍膽草 20 克、枯礬 15 克、薄荷 15 克、冰片 1 克。

【使用方法】

將藥物水煎後外洗，浸泡外陰 1 ～ 2 次，每次 30 分鐘，每天 1 劑即可，連續用藥 12 天為 1 個療程。此外洗方具有清熱解毒、殺蟲止癢作用。薰洗外陰既可以減輕症狀，又能抑制消滅念珠菌等病理細菌，對於急性黴菌性陰道炎的女性效果較好。需要注意的是，病情得到改善並不能肯定黴菌性陰道炎已經痊癒，最好完成全部療程，然後復查，連續 3 個月後仍為陰性，才是徹底治癒。

子宮內膜異位症

疾病特徵

子宮內膜異位症是一種女性常見病，也是造成女性不孕的可能原因。因為某種因素，使女性的子宮內膜生長在子宮腔以外的部位，即為子宮內膜異位症。如果異位在子宮肌層，則稱為「子宮肌腺症」；如果異位在卵巢，則稱「卵巢巧克力囊腫」。

子宮內膜異位症在早期並無明顯症狀，但在出現下列現象時，最好及時就醫；一是經期下腹、腰疼痛；二是性交時疼痛；三是經前或經期中發生便秘或排便疼痛。

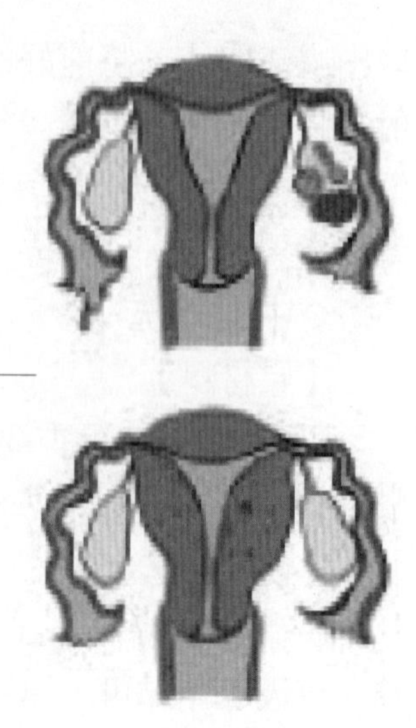

子宮內膜異位症早期無特殊症狀，因此在疾病早期不容易判斷，只有當不適感出現後才比較容易判斷。主要症狀為：在經期時下腹、腰有疼痛感覺；性交時有疼痛感，或感到不適；在經前或經期中，可能會發生便秘或排便時疼痛。本病患者一般在30～40歲較多，但現在20歲左右的患者也不少，所以需要女性多加注意。

發病原因

子宮內膜異位症的發病原因，到目前為止還不十分清楚。目前，關於其發病原因主要有以下幾種看法：在月經期，脫落的子宮內膜碎片由輸卵管進入盆腔增殖而形成；在子宮內膜形成時，在子宮壁以外的地方也產生了與子宮內膜相同的組織。另外，子宮內膜異位與卵巢分泌的雌性激素有著很大的關係。

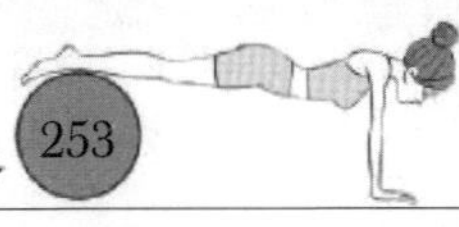

子宮內膜異位症的表現與中醫學的痛經等病症有一定的相似之處，被歸納為中醫的「痛經」、「不孕」的範疇。

中醫治療

中醫認為瘀血阻滯是子宮內膜異位症發生的主要病機，因此治療基本法則是活血化瘀，調整機體的內環境來治療本病。下面介紹一下相關的中醫治療方法：

◇日常食療

【原材料】

母雞1000克、田七20克、去核紅棗10枚、龍眼肉 1 湯匙、生薑等調味料適量。

【使用方法】

將雞宰殺，並處理乾淨；將田七用溫水浸軟後切成薄片，生薑洗淨切片；將雞、田七、紅棗、龍眼肉以及生薑，一起放入器皿中，加入適量滾開水， 用中火煮 40 分鐘左右，食用時放精鹽即可。這款食療方有很好的補血益氣作用，適用於子宮內膜異位症的女性。

◇中藥內服

【原材料】

當歸、赤芍、丹皮、黃芩各 12 克，山梔子、鬱金、柴胡、炒香附、白芥子各 10 克，生甘草 6 克。如果女性體溫較高可以加丹參、白薇、青蒿各15 克；腹痛強烈的可以加炒川楝子、元胡、土元各 6 克；心煩易怒、口苦的患者可以加夏枯草 15 克、龍膽草 6 克；經行不暢的可以加川牛膝、紅澤蘭各 12 克；大便秘結的可以加酒制大黃 10 克，鬱李仁 12 克。

【使用方法】

這是一款具有行氣解鬱、清熱降火、活血化瘀功效的藥方，對於熱灼血瘀型子宮內膜異位症有較好的功效。不過對於具體服用劑量等細節，應諮詢中醫醫師。

◇**中藥灌腸法**

【原材料】

丹參、石見穿各 30 克，赤芍、三棱、莪朮各 15 克。

【使用方法】

加水濃煎後取汁 100 毫升，在月經乾淨後作保留灌腸，每天 1 次，每個月經週期 10 次，3 個週期為 1 療程。本方有化瘀消症、活血止痛的功效，對於各型子宮內膜異位症都有一定的功效。

子宮頸糜爛

疾病特徵

子宮頸糜爛是女性的一種多發病，也是慢性子宮頸炎的併發症。其實，子宮頸糜爛並不是真正的糜爛。而是子宮頸表面的鱗狀上皮因發生營養障礙而脫落，暴露出了黏膜下的組織，由於覆蓋面的新生上皮菲薄，甚至可以看到下方的血管和紅色的組織，看上去就像真正的糜爛，所以才稱之為宮頸糜爛。另外，如果子宮頸管部組織突出到了陰道，也被稱為是子宮頸糜爛。

白帶增多是子宮頸糜爛的主要症狀，有時甚至是惟一

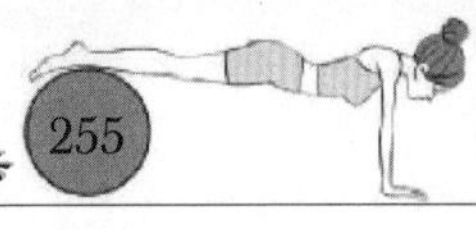

症狀。白帶呈黃色膿性、黏稠狀，偶爾會帶有少量血液。子宮頸糜爛情況加重時，可能會刺激膀胱出現尿頻、尿痛症狀，或表現為性交後出血。

子宮
子宮頸
陰道

發病原因

子宮頸糜爛的發生通常是分娩、流產、產褥期感染、手術操作或機械刺激、病原體侵入等，引起感染所致。但雌性激素分泌過多、月經週期過短或持續時間過長的女性也容易發生子宮頸糜爛。另外，有不潔性生活，或對陰道清洗過度，破壞了陰道內的菌群環境，也可能會出現子宮頸糜爛的情況。

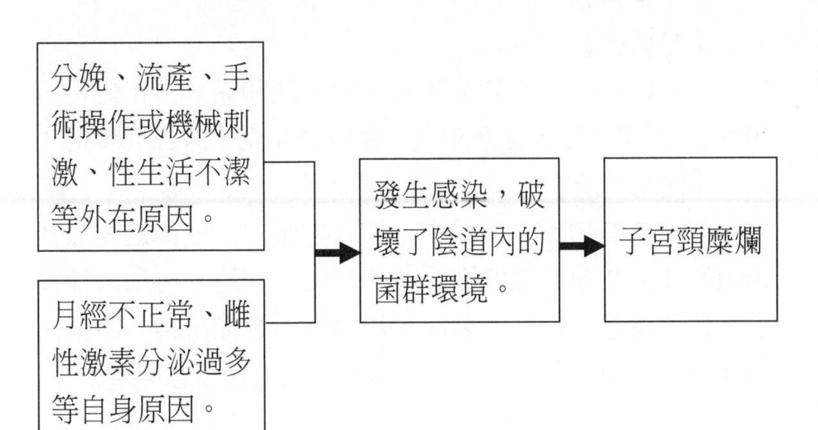

中醫治療

根據中醫理論來看，如果能根據女性身體的不同狀況，辯證治療，有針對性的選擇用藥，內服以扶助正氣、清熱利濕、消炎止痛，外用控制炎症的發展，這樣既能改善症狀，又不傷正氣，效果較好。下面簡單介紹一些有效的中醫治療方法。

◇中藥內服

【原材料】

馬齒莧30克、敗醬草18克、紫花地丁18克、白花蛇舌草20克、甘草10克、仙鶴草12克、蒲公英20克、白朮12克、黃芪20克、連翹12克、紫草20克、雲苓20克、澤瀉15克。

【使用方法】

此方具有清熱解毒、利濕的功效，適用於子宮頸糜爛。具體服用劑量應諮詢中醫醫師。

◇中藥沖洗

【原材料】

劉寄奴60克、敗醬草30克、山慈菇30克、白花蛇舌草100克、黃檗30克、苦參30克、金銀花30克、蒲公英60克。

【使用方法】

將上述藥物放入砂鍋中，加入適量水，煎湯過濾取汁1000毫升。在藥汁溫度降至20～25攝氏度時，可用來沖洗子宮頸。讓患者仰臥、曲腿，用擴陰器擴開陰道，將藥湯用膠皮管沖洗宮頸。每天 1 次即可，治療期間忌房事。

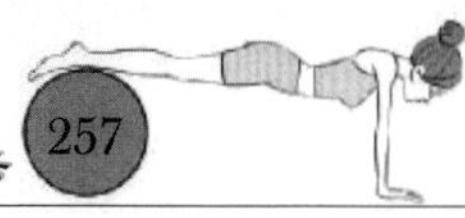

◇中藥外貼

【原材料】

兒茶、苦參、黃檗各25克，枯礬20克，冰片5克，香油適量。

【使用方法】

將藥物一起研成細末，取適量香油調成糊狀。用棉球清拭陰道後，再將帶線棉球蘸調好的藥糊放在糜爛面上，24小時後取出。一般隔 2 天上藥 1 次，每10 次為 1 療程。

子宮肌瘤

疾病特徵

子宮肌瘤，又稱子宮平滑肌瘤，是女性的一種常見良性腫瘤，一般在30歲以上的女性患此病比較多，但20多歲的患病女性也在增加。由於有少數病例發生惡變，所以也

子宮肌瘤雖然是一種常見的良性腫瘤，不過也會讓人感到擔心。一般來說，出現月經過多、經期延長、不規則陰道流血等情況，就要引起注意，最好去醫院檢查一下。

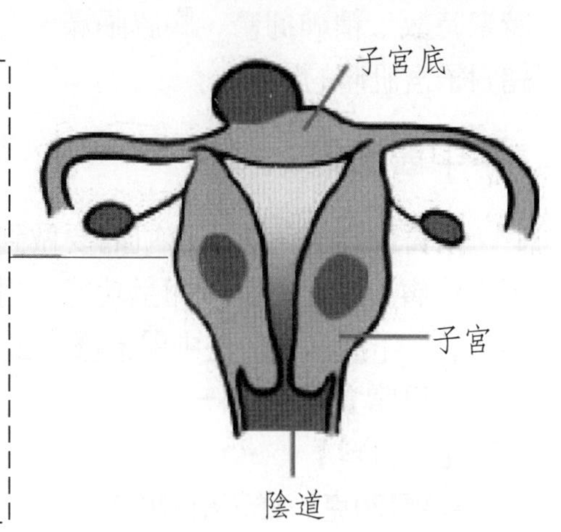

讓很多女性在被查出患有子宮肌瘤後感到憂心不已。

子宮肌瘤患者早期大多數並沒有什麼自覺症狀，所以很難被發現。一般來說，子宮肌瘤的主要症狀是月經過多、經期延長、不規則陰道流血以及由此引起的貧血和心臟功能障礙等。此外，還有的女性在下腹可能出現硬塊，少數有疼痛及壓迫症狀，引起下腹墜痛及腰背部酸痛情況，或者便秘、尿頻等。

發病原因

子宮肌瘤的發病原因目前不是十分清楚，研究認為可能與雌激素分泌過於旺盛，及長期受雌激素刺激有關。一般來說，雌性激素分泌旺盛的時候，20～40歲女性的肌瘤比較容易長大，而絕經後的女性則相對會變小。

中醫認為，情緒對於子宮肌瘤也有很大的影響。相關中醫著作中提到：「氣滯，七情內傷，肝失條達，血行不暢滯於胞宮而致，表現為下腹痞塊，按之可移，痛無定處時聚時散，精神抑鬱，胸脇脹滿。」也就說明了不良的情緒對子宮肌瘤的影響。

中醫治療

中醫認為，治療子宮肌瘤要做到消瘤不忘止血，止血不忘消瘤，並兼顧調理卵巢功能。用藥不可過猛，以免損傷元氣。下面列舉一些中醫治療方法：

◇日常食療方法一

【原材料】

鮮藕120克、鮮茅根120克。

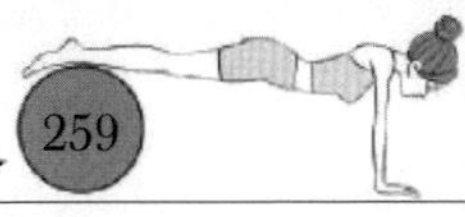

【使用方法】

將鮮藕、鮮茅根洗淨，並把鮮藕切片、鮮茅根切碎，用水煮煮開後，濾渣取汁當茶飲。此方滋陰涼血，祛瘀止血，適宜月經量多的女性。

◇日常食療方法二

【原材料】

益母草 50～100 克、陳皮 9 克、雞蛋 2 個。

【使用方法】

將上述材料加水適量共煮，蛋熟後去殼，再煮片刻，吃蛋飲湯。月經前每天 1 次，連服數次。

◇中藥內服

【原材料】

王不留行100克，夏枯草、生牡蠣、紫蘇子各30克。

【使用方法】

患病女性如果白帶較多，可以加山藥30克、海螵蛸18克、白朮18克、赤芍10克、鹿角霜10克、茜草9克共煎；如果月經淋漓不斷，可以加黃芪30克、海螵蛸18克、白朮18克、熟地15克、當歸10克、白芍10克、茜草 9 克；如果下腹刺痛，可以加赤芍12克、桃仁10克、丹皮 9 克、茯苓 9 克、桂枝 9 克、水蛭 6 克。藥物放砂鍋中用水煎，每天 1 劑，分 2 次服，1 個月為 1 個療程。

◇推拿按摩

【按摩手法】

患病女性仰臥，按摩者站於其身旁，用拇指指腹按揉神闕、氣海、關元、天樞、四海、歸來、子宮、氣衝、血海、三陰交穴，每穴按 1 分鐘即可；再把手掌搓熱後，放置於女性小腹部，沿順時針方向摩腹 36 圈，再改逆時針方向摩腹 36 圈；最後用手掌自上而下平推腰背部 10～15 次，當女性自感酸脹後即可。

【使用方法】

每天按摩 1 次，10 次為一療程，經期時停止按摩。

子宮附件炎

疾病特徵

在子宮的左右兩邊各自有卵巢和輸卵管，均為左右對稱分佈，這部分也統稱為子宮附件，由此引起的炎症則為子宮附件炎。該炎症波及輸卵管，並繼續擴展引起卵巢炎，由於輸卵管與卵巢合併發炎，故也稱為輸卵管卵巢炎。

子宮附件炎通常多發於生育期的女性，有急、慢性的區分。急性期症狀為惡寒、發燒、下腹部疼痛、噁心、嘔吐等，膿性分泌物增加，甚至可能會有體溫的升高或者伴

子宮附件炎其實是一種統稱，主要指子宮左右兩邊的卵巢和輸卵管引起的炎症，有時該炎症還會波及輸卵管，並繼續擴展引起卵巢炎。

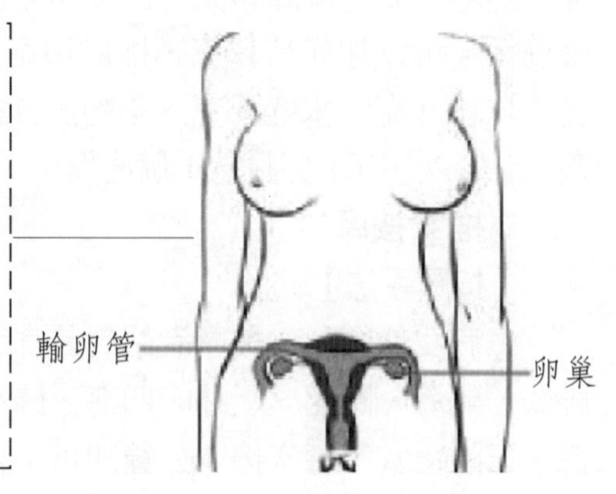

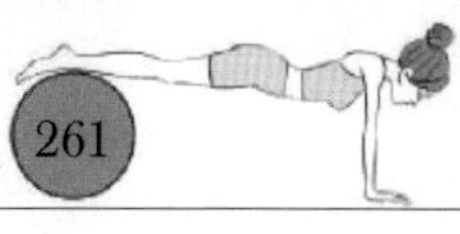

有血常規的升高。慢性期則表現為下腹部鈍痛、腰痛、月經期加重，同時可能出現分泌物增多或經期外出血；當然慢性期可能沒有全身症狀，僅僅表現為一側腹痛，或有隱隱作痛。

發病原因

一般來講，子宮附件炎是由於致病微生物侵入生殖器官後，引起輸卵管、卵巢感染的女性常見疾病。病原菌有大腸桿菌、葡萄球菌、淋球菌等，不過近年來由衣原體引起的附件炎患者也在增加。衣原體主要是由性交感染的，但引起症狀較輕。

由於附件炎有下腹疼痛、帶下增多、盆腔包塊及不孕等症狀，所以中醫認為附件炎屬於中醫的「帶下病」、「少腹痛」、「經病疼痛」等範疇。其發生是因為女性體質虛弱，或不注意衛生，感染了濕濁邪氣所致。

中醫治療

中醫治療附件炎，一般採用扶正固本，清熱解毒、祛濕、利水、消炎、止痛、活血化瘀、統籌兼顧的治療原則。下面列舉一些中醫治療方法：

◇日常食療方法一

【原材料】

敗醬草45克、紫草根15克、紅糖適量。

【使用方法】

將敗醬草、紫草根放入砂鍋中煎煮，濾後去渣取汁，將藥汁加入紅糖一起服用。此方具有清熱解毒利濕的作用，適宜於患子宮附件炎的女性。

◇日常食療方法二

【原材料】

馬齒莧15克、蒲公英15克、大米適量。

【使用方法】

將馬齒莧、蒲公英放入砂鍋中，加水煎煮，去渣取汁，並與大米一起煮粥，熟後可適當放入冰糖調味服食。此方具有很好的清熱解毒作用。

◇中藥內服方法一

【原材料】

金銀花60克、生地20克、黃芩10克、木香6克、甘草10克、當歸10克、川芎10克、 白芍15克、川楝子10克、元胡10克、芡實20克、薏米30克、黃芪20克。

【使用方法】

如患病有月經不暢的情況，可以將甘草改為坤草。每天 1 劑，水煎分 2 次服，10日為 1 個療程，一般治療1～3個療程。

◇中藥內服方法二

【原材料】

柴胡6克、枳實 6 克、芍藥 6 克、炙甘草 6 克。

【使用方法】

將這幾種藥物研磨成細末，每次服 3 克，開水調和後服下，每天 3 次即可。

◇物理性熱敷

【原材料】

鹽、蔥、棉布袋。

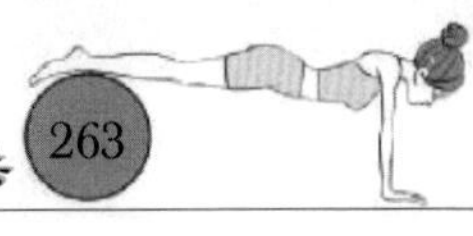

【使用方法】

最好用大粒的粗鹽，把鹽放入鍋中炒熱；製作一個棉布袋，袋子的長度以能夠橫著蓋住整個骨盆的寬度為宜，也可以製作兩個小點的袋子。將炒熱後的鹽裝入製作好的棉布袋中，放在小腹上覆蓋住整個盆腔，或分別放在小腹兩側，也就是輸卵管的位置。袋子上方和下方最好都墊上毛巾，防止燙傷皮膚或熱量散失太快；當自感不太燙時再撤走。

熱敷時間為每次30～60分鐘，每天一次，長期堅持則有很好的活血化瘀作用，對於慢性子宮附件炎有較好的效果，但孕期或準備懷孕的女性不可使用。

妊娠中毒症

疾病特徵

妊娠中毒症一般出現於女性妊娠期20週以後，多發於初產婦、高齡孕婦、肥胖的女性、有高血壓家族史的女性、患過慢性腎炎的女性、患糖尿病的女性等。

根據妊娠中毒症的嚴重程度，可分為輕度妊娠中毒症、中度妊娠中毒症、重度妊娠中毒症三種。中毒症的主要症狀是水腫、高血壓、蛋白尿。水腫從女性的腳尖開始，逐漸擴展到大腿乃至全身；水腫持續下去，血壓便開始上升，緊接著出現蛋白尿。但需要注意的是，一般沒有明顯的疼痛症狀，但當症狀嚴重的時候，也會出現一些不適的症狀，甚至可能出現抽搐與昏迷情況。

妊娠中毒症是一種常見的女性孕期疾病，一般來說患者自己不易察覺，需要由醫院檢查才能確認。妊娠中毒症的主要症狀是水腫、高血壓和蛋白尿，當三者都出現的時候，往往需要更加注意。

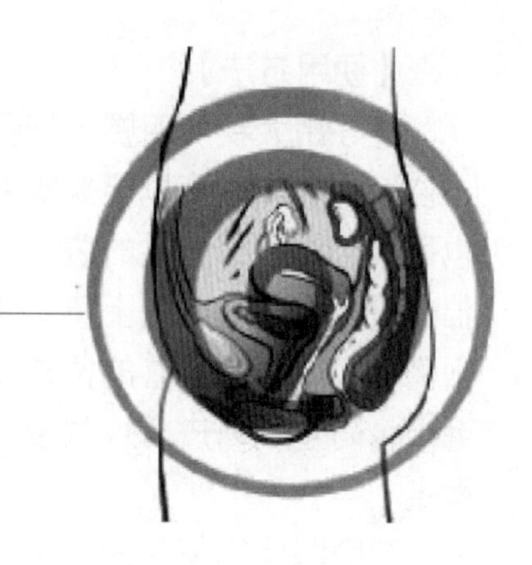

發病原因

妊娠中毒症的發病原因還不是十分清楚，一般認為是由於女性的妊娠過程影響到內分泌和代謝功能，造成水液代謝障礙，蛋白質丟失，並引起應激性血壓增高等。中醫認為，妊娠中毒症是因為妊娠以後氣血運行不暢，或因脾腎氣虛、肝腎陰虛所造成的。

中醫治療

根據中醫理論來看，妊娠中毒症基本是以飲食療法為主，用中藥預防妊娠中毒症也有一定效果。下面列舉一些中醫治療方法。

◇日常食療方法一

【原材料】

豆漿2000毫升、白糖200克。

【使用方法】

將白糖放入豆漿中（黃豆與水之比1：8 較好），分 6

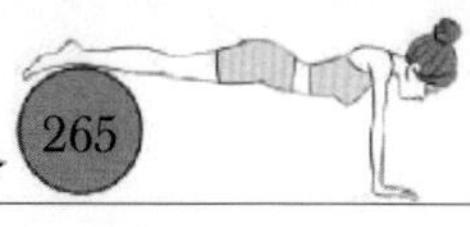

次食用，持續 2～4 天，再改用無鹽的普食。從食用豆漿的第二天開始，可適量給水果或藕粉，以緩解饑餓感，可自由飲水。此方對於女性急性妊娠中毒症有較好的效果，有降壓利尿的功效。

◇日常食療方法二

【原材料】

黃芪15 克、粳米 150 克。

【使用方法】

將黃芪，煎汁，去渣取汁備用；將粳米洗淘後，放入鍋中，加水熬粥；在粳米粥將成之時，加入藥汁，使粥稠，即可頻服。此方有益氣健脾、和中化濁的功效，對於妊娠中毒症的患者來說，有利水消腫、降蛋白尿的效果。

◇日常食療方法三

【原材料】

羅布麻葉 30 克，鴨肉 400 克，鹽、水、味精、黃酒等適量。

【使用方法】

將羅布麻葉選淨備用，鴨肉切塊。將鴨塊在沸水中煮一下，洗去浮沫，羅布麻葉裝入布袋中，紮口後，與鴨塊同時放鍋中，加鹽、水、味精、黃酒等，燉 1 ～2 個小時後，即可食用。此方有利水消腫的功效，羅布麻葉還有降壓作用，對於妊娠中毒症有一定的功效。

◇中藥內服

【原材料】

當歸 9 克、芍藥 18 克、茯苓 12 克、白朮 12 克、澤瀉 12 克、川芎 9 克。

【使用方法】

將上述幾味藥物研磨成細末。每次服 6 克，開水調和後服下，每天 3 次即可。此方為當歸芍藥散，能夠調和肝脾、補虛滲濕，對於女性妊娠中毒症有一定的效果。

先兆流產

疾病特徵

在妊娠期 28 週前，胎兒死亡並從子宮中排出，使妊娠期終止，便稱為流產。先兆流產是指有流產的表現，如腹痛、陰道流血等，但是此時胎兒還活著，經過保胎處理後，還有可能繼續妊娠狀態，並有產下不足月嬰兒的情況。此病相當於中醫中的胎漏下血、胎動不安等。

先兆流產的主要症狀表現為陰道少量出血、下腹疼痛或伴腰酸及下墜感、腹脹感等。一般來說，在妊娠早期不滿 12 週時，還是以陰道少量出血為主要症狀。在 12～28 週時，其他症狀也開始較為明顯地表現出來。

先兆流產對於已經懷孕的女性來說是一件非常殘酷的事。不過發生先兆流產也並不意味著孩子就沒有了，倘若發現得早，採取措施及時，還是可以由一些保胎措施產下胎兒的。

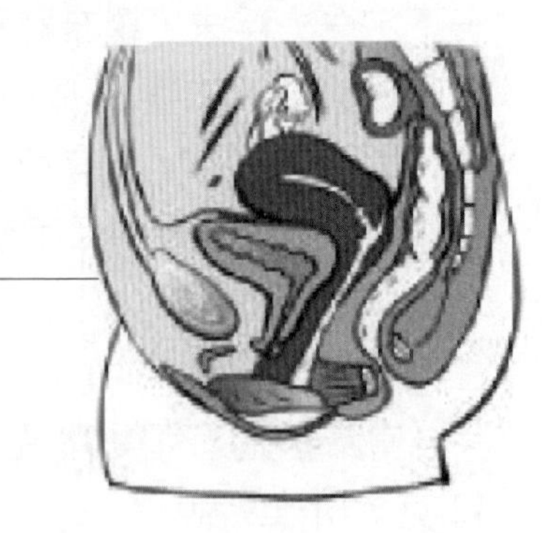

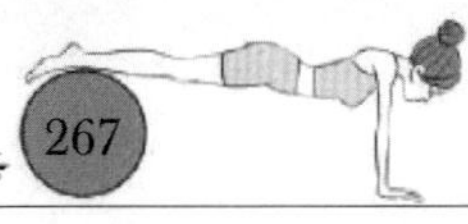

發病原因

西醫認為，先兆流產的發病原因一般有以下這幾個方面：胚胎發育異常或胎盤異常；母體因素，如子宮畸形、子宮發育不良、宮頸深度裂傷等；頸管無力症，即本應關閉的子宮口突然鬆弛，引起流產；一些外界的不良影響，如外傷、過度勞累、接觸放射線、摔倒等，也可能引起流產。

中醫認為，先兆流產主要是女性有氣虛、腎虛、脾虛、肝氣鬱滯或血熱等情況，使沖任受損，不能攝血養胎所致。

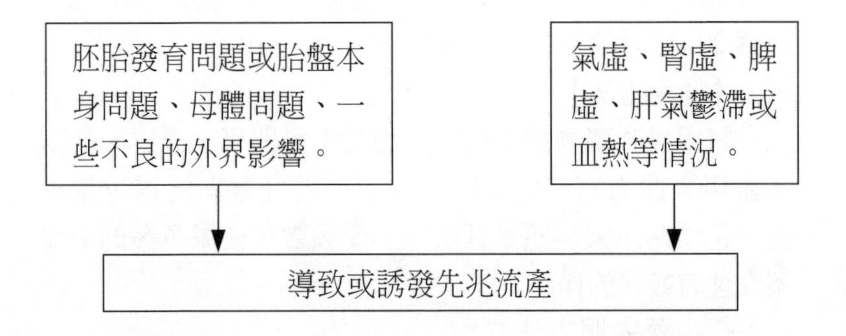

中醫治療

中醫把先兆流產分為腎虛、氣血虛弱、血熱等幾種情況進行辨證治療，主要是以安胎，維持妊娠，避免流產為當務之急。下面列舉一些中醫治療方法：

◇日常食療

【原材料】

苧麻根30克、新鮮鯉魚60～90克、油、鹽、胡椒等適量。

【使用方法】

將鯉魚去鱗、鰓及腸臟等，洗淨備用；將苧麻根加水煎湯後，去渣取汁；將鯉魚加入藥汁中，一起入鍋煮熟，加油、鹽、胡椒等適量調味，然後食魚飲湯。此方有滋陰清熱，養血安胎的功效，對於妊娠期陰道流血，色鮮紅質黏稠，或口乾咽燥、小便短黃、大便秘結等的血熱型女性有較好的效果。

◇中藥內服方法一

【原材料】

菟絲子、枸杞子、桑寄生、覆盆子、川續斷各 15 克，阿膠 20 克，益智仁 3 克，黨參、白朮各 10 克。

【使用方法】

將這幾味藥物加水煎服，每天 1 劑即可，分早、晚兩次服用。此方有補腎安胎功效，對於妊娠期陰道少量出血，色淡暗，或伴頭暈耳鳴、小便頻數、夜尿多等的腎虛型女性有較好的作用。

◇中藥內服方法二

【原材料】

黨參、熟地各15 克，白朮、白芍、杜仲、桂圓肉各10 克，陳皮、炙甘草各 6 克，黃芪、阿膠各 20 克。

【使用方法】

將上述藥物加水煎服，每天 1 劑即可，分早、晚兩次服用。出血多的女性可加仙鶴草 15 克；下腹有空墜感的女性，可加芋麻根 15 克。此方有補氣養血、固腎安胎之功效，對於妊娠期陰道少量流血，色淡紅，質稀薄，或面色蒼白等的氣血虛弱型女性有較好的作用。

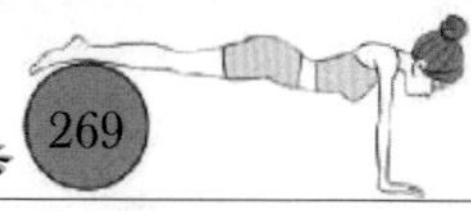

卵巢囊腫

疾病特徵

卵巢囊腫就是指在卵巢內部或表面生成的腫塊，腫塊內的物質通常是液體，有時也可能是固體，或是液體與固體的混合。卵巢囊腫屬廣義上卵巢腫瘤的一種，各個年齡均可能出現。卵巢囊腫是一種常見的良性腫瘤，在中醫中屬於石瘕、腸覃。

卵巢囊腫在早期並無特別明顯的臨床表現，往往在進行婦科檢查時才能發現。但隨著腫瘤的生長便能有所感覺。卵巢囊腫的主要特徵各不相同，主要包括：下腹有充脹、下墜等不適感；腹圍增粗，自感腹內有腫物；可能會有腹痛、腿痛情況；月經紊亂；排尿困難、尿瀦留、便急或大便不暢等。

發病原因

一般認為，卵巢囊腫可能與女性內分泌機能失調、促黃體素分泌不足、排卵機能受到破壞有關。

中醫認為，卵巢囊腫是由經期或產後受寒等原因導致身體的氣機不暢、氣血凝滯、痰瘀凝結所致。

中醫治療

中醫認為，對於卵巢囊腫應採用溫中散寒、理氣化水、益氣養血、軟堅化瘀的治療方法。下面列舉一些相關

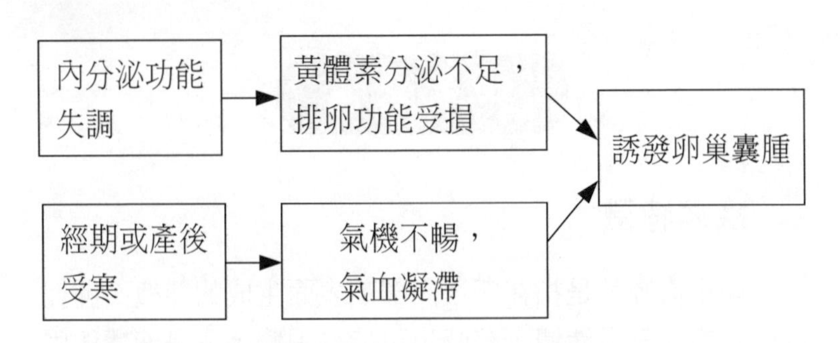

的中醫治療方法。

◇日常食療方法一

【原材料】

菱角500克、薏米100克、花膠（即魚肚）150克、陳皮、黏米適量，鹽少許。

【使用方法】

花膠預先用清水浸透發開，洗淨，切塊，備用；將菱角去殼取肉，洗淨，備用；將薏米和陳皮分別用清水洗淨，備用；黏米用清水浸透，洗淨，備用。將瓦煲內加適量清水，先用猛火煲至水滾，然後將上述材料放入，當水開後，再改用中火繼續煲至黏米開花成稀粥，加少許鹽調味，即可食用。

此方有健脾去濕、解毒散結、滋養肝腎的功效，對於女性卵巢囊腫有一定的療效。不過需要注意的是，女性如果有夜尿頻密、遺尿情況，則不宜食用。

◇日常食療方法二

【原材料】

山藥 40 克、核桃仁 30 克、母雞 1 隻（1500 克左右）、鮮湯 1000 毫升、香菇 25 克、筍片 25 克、火腿片

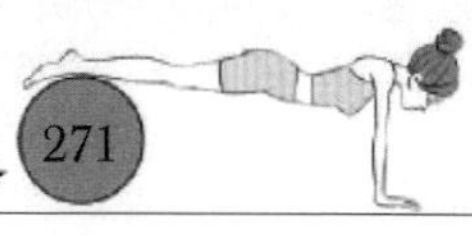

25 克、黃酒 50 毫升、精鹽適量。

【使用方法】

將山藥洗淨，縱切成長約 10 公分的薄片；核桃仁洗淨備用；將母雞去爪，剖開背脊，抽去頭頸骨（留皮），下沸水鍋焯水，洗淨血穢，處理乾淨。把處理好後的母雞雞腹向下放在大湯碗內，加黃酒、精鹽、鮮湯、山藥、核桃仁，將香菇水發後與筍片、火腿片一起擺在雞面上，隨即上籠蒸 2 小時左右，待母雞酥爛時取出即成，佐餐食用。

此方有補氣健脾、活血化瘀的功效，對於氣虛血瘀的卵巢囊腫患者有一定的功效。

◇中藥內服方法一

【原材料】

黃芪、丹參各 30 克，薏苡仁、昆布、海藻各 15 克，當歸 12 克，茯苓、青皮、鬱金、香附、桃仁、赤芍、絲瓜絡各 10 克。

【使用方法】

將藥物加水煎後，去渣取汁，每天服一劑即可，可分 2 次服用，一般 1 個月為 1 療程。

◇中藥內服方法二

【原材料】

炮山甲 60 克，當歸、川芎、丹參各 30 克，牛膝、醋大黃、醋延胡、肉桂、炒黑丑、五靈脂、醋炒三棱、莪朮各 1 克，麝香 0.06 克。

【使用方法】

將上述幾種藥物研磨成細末，分為每服 9 克，每天服用 3 次，一般 1 個月為一療程。

盆腔炎

疾病特徵

盆腔炎是女性生殖器官及其周圍結締組織和盆腔腹膜受細胞侵襲發生炎症的統稱，也是很常見的女性疾病。在中醫中，盆腔炎屬於熱疝、帶下等病的範疇。

盆腔炎一般分為急性及慢性兩種。急性盆腔炎症狀主要為高熱、畏寒、下腹劇疼及壓痛感，陰道有大量膿性分泌物或大量的黃色白帶等。慢性盆腔炎症狀多不明顯，一般有下腹持續疼痛、腰酸痛、月經失調、白帶增多、尿急、尿頻、排尿困難、食慾不佳、發熱、頭痛、月經失調等症狀。

發病原因

盆腔炎多發生於分娩、流產及生殖道手術後，主要是因為消毒不嚴、細菌侵入、機體抵抗力弱而引起，或者是因為經期或產褥期衛生注意不夠而產生，也有的是由於鄰

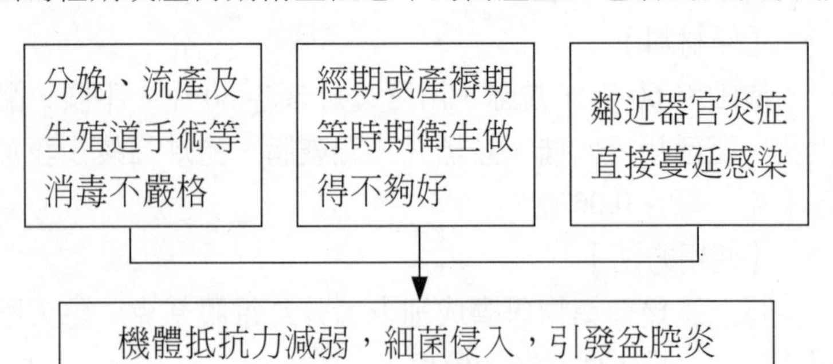

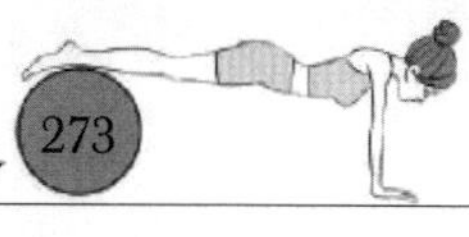

近器官的炎症直接蔓延所造成。常見致病菌為鏈球菌、大腸桿菌、葡萄球菌、淋菌及厭氧菌等。慢性盆腔炎常為急性盆腔治療不徹底，或女性患者的體質較差、病程拖延所致。有的女性則直接表現為慢性盆腔炎。

中醫治療

在中醫理論中，盆腔炎主要被分為濕熱瘀毒、氣滯血瘀等症型，需進行辨症治療。下面列舉一些相關的中醫治療方法。

◇日常食療方法一

【原材料】

土茯苓 50 克、芡實 30 克、金櫻子 15 克、石菖蒲 12 克、豬瘦肉 100 克。

【使用方法】

將上述材料一起放入鍋中，加清水適量，慢火煲湯，可加食鹽調味，熟後飲湯食肉。此方有健脾補腎、解毒祛濕的功效，而且此方性味平和，不寒不燥，對防治慢性盆腔炎比較適宜。

◇日常食療方法二

【原材料】

苦菜 100 克、金銀花 20 克、蒲公英 25 克、青蘿蔔 200 克。

【使用方法】

將青蘿蔔切片，然後與其他三味藥物共煎煮；去藥渣後，吃蘿蔔喝湯，每日 1 劑即可。此方對於濕熱瘀毒型盆腔炎患者有一定的效果。

◇日常食療方法三

【原材料】

冬瓜籽仁 20 克、金銀花 20 克、黃連 2 克、蜂蜜 50 克。

【使用方法】

先煎金銀花，去渣取汁後，用藥汁煎冬瓜籽仁；在 15 分鐘後放入黃連、蜂蜜即可食用。每天 1 劑即可，連服 1 週。此方清熱解毒，對於濕熱瘀毒型的盆腔炎患者有一定的作用。

◇中藥內服方法一

【原材料】

丹參 18 克、赤芍 15 克、木香 12 克、桃仁 9 克、金銀花 30 克、蒲公英 30 克、茯苓 12 克、丹皮 9 克、生地 9 克。

【使用方法】

如果女性感到疼痛情況較重時，可以加延胡索 9 克。此方對於發熱、下腹脹痛、帶下色黃量多、小腹兩側疼痛的濕熱瘀毒型盆腔炎患者，有清熱利濕、活血化瘀的功效。

◇中藥內服方法二

【原材料】

製香附 9 克、川楝子 9 克、延胡索 9 克、五靈脂 9 克、當歸 9 克、烏藥 9 克、枳殼 4.5 克、木香 4.5 克、沒藥 3 克。

【使用方法】

將上述藥物加水煎服，每天 1 劑即可，分 2 次服。此方對於氣滯血瘀型盆腔炎患者有行氣活血、化瘀止痛的功效。

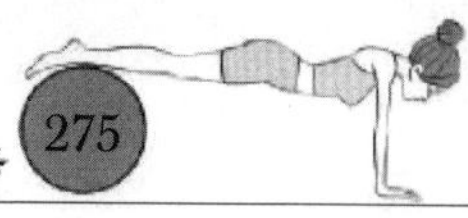

盆腔腹膜炎

疾病特徵

覆蓋子宮、卵巢等骨盆內臟器的盆腔腹膜引起的炎症，即為盆腔腹膜炎。由於盆腔腹膜炎很少原發，所以，在女性發病前往往有急性盆腔器官炎症的情況。

在本病的初發時期，會有口乾舌燥、頭痛、欲飲的情況，或白帶增多、月經紊亂，或陰道不規則出血等症狀出現。腹痛和發熱是盆腔腹膜炎比較多見的症狀，高燒一般能達到 40 攝氏度或以上的程度，在發熱前往往會感到惡寒。同時，還可能伴有噁心、嘔吐、便秘，腹部肌肉被手按時可感到緊張、發硬或較強的痛感症狀。病情嚴重者可出現煩躁不安、全身衰竭，甚至神志不清、昏迷等。

發病原因

盆腔腹膜炎的發病原因，與細菌感染有一定關係，但更多的是卵巢炎和輸卵管炎蔓延所導致。特別是在分娩後，女性比較容易患卵巢炎和輸卵管炎，所以也比較容易患盆腔腹膜炎。另外，此病也好繼發於盆腔蜂窩組織炎。一些外科疾患所造成的感染，如闌尾炎、憩室炎穿孔等，也可能引起本病。

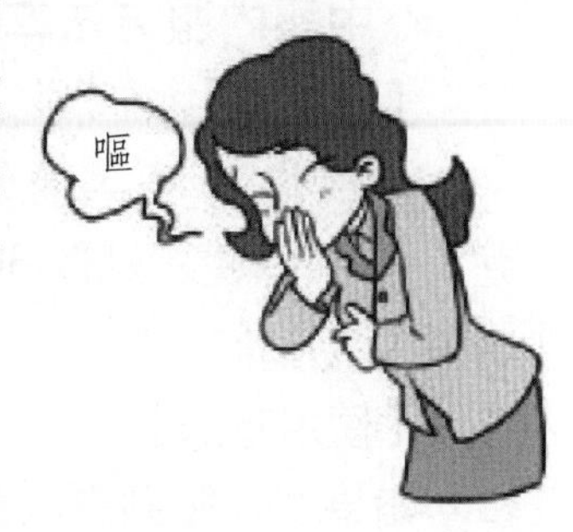

中醫認為，盆腔腹膜炎的發生

是因為女性的體質虛弱，或在生活中不注意衛生，由感染濕濁邪氣所致。此病可歸於中醫的腹痛、帶下等病症中。

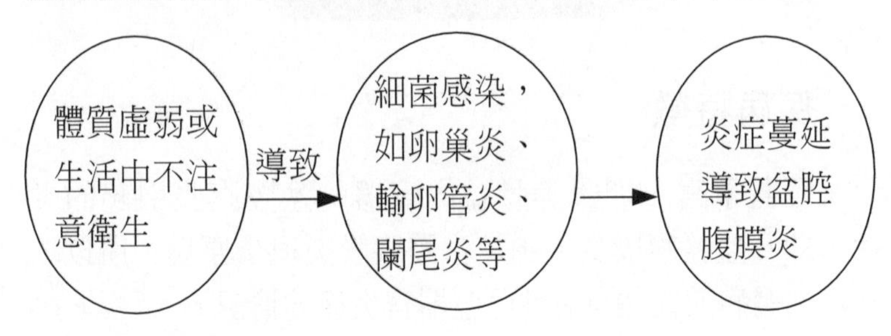

中醫治療

根據中醫理論，盆腔腹膜炎一般可以分為濕熱下注、瘀熱互結、寒濕凝滯等幾種類型。下面介紹一下相關的中醫治療方法。

◇中藥內服方法一

【原材料】

紅藤 30 克、蒲公英 20 克、丹參 15 克、赤芍 15 克、薏苡仁 15 克、土茯苓 15 克、黃櫱 10 克、丹皮 10 克。

【使用方法】

將上述藥物放入鍋中，加水煎服，每天 1 劑即可。

◇中藥內服方法二

【原材料】

金銀花 30 克、蒲公英 20 克、地丁 20 克、野菊 20 克、連翹 15 克、紅藤 30 克、敗醬 20 克、赤芍 15 克、元胡 15 克。

【使用方法】

如果女性感到腹脹重，可加枳實 10 克、柴胡 15 克；

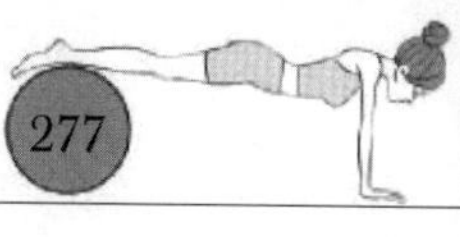

如果帶下黃稠，可加黃檗 15 克、椿根皮 20 克、魚腥草 20 克；如果腹脹便結，可加厚朴 10 克、大黃 5 克；如果有膿腫形成，可加大黃 10 克、桃仁 15 克、冬瓜仁 20 克。此方對於女性盆腔腹膜炎有清熱解毒、祛瘀止痛的功效。

◇中藥灌腸

【原材料】

紅藤 30 克、敗醬草 30 克、蒲公英 30 克、桃仁 15 克、赤芍 15 克。

【使用方法】

將上述藥物加水適量，濃煎兩次，然後去渣取汁 400 毫升，並冷卻至 37 攝氏度，用於灌腸，早晚 2 次即可，7 天為 1 療程。

◇中藥外敷

【原材料】

芙蓉葉 300 克、大黃 300 克、黃芩 240 克、黃連 240 克、黃檗 240 克、澤蘭葉 240 克、冰片 9 克。

【使用方法】

將上述藥物一起研磨成細末，用黃酒煎後調敷於下腹部，每日換藥 2 次即可。

經前綜合徵

疾病特徵

經前綜合徵，又被稱為經前期緊張綜合徵，它是女性最為常見的疾病之一，多出現於月經開始前的 7～14 天，於月經後消失或明顯減輕。

經前綜合徵主要表現為身體或情緒上的變化。身體上的變化有手足和眼瞼水腫、頭痛、乳房脹痛、腰痛、下腹疼痛，盆腔有沉重感或腫脹感等；情緒上的變化有易疲勞、困倦、嗜睡、易怒、抑鬱、焦慮、煩躁等。

月經對於女性來說是最常見的生理現象了，到了月經年齡的女性，每月都會與之碰面，然而與此相關的疾病也會影響到女性的健康，其中常見疾病之一就是經前綜合徵。一般來說，發病時會在身體和情緒上產生一些變化，不過當月經結束後症狀會自然減輕或消失。

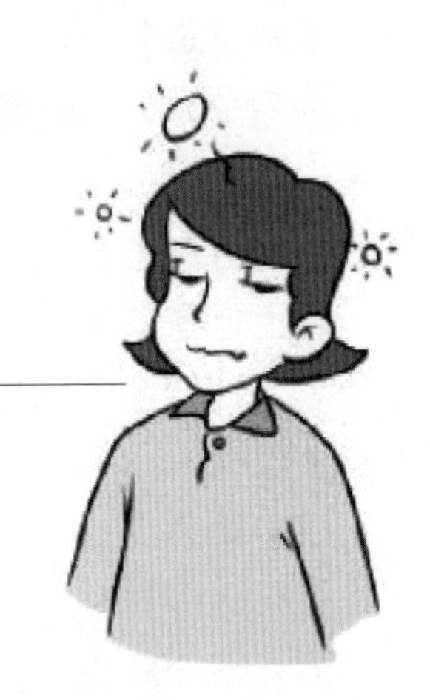

發病原因

經前綜合徵的發病原因，最早被認為是卵巢的雌激素和孕激素分泌不足所致，也有人認為是因為卵巢對於雌激素的分泌過多、體內雌激素相對過多所導致，還有人認為經前泌乳素過高、前列腺素過多和醛固酮增多等因素也與本病的發病有關。

中醫認為，經前綜合徵主要是因為肝腎機能失調而損及沖任二脈，進而引起肝氣鬱結，氣機運行不暢，或導致腎臟陰陽兩虛，而出現諸多相關症狀。一般在臟躁、不孕、經前乳脹、經行泄瀉、經行水腫、經行頭痛、經行身

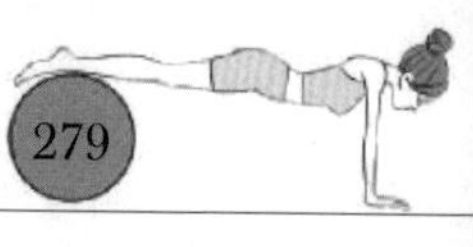

痛等病症中可見到相關的描述。

中醫治療

中醫治療經前綜合徵，一般是以調肝益腎為主，由調整臟腑氣血功能，再結合疏導等，可以起到較好的效果。下面介紹一些相關的中醫療法：

◇日常食療

【原材料】

月季花 6 克、玫瑰花 6 克、合歡花 6 克。

【使用方法】

將這三種花放入杯中，用沸水浸泡，封蓋 5 分鐘後當茶飲即可，可加適量冰糖調味。此方有解鬱安神調經的功效，同時對解除煩悶情緒、疏肝理氣大有裨益，適用於伴有月經不調、失眠症狀的經前期綜合徵患者。一般經前每天 1 劑即可，連服 5 天。

◇中藥內服方法一

【原材料】

柴胡 15 克、白芍 20 克、枳殼 10 克、川芎 10 克、香附 15 克、甘草 10 克、陳皮 10 克、鬱金 15 克。

【使用方法】

如果女性感到乳房脹痛，可加路通 15 克、王不留行 15 克；如果乳房脹痛有結節，可加橘核 15 克、夏枯草 15 克、穿山甲 15 克；如果是肝鬱化火導致的頭暈頭痛，則應該減香附、陳皮，加菊花 15 克、黃芩 15 克、鉤藤 15 克、代赭石 30 克；如果肢體腫脹，可加澤蘭 15 克、澤瀉 15 克、檳榔 15 克；如果感到狂躁不安，可加磁石 30 克、琥珀 25

克、石菖蒲15克。此方有很好的疏肝理氣作用，對於肝鬱氣滯型的女性有較好的功效。具體服用劑量，應諮詢中醫醫師。

◇中藥內服方法二

【原材料】

桃仁15克、紅花15克、川芎10克、赤芍15克、牛膝10克、柴胡15克、枳殼15克、甘草10克、益母草20克、當歸20克、生地15克、丹參15克。

【使用方法】

如果女性肢體腫脹，可加澤蘭15克、澤瀉15克、大腹皮15克；如果疼痛比較明顯，可加桂枝15克、虎杖10克、雞血藤15克。此方對於血瘀型的女性，有理氣活血、化瘀通絡的功效。具體服用劑量，應諮詢中醫醫師。

月經不調

疾病特徵

月經不調，是指月經失去了正常的規律性，是女性的一種常見疾病。月經不調患者正在逐年增加，特別是一些工作壓力大的「白領」等群體更容易出現月經不調。

月經不調的主要症狀表現為經期提前或拖後7天以上，或出血量異常，或是月經前、經期時的腹痛等。如月經過多或持續時間過長；月經過少，經量及經期均少；不規則出血；絕經後陰道出血；經血色澤紫黑或淡紅，經血濃稠或稀薄等。此外，月經不調還可能會伴發其他症狀，

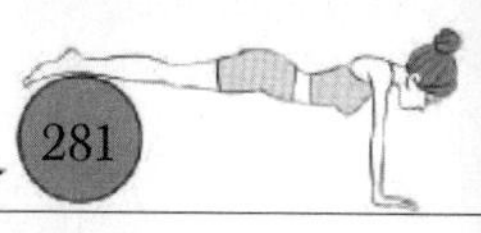

月經不調可以說是女性都知道的一種疾病，有不少女性受此困擾。從症病檢測來看，該疾病的主要特徵是月經的時間不對，提前或拖後７天以上，也可能有出血量異常，或是月經前、經期時的腹痛等情況。

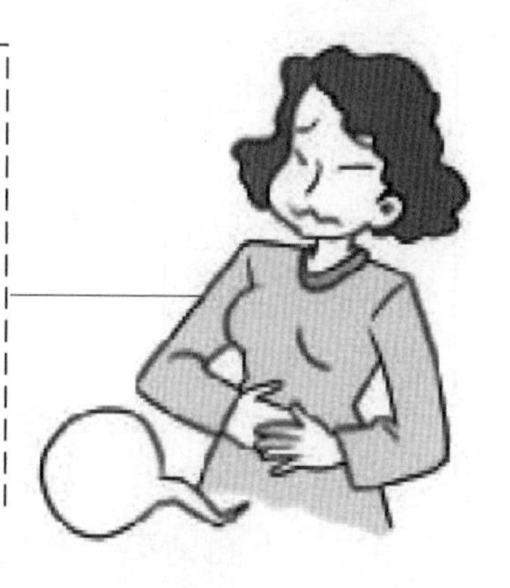

如痛經、經前緊張綜合徵、多囊卵巢綜合徵等。

發病原因

一般認為月經不調與卵巢的關係比較密切，可能因為女性長期處於壓力中，加上不良的生活習慣等，影響了正常的女性激素的分泌，造成卵巢內分泌輕度失調，從而引起各種月經失調的症狀。另外，因器質病變或藥物等影響，如生殖器官局部的炎症、腫瘤及發育異常、某些藥物等，也可能造成月經不調。

中醫認為，引起月經不調的病因是多方面的，但主要是因為機體正氣不足，抗病能力低下，腎氣虧損，氣候、情緒、飲食、起居、環境的改變等諸多因素使卵巢、體內激素調解功能紊亂，導致沖任空虛，血海不能按期滿溢，行經規律失常而出現月經不調。

中醫治療

中醫認為，治療月經不調重在調經以治本，應用補腎扶脾。理氣活血法使氣血調和，對於月經不調能起到很好

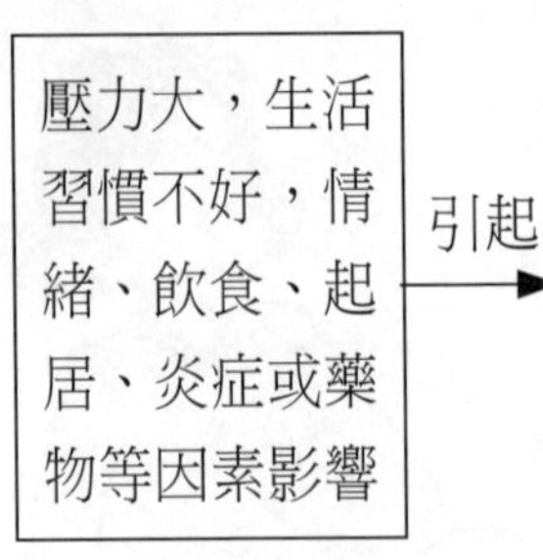

的作用。下面列舉一些相關的中醫治療方法：

◇日常食療

【原材料】

馬齒莧 250 克、雞蛋 2 枚。

【使用方法】

將馬齒莧洗淨與雞蛋共煮，熟後雞蛋去殼，再煮。每天 1 劑即可，可分 2 次服食，食蛋飲湯。此方能夠清熱涼血調血，對於月經量多色紅、質黏有塊、口渴心煩的血熱型月經不調女性有一定的功效。

◇中藥內服方法一

【原材料】

黨參 30 克、白朮 12 克、當歸 9 克、菟絲子 15 克、肉蓯蓉 15 克、淮山 20 克、女貞子 15 克、黃芪 15 克、牛膝 10 克、香附 9 克、丹參 12 克、山楂 20 克。

【使用方法】

如果女性在經期時流量多，可以去當歸、牛膝，加烏賊骨 12 克、金櫻子 30 克、艾葉 12 克、茜草根 10 克；經期較長，可以加炒蒲黃 10 克、益母草 20 克；經行不暢順，可以加紅花 6 克、益母草 20 克、桃仁 12 克；閉經

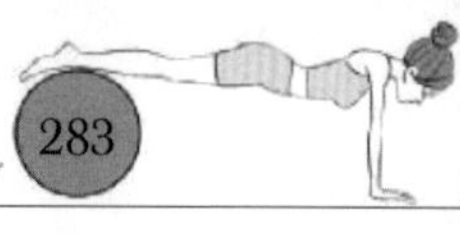

者，可以加蒲黃 10 克、木通 4 克；痛經者，可以加延胡索 8 克。此方能調理沖任、活血化瘀，對於女性月經不調有一定的功效。具體服用劑量，應該諮詢中醫醫師。

◇中藥內服方法二

【原材料】

丹參 20 克、當歸 15 克、黨參 15 克、玫瑰花 15 克、女貞子 15 克、廣木香 15 克、紅花 9 克、核桃仁 9 克、赤芍 10 克、旱蓮草 10 克、延胡 10 克、香附 10 克、大黃 6 克。

【使用方法】

如果女性在經期拖後，有腹痛，可以加炒茴香 10 克、肉桂 6 克；經期提前，可以加益母草 15 克。將上述藥物水煎，每天 1 劑即可，分 2 次服用。一般 5～7 劑即能見效，但具體服用劑量應諮詢中醫醫師。

尿道炎

疾病特徵

尿道炎是女性在夏季比較多發的一種疾病，一般來說，長期開車的女性比較容易出現尿道炎。

尿道炎主要分為急性和慢性，或分為非特異性尿道炎和淋菌性尿道炎。致病菌以大腸桿菌、鏈球菌和葡萄球菌最為常見。症狀主要表現為排尿時尿道有燒灼痛、尿頻和尿急，甚至可能出現排尿困難或是尿道痙攣等；尿道外口因慢性炎症，可能會呈瘢痕收縮，尿線變細，排尿不暢，在清晨時可能會有少量漿性分泌物黏著於尿道口。部分慢性尿道炎可能沒有明顯症狀。

尿道炎是伴隨女性的一種常見炎症，一般多發於夏季，與女性久坐有一定關係，如長期開車、長期坐辦公室等，主要表現為排尿時尿道有燒灼痛、尿頻和尿急，甚至可能出現排尿困難等症狀。

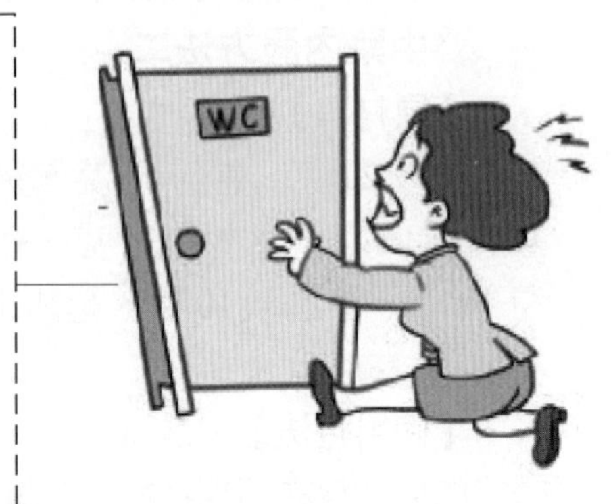

發病原因

女性容易患尿道炎，是因為女性的尿道天生較短，同時尿道口在會陰部附近，很容易受到細菌的侵襲，特別是在夏天，細菌繁殖比較快，容易乘虛而入，引起尿道發

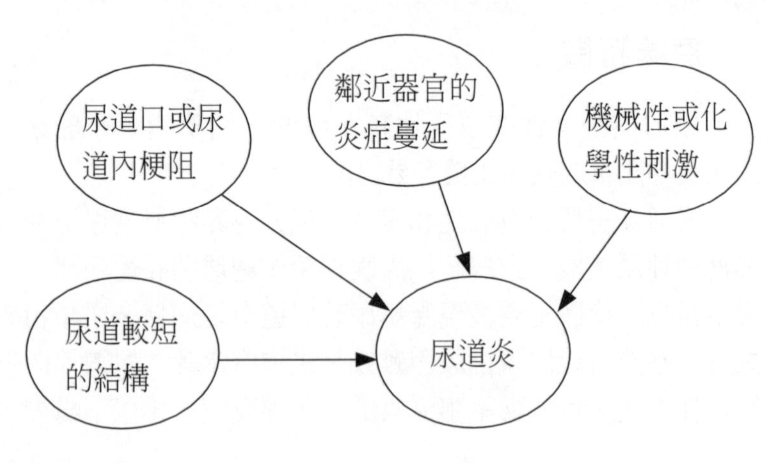

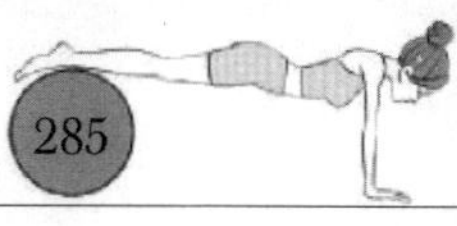

炎。尿道炎的致病菌以大腸桿菌、鏈球菌和葡萄球菌最為常見。另外，與尿道炎發生有關的原因還有這幾點，如尿道口或尿道內梗阻，鄰近器官的炎症蔓延，機械或化學性刺激等也都有可能引起尿道炎的出現。

中醫治療

對於尿道炎，中醫認為這與女性自身不夠注意衛生等有關，導致濕熱毒邪侵犯下焦，傷及泌尿生殖系統。下面列舉一些相關的中醫治療方法：

◇日常食療

【原材料】

枸杞子 50 克、茯苓 100 克、紅茶 100 克。

【使用方法】

將枸杞子與茯苓共研為粗末，放好備用；每次使用時，取 5～10 克藥物粗末，然後加紅茶 6 克，用開水沖泡 10 分鐘即可。每天 2 次，代茶飲用。

◇中藥內服方法一

【原材料】

木通 9 克、車前子（包）9 克、萹蓄 9 克、大黃 9 克、滑石（包）15 克、甘草梢 9 克、瞿麥 9 克、梔子 9 克、柴胡 30 克、五味子 9 克、黃檗 15 克。

【使用方法】

將上述藥物水煎後，去渣取汁，等藥汁變溫後服用，可分多次服用。如果女性痛感較重，可以加琥珀末（另吞）3 克。此方對於尿道炎有利水通淋的功效。

◇中藥內服方法二

【原材料】

冬葵子10克、萹蓄6克、瞿麥10克、木通6克、石葦6克、車前子10克、萆薢10克、黃芩6克、桃仁5克、生地12克、滑石10克、山梔5克。

【使用方法】

將上述藥物水煎後，去渣取汁，等藥汁變溫後服用，可分多次服用。此方對於女性小便量少、排出困難、尿痛尿急，尿道感覺灼熱等的尿道炎疾病，有清熱利濕通淋的功效。

◇中藥內服方法三

【原材料】

石菖蒲20克、車前子10克、黃檗10克、白朮10克、丹參30克、蓮子心10克、敗醬草30克、忍冬藤30克、土茯苓30克、生甘草10克。

【使用方法】

此方對於女性陰部瘙癢、帶下量多、小腹疼痛等下焦濕熱型非淋菌性尿道炎，有清熱利濕、解毒化濁的功效。如果女性感到疼痛明顯，可以加白花蛇舌草30克、馬鞭草30克；如果分泌物多，可以加入木通10克、澤瀉1克。具體的服用劑量應諮詢中醫醫師。

乳房構造及功能

乳房是女性身體一個非常重要的器官，它在女性的生殖和性活動中都具有著重要的作用。女性的乳房一般在青

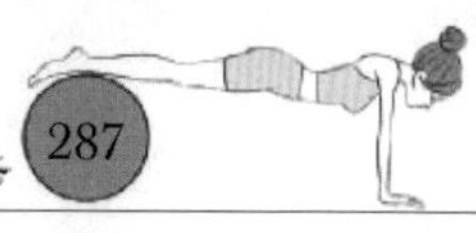

春期後才開始發育生長，在妊娠和哺乳期時開始有分泌物的出現。

乳房構造

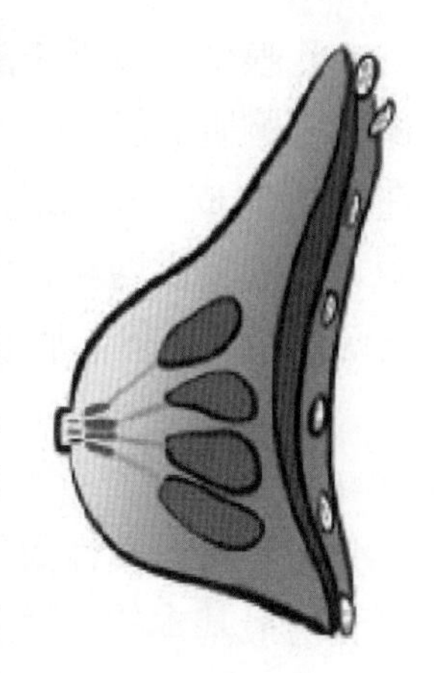

女性乳房在解剖學裏屬於女性生殖系統的一部分。乳房位於胸大肌上，一般是從第 2 肋骨延伸到第 6 肋骨的範圍。

從外部來看，成年未生育女性的乳房呈半球形，緊張而有彈性。乳房表面正中為乳頭，乳頭頂端有輸乳管的開口，乳頭主要由緻密的結締組織及平滑肌組成。平滑肌呈環行或放射狀排列，當有機械性刺激時，平滑肌收縮，可使乳頭勃起挺直，乳汁就能順著輸乳管，經過乳頭的小孔外流。

乳頭周圍有色素較多的皮膚區，被稱為乳暈。乳暈部皮膚有毛髮和腺體。腺體有汗腺、皮脂腺及乳腺。其中，皮脂腺也稱乳暈腺。在乳暈的表面有許多點狀的小隆起，這就是乳暈腺開口部位，可分泌脂性物質，並能滑潤乳頭和保護皮膚。

乳房內部主要由腺體、導管、脂肪組織和纖維組織等構成。乳房腺體由15～20個腺葉組成，每一腺葉分成若干個腺小葉，每一腺小葉又由10～100個腺泡組成。腺泡緊密地排列在小乳管周圍，它的開口與小乳管相連。許多小乳管又匯集成小葉間乳管，多個小葉間乳管匯集成一根整個腺葉的乳腺導管，也就是輸乳管。輸乳管在乳頭處較為狹窄，繼之膨大為壺腹，稱為輸乳管竇，有儲存乳汁的作用。

乳腺位於皮下淺筋膜的淺層和深層之間。淺筋膜一端連接著胸肌筋膜，另一端連於皮膚，由此將乳腺腺體固定在胸部的皮下組織之中，這些組織也被稱為是乳房懸韌帶。淺筋膜深層與胸肌筋膜間有一間隙，稱乳房後隙，內含疏鬆結統組織、脂肪和淋巴管。

乳房功能

乳房對於女性而言有著非常重要的作用。首先，哺乳是乳房最基本的生理功能，在哺乳期、在生育後大量激素的作用，以及嬰兒的吸吮刺激下，乳房會有規律地產生並排出乳汁，供嬰兒成長發育之需。

同時，乳房也是女性第二性徵的重要標誌。乳房的發育時間很早，是最早出現的第二性徵，也是女性青春期開始的標誌。

另外，在性活動中，乳房也是女性除生殖器以外最敏感的器官。在女性性興奮時，乳房會表現出乳頭勃起，乳房表面靜脈充血，乳房脹滿、增大等反應，而且隨著性刺激的加大，這種反應也會加強，直到性高潮來臨，之後才開始消退，逐漸恢復正常。

乳腺增生

疾病特徵

乳腺增生是指乳腺組織導管和乳小葉在結構上的退行性病變，以及進行性結締組織的生長，又稱乳腺小葉增生，在

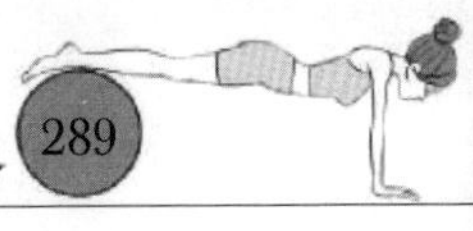

中醫中稱為乳癖。乳腺增生是女性最為常見的乳房疾病，一般來說多數的20～50歲女性都有不同程度的乳腺增生。

乳腺增生的症狀主要以乳房週期性疼痛為特徵。在疾病初起時，可能會出現彌散性的脹痛或觸痛，其中觸痛為乳房外上側及中上部最為明顯，在每次月經前疼痛加劇，行經後疼痛減退或消失。當情況嚴重時，可能會呈現持續性疼痛，甚至走路、活動時亦感疼痛，有時也會向肩、背部、腋窩、上肢等處放射。

發病原因

造成乳腺增生的原因非常複雜，主要認為是由於內分泌紊亂，如卵巢分泌的激素量不太正常、月經量過多或過少、經期不是很準確等；精神上的壓力因素也可能對乳腺產生不良影響。另外，如果患有月經週期紊亂、附件炎、子宮肌瘤等其他疾病的女性，也容易引發乳腺增生。

中醫認為，乳腺增生的發病原因與情懷不暢、肝氣不得正常疏瀉、沖任失調、痰瘀凝結有很大的關係。

乳腺增生是非常常見的女性乳房疾病，一般來說發病比較普遍，多數20～50歲的女性都有不同程度的乳腺增生。此疾病的主要症狀是乳房周期性疼痛，有時疼痛還會向四周呈放射性蔓延。

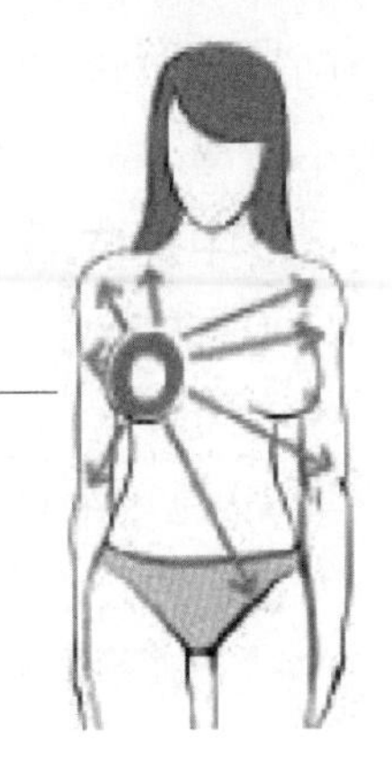

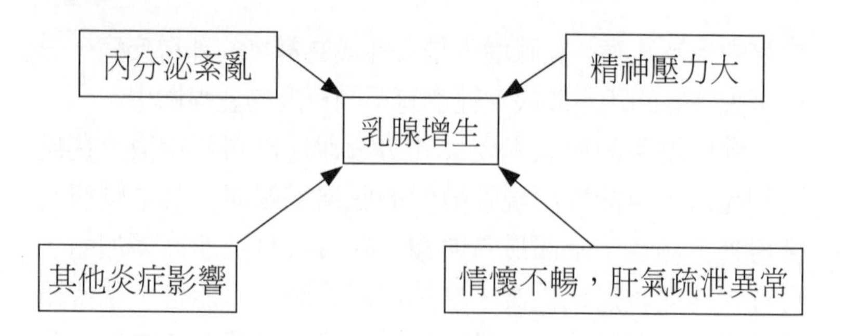

中醫治療

由於乳腺增生主要是激素失衡造成的，治療上應當以調理內分泌最為重要，而中醫在這方面有著獨到之處，能起到一定的效果。下面列舉一些相關的中醫治療方法：

◇日常食療

【原材料】

金橘葉（乾品）30克。

【使用方法】

將金橘葉洗淨，晾乾後切碎，然後放入砂鍋中，加水浸泡片刻；煎煮15分鐘後，再去渣取汁，將藥汁放入容器中即可。可將藥汁代茶飲，早、晚分服。此方對於女性乳腺小葉增生，有疏肝理氣、解鬱散結的功效。

◇中藥內服

【原材料】

肉蓯蓉 15 克、當歸 10 克、赤芍 10 克、柴胡 5 克、金橘葉 10 克、半夏 10 克。

【使用方法】

將上述藥物分別揀去雜質，洗淨，晾乾或切碎；將處理

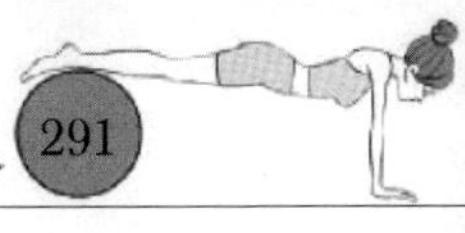

好的藥物放入砂鍋中，加水適量，浸泡片刻，再煎煮 30 分鐘；煎好後，去渣取汁，將藥汁放入容器中，待其溫熱時，加入蜂蜜 30 毫升，攪拌均勻即可。此方可分上、下午分服，適宜於乳腺小葉增生，有調理沖任、活血散結的功效。

◇中藥外敷方法一

【原材料】

蒲公英 30 克、木香 30 克、當歸 30 克、白芷 30 克、山梔 30 克、薄荷 30 克、紫花地丁 18 克、瓜蔞 18 克、黃芪 18 克、鬱金 18 克、麝香 4 克。

【使用方法】

將上述藥物研成細末放入容器中裝好，分出 0.5 克備用；用酒精清洗肚臍部後再擦乾，分出來的小量藥物填塞到肚臍部，用棉花輕柔按壓，再用膠布固定即可。3 天可換藥 1 次，一般 8 次為 1 療程，3 個療程可見效果。需要注意的是，如果女性月經過多或有功能性出血，最好不要使用此方，其他注意事項，應諮詢中醫醫師。

◇中藥外放方法二

【原材料】

雞血藤 30 克、絲瓜絡 30 克、桑寄生 30 克、澤蘭 30 克、紅花 30 克、香附 30 克、川芎 30 克、連翹 30 克、瓜蔞 30 克、大黃 30 克、芒硝 30 克。

【使用方法】

將上述藥物放到一起，混合後用兩個布袋分裝，然後放到鍋中蒸熱後，灑酒少許，趁熱敷於患側乳房 30 分鐘。每天 2 次，1 劑藥可用 10 次，10 天為 1 療程。

乳腺囊腫

疾病特徵

乳腺囊腫又稱為乳汁淤積症，屬於乳腺病之一。乳腺囊腫常見的有乳房單純囊腫及積乳囊腫等。

乳腺囊腫的最初症狀一般是乳腺腫，多見於單側，位於乳暈區外的乳腺周邊部位，呈圓形或橢圓形，邊界清楚，表面光滑，稍活動後觸之有輕度觸痛感，在月經來潮前，乳房常有脹痛感。也有的乳腺囊腫會表現出局部紅、腫、熱、痛等炎症反應，有時從乳頭會分泌黃褐色的膿水或血水。

乳腺囊腫也是比較常見的女性疾病之一。此病最初症狀一般多見於單側，有輕度觸痛感，在月經來潮前，乳房常有脹痛感。

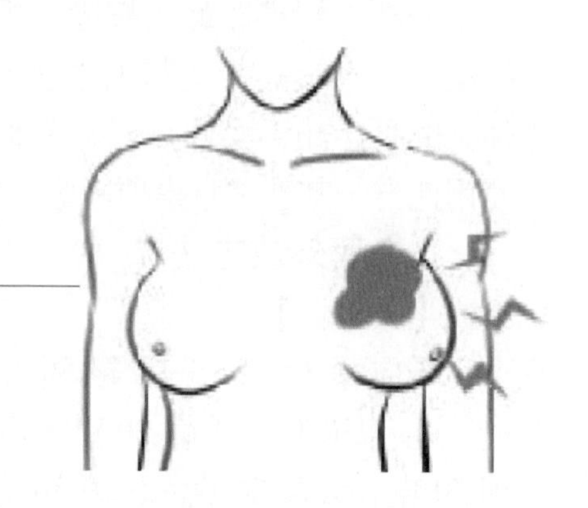

發病原因

乳腺囊腫一般認為是哺乳期因某腺葉的乳汁排出不暢，致使乳汁在乳房內積存而成。但具體發病原因目前還不清楚，可能與乳腺結構不良、炎症、腫瘤的壓迫有關。

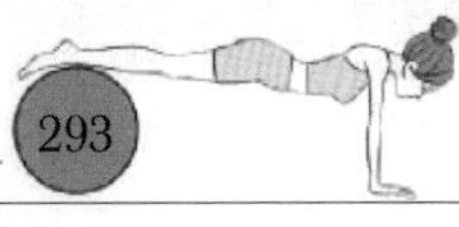

乳腺囊腫在中醫中屬於乳癖範疇，認為是由於肝鬱氣滯、沖任失調所引起，思慮傷脾，肝氣鬱結，氣滯血瘀，脾氣結滯，運化失司，痰濁內生，痰濁血瘀互結而成。

中醫治療

對於此病，中醫有著自己的治療方法。下面列舉一些相關的中醫治療方法：

◇日常食療方法一

【原材料】

天門冬 15 克、合歡花 8 克、紅棗 5 枚、蜂蜜少許。

【使用方法】

將天門冬、合歡花、紅棗一起放入杯中，加入開水，泡茶飲用，也可以加入蜂蜜少許。此方對乳腺囊腫有一定的效果。

◇日常食療方法二

【原材料】

生側柏葉 30 克、橘核 15 克、野菊花 15 克。

【使用方法】

將少數藥物放入砂鍋中，加水適量，煎湯，去渣取汁，飲用藥汁即可。

◇中藥內服方法一

【原材料】

柴胡 12 克、白芍 12 克、香附 12 克、鬱金 12 克、青皮 9 克、丹參 9 克、三棱 9 克、生牡蠣 30 克（先煎）、白花蛇舌草 15 克、夏枯草 30 克、黃芪 15 克。

【使用方法】

將上述藥物放入砂鍋中，加水適量煎服，每次 1 劑，日服 2 次即可。此方對於乳腺囊腫有一定的功效，具體的服用事項，應諮詢中醫醫師。

◇中藥內服方法二

【原材料】

柴胡 10 克、白芍藥 12 克、鬱金 15 克、白朮 15 克、益母草 20 克、當歸 12 克、生地黃 15 克、茯苓 15 克、甘草 6 克。

【使用方法】

將上述藥物放入砂鍋中，加水適量煎服，每天 1 劑即可，月經期間停藥。女性在月經前 2 週可以加麥芽 30 克、丹參 20 克、玄參 15 克；經後 2 週，可以加淫羊藿 15 克、肉蓯蓉 15 克、製何首烏 20 克。具體服用劑量，應諮詢中醫醫師。

◇中藥熱熨

【原材料】

柴胡 10 克、白朮 10 克、橘核 10 克、浙貝母 10 克、白芍 15 克、瓜蔞 15 克、夏枯草 15 克。

【使用方法】

將上述藥物放入砂鍋中，加水適量，煎服；將剩餘的藥渣裝入布袋，放入醋中煮沸，趁熱熨燙患處。藥袋冷即更換，每天 1 次，每次 30 分鐘即可，10 次為 1 療程。一般 2 個療程後可有一定的功效。如果女性的腫塊有刺痛感，可以加川楝子、玄胡索、川鬱金；如果腫塊大小和疼痛隨月經前後增減，可以加鹿角粉、丹參、仙茅、仙靈

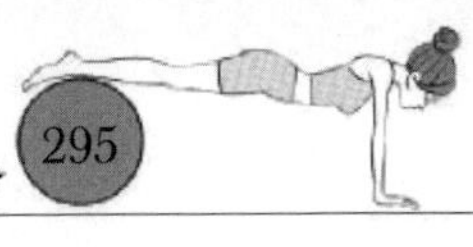

脾。具體的服用劑量，應諮詢中醫醫師。

乳腺炎

疾病特徵

乳腺炎是乳腺受感染後產生的炎症，大多數發生於女性產後1個月內，特別是在初產女性中比較常見。一般分為急性化膿性乳腺炎、慢性乳腺炎等。

乳腺炎的發病比較急，在初感染時會感到乳汁排泄不暢，乳頭皸裂，乳房表面紅腫、發熱，有觸痛；當病情嚴重時，症狀加重，局部紅、腫、熱、痛明顯，同時伴有高燒、寒戰情況，進而出現化膿、膿腫等情況，乳汁中混有膿腫、血液等。

發病原因

乳腺炎的發病原因主要為細菌感染所引起。有的女性乳頭過小或內陷、乳汁過多、乳管不通等都有可能使乳汁瘀積，進而使細菌容易生長繁殖，引發乳腺炎；或者乳頭、乳暈有小的傷口，使細菌得以入侵造成乳腺炎。

如果急性乳腺炎沒有得到徹底的治療，便可能轉為慢性乳腺炎。

乳腺炎相當於中醫中乳癰、石乳等的範疇，中醫認為，主要是因為肝氣不舒、胃熱蘊滯、復感外邪、經絡阻滯、以致乳汁不通、氣血失調所致。

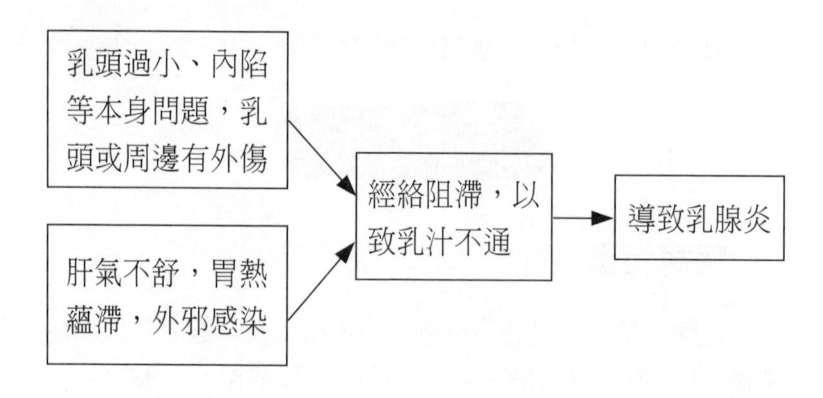

中醫治療

一般來說，乳腺炎早期比晚期容易治療。中醫一般將乳腺炎分為肝鬱氣滯型、胃熱壅盛型、氣陰兩傷型等來進行治療。下面介紹一些相關的中醫治療方法：

◇日常食療

【原材料】

鮮金針菜根 15 克（乾品則為 24 克）、豬蹄 1 隻。

【使用方法】

把豬蹄去毛，清洗乾淨；將鮮金針菜根與豬蹄放入鍋中，加水同煮。熟後吃肉，喝湯。早晚空腹食用，每天 1 次即可，連吃 3～4 次。此方對於乳腺炎有清熱消腫、通經下乳的功效。

◇中藥內服

【原材料】

金銀花 18 克、柴胡 10 克、連翹 15 克、蒲公英 24 克、敗醬草 18 克、赤芍 10 克、合歡皮 10 克、益母草 12 克、薏苡仁 24 克、木通 4 克、皂角刺 10 克、紫花地丁 18 克。

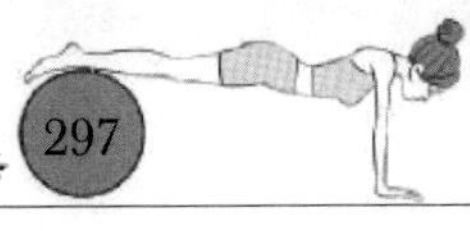

【使用方法】

此方對乳腺炎有清熱解毒、疏肝理氣、排膿的功效。如果女性乳房有結塊，可以加桃仁 10 克、鱉甲 20 克、川芎 10 克；如果乳房腫痛明顯，可以加乳香 6 克、川楝子 9 克、沒藥 8 克。具體服用劑量，應諮詢中醫醫師。

◇推拿按摩

患者坐在椅子或床上，按摩者用一隻手在乳房紅腫處輕輕按摩 2 分鐘，再自乳根部向乳頭方向推進數次；然後用右手拇指、食指輕捻乳頭，同時左手按壓乳中穴，再以雙手輪換輕按乳房，使乳汁流出。反覆進行 3～5 次，可使瘀積的乳汁充分排出，每日按摩 2 次即可。此法簡便易行，也可自行按摩，對於乳腺炎初期有一定的效果。

◇中藥外敷

【原材料】

鮮蒲公英、菊花葉各適量。

【使用方法】

將鮮蒲公英、菊花葉一起搗爛成泥，將藥泥外敷於患處，每天 1 次即可，3 日為 1 個療程。

乳腺癌

疾病特徵

乳腺癌是乳腺導管的上皮細胞在各種內外致癌因素的作用下，使細胞失去了正常的特性，異常增生，以致超過了自我修復的限度而發生癌變的疾病。乳腺癌是女性比較常見的乳房疾病，多數發生於 40～60 歲的女性，也就是更年期前後的女性。

乳腺癌，以乳腺腫塊為主要特徵。但在最初時，沒有什麼特殊的症狀，也沒有疼痛感覺，只有在腫塊長大後才會被發現。除了腫塊外，有的女性會有不同程度的觸痛或刺激和乳頭溢液情況出現。

由於腫塊的生長速度較快，所以在生長過程中很容易引起乳房外形的改變，如腫塊表面皮膚凹陷、腫塊明顯凸出、皮膚硬結，甚至可能出現皮膚破潰形成潰瘍，或與皮膚或胸大肌粘連固定等情況。另外，本病容易發生轉移，多表現為同側腋窩淋巴結腫大等特徵。

發病原因

乳腺癌病因尚不能完全明瞭，一般認為絕經前和絕經後雌激素是刺激發生乳腺癌的明顯因素。此外，遺傳因素、飲食因素、某些乳房良性疾病等都與乳腺癌的發生有一定關係。

乳腺癌在中醫學中，相當於乳岩等病。中醫認為乳頭屬肝，乳房屬胃，脾胃是相聯的，發病原因是因為憂思恚

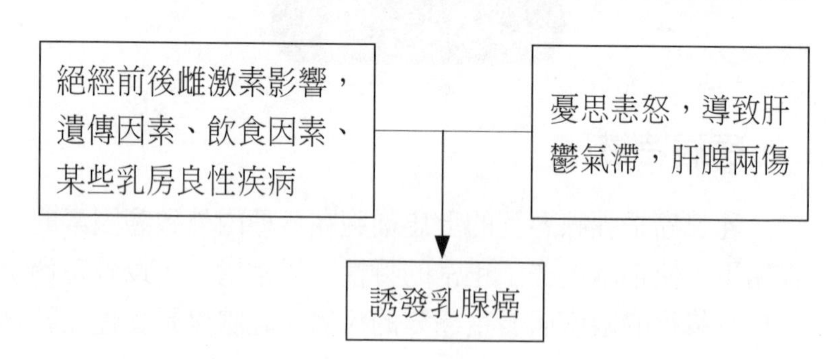

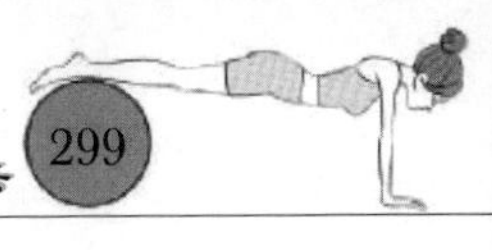

怒，導致肝鬱氣滯，肝脾兩傷。

中醫治療

對於乳腺癌，中醫認為應當以疏肝健脾、解鬱活血、軟堅散結為治療原則。下面列舉一些相關的中醫治療方法。

◇日常食療方法一

【原材料】

當歸 15 克、牛膝 10 克、木通 10 克、茯苓 15 克、紅豆 100 克、鯉魚 500 克，蔥、蒜、薑、食油、鹽、米醋等調料各適量。

【使用方法】

將鯉魚處理乾淨，上述藥物洗淨包好，與處理好後的鯉魚一起放入鍋中，加入適量清水，燉 2 小時即可。飲湯，每天 1 劑即可，分 2 次飲用。此方對於女性乳腺癌腫脹有活血消腫的功效。

◇日常食療方法二

【原材料】

熟地 20 克、大棗 20 克、女貞子 10 克、黃芪 20 克、雞 250 克，食油、蔥、薑、蒜、鹽等調料各適量。

【使用方法】

將雞洗淨，並切成塊狀備用；將熟地、大棗、女貞子、黃芪洗淨，並用紗布包好；將包好的藥物與雞塊一起放入鍋中，加入調料，同燉 2 小時即可。食肉喝湯，每天 1 劑即可，可以分 2 次服用。此方對於女性乳腺癌手術後或體質虛弱等，可以起到補氣養血的功效。

◇**中藥內服方法一**

【原材料】

柴胡 12 克、白芍 12 克、當歸 12 克、雲苓 12 克、白朮 12 克、山慈菇 12 克、鬱金 12 克、山海螺 30 克、薏苡仁 30 克、貓爪草 30 克、甘草 6 克。

【使用方法】

將上述藥物放入砂鍋中，加水煎服，每天 1 劑即可。此方對於乳房脹痛、兩脇脹悶、乳房腫塊皮色不變、質地較硬等的肝鬱氣滯型女性，有疏肝理氣、消症散結的功效。

◇**中藥內服方法二**

【原材料】

金銀花 12 克、野菊花 12 克、紫地丁 12 克、山慈菇 12 克、土鱉蟲 12 克、天葵 12 克、蒲公英 30 克、七葉一枝花 30 克、薏苡仁 30 克、白花蛇舌草 30 克、甘草 6 克。

【使用方法】

將上述藥物放入砂鍋中，加水煎服，每天 1 劑即可。此方對於乳房腫塊紅腫熱痛，增大明顯，甚至潰爛惡臭，咽乾舌痛等的痰火蘊結型女性，有清熱解毒、化痰散結的功效。

更年期綜合症

疾病特徵

女性從中年到老年階段的這一過渡時期，被人們稱為更年期，一般在 45～52 歲之間。在這一時期，精神心理、神經內分泌和代謝等都產生了很大的變化，女性會感到一

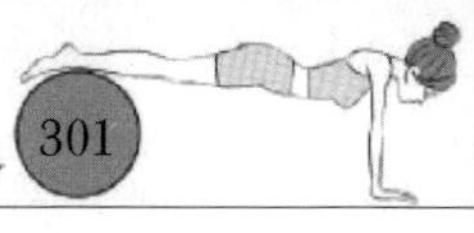

些不適症狀，總稱為更年期綜合徵，在中醫中相當於「經斷前後諸症」。

更年期綜合徵的症狀比較多，一般來說，有這幾種主要表現：胸部、頸部及面部突然發熱、發紅，然後出汗、畏寒；情緒不穩定，容易憂慮、抑鬱、激動、失眠、記憶力減退等；月經週期紊亂不定，月經量忽多忽少，性器官和第二性徵由於雌激素的減少而逐漸萎縮等。

一般來說，女性在更年期時所表現出來的症狀往往不是一個，而是多個症狀，程度和持續的天數也不相同。

更年期綜合徵是女性更年期前後的種種症狀的綜合。一般來說，這個時期女性在精神心理、神經內分泌和代謝等方面都會表現出一些變化，這也是正常現象，女性朋友也不必爲此過於緊張。

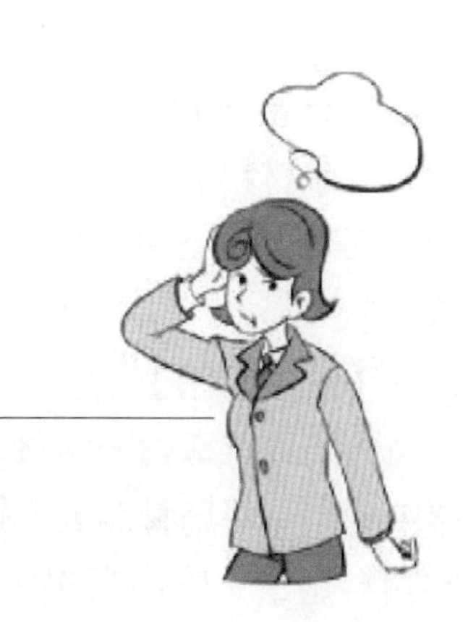

發病原因

對於更年期綜合徵，一般認為，卵巢功能衰退、雌激素和孕激素的分泌變少，使垂體、丘腦和植物神經等受到影響，這是引起更年期代謝變化和諸多症狀的主要因素。特別是症狀的出現與雌激素分泌減少的速度和程度有很大的關係，即雌激素減少越快速，更年期症狀就越嚴重。此外，女性的生活壓力也是更年期綜合徵產生的一大原因。

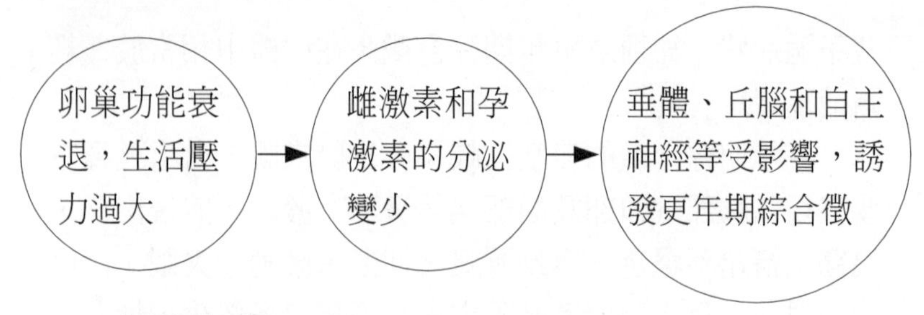

中醫治療

更年期綜合徵一般不需要特殊治療，只有當女性症狀嚴重時，才需要藥物治療。下面列舉一些相關的中醫治療方法：

◇日常食療

【原材料】

玄參 9 克、生地 15 克、烏骨雞 500 克、鹽等調料適量。

【使用方法】

將烏骨雞宰殺去內臟，洗淨；將玄參、生地一起放入雞腹中縫牢；將烏骨雞放入鍋中，加入適量清水，文火燉熟，放調料適量，吃肉喝湯。此方有補血滋陰、補腎平肝的功效，對於腎虛、頭暈目糊、氣陰不足的女性有一定功效。

◇中藥內服方法一

【原材料】

柴胡 9 克、枳殼 9 克、香附 9 克、白芍 12 克、川芎 9 克、炙甘草 9 克、茯神 15 克、遠志 5 克、菖蒲 6 克、龍齒 30 克（先煎）。

【使用方法】

此方有疏肝解鬱、安神定志之功效，適宜於肝鬱膽虛型

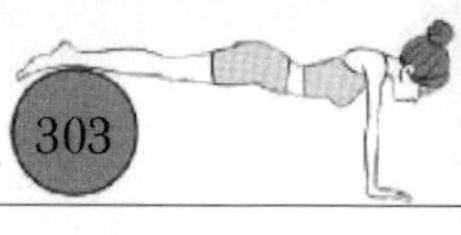

女性。如果女性容易驚恐，可以加淮小麥 30 克、磁石 30 克（先煎），能夠寧神定志；如果女性月經不調，可以加當歸 9 克、益母草 15 克、菟絲子 15 克，有養血調沖的功效。

◇中藥內服方法二

【原材料】

黨參 15 克、黃芪 20 克、白朮 12 克、炙甘草 6 克、當歸 9 克、龍眼肉 9 克、酸棗仁 12 克、茯神 12 克、遠志 6 克、木香 6 克。

【使用方法】

此方有益氣補血，養心安神的功效，對於心脾兩虛型女性有一定的功效。如果女性月經淋漓不盡，可以加仙鶴草 15 克、煅烏賊骨 15 克，可止血固經；如果女性感到有心悸情況時，可以把炙甘草改為 9 克、加桂枝 9 克、生地 12 克、麥冬 12 克，有溫通心陽、滋養心陰的功效。

◇推拿按摩

女性俯臥於床上，將褲褪下到尾骨下緣，上衣撩起至第七頸椎部；丈夫或朋友等站或坐於患者一側，用雙手掌上下推、擦女性背部，至皮膚溫熱，肌肉放鬆為止。然後，兩手自然屈曲成半握拳狀，拇指伸張在拳眼上面，食指和中指橫抵在尾骨上，兩手交替沿脊柱向上推進，同時兩手的大拇指將皮膚輕輕捏起，隨捏隨推，推至第七頸椎為止，如此反覆 3～5 遍。在按摩過程中，每推捏 3 次，就向上提 1 次，以脊背皮膚出現微紅為宜。

每天可以按摩 1～2 次。如果女性自感有胸悶、心悸、腹脹等症狀時，可以考慮加重手法，延長按摩時間。

國家圖書館出版品預行編目資料

現代女性養生／劉　青　主編
——初版，——臺北市，品冠，2011〔民 100 . 03〕
面；21 公分 ——（休閒保健叢書；20）
ISBN　978 - 957 - 468 - 796 - 1（平裝；）
1. 中醫　2. 養生　3. 婦女健康
413.21　　100000239

現代女性養生

主　　編／劉　　青
主　　審／周　　泉
責任編輯／黃　　軒
發 行 人／蔡 孟 甫
出 版 者／品冠文化出版社
社　　址／台北市北投區（石牌）致遠一路 2 段 12 巷 1 號
電　　話／（02）28233123・28236031・28236033
傳　　眞／（02）28272069
郵政劃撥／19346241
網　　址／www.dah-jaan.com.tw
E - mail ／service@dah-jaan.com.tw
承 印 者／傳興印刷有限公司
裝　　訂／建鑫裝訂有限公司
排 版 者／弘益電腦排版有限公司
授 權 者／遼寧科學技術出版社
初版 1 刷／2011 年（民 100 年）3 月

定　價／250 元

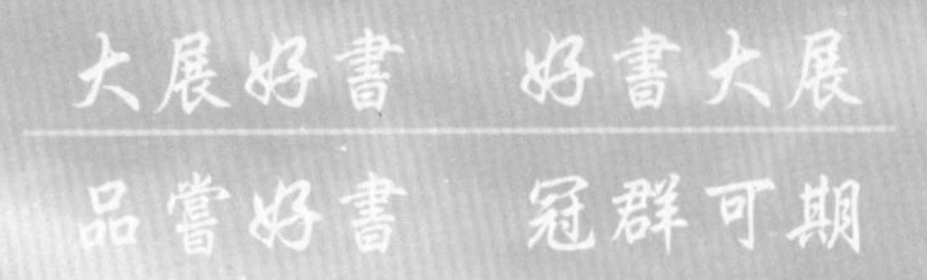
大展好書　好書大展
品嘗好書　冠群可期

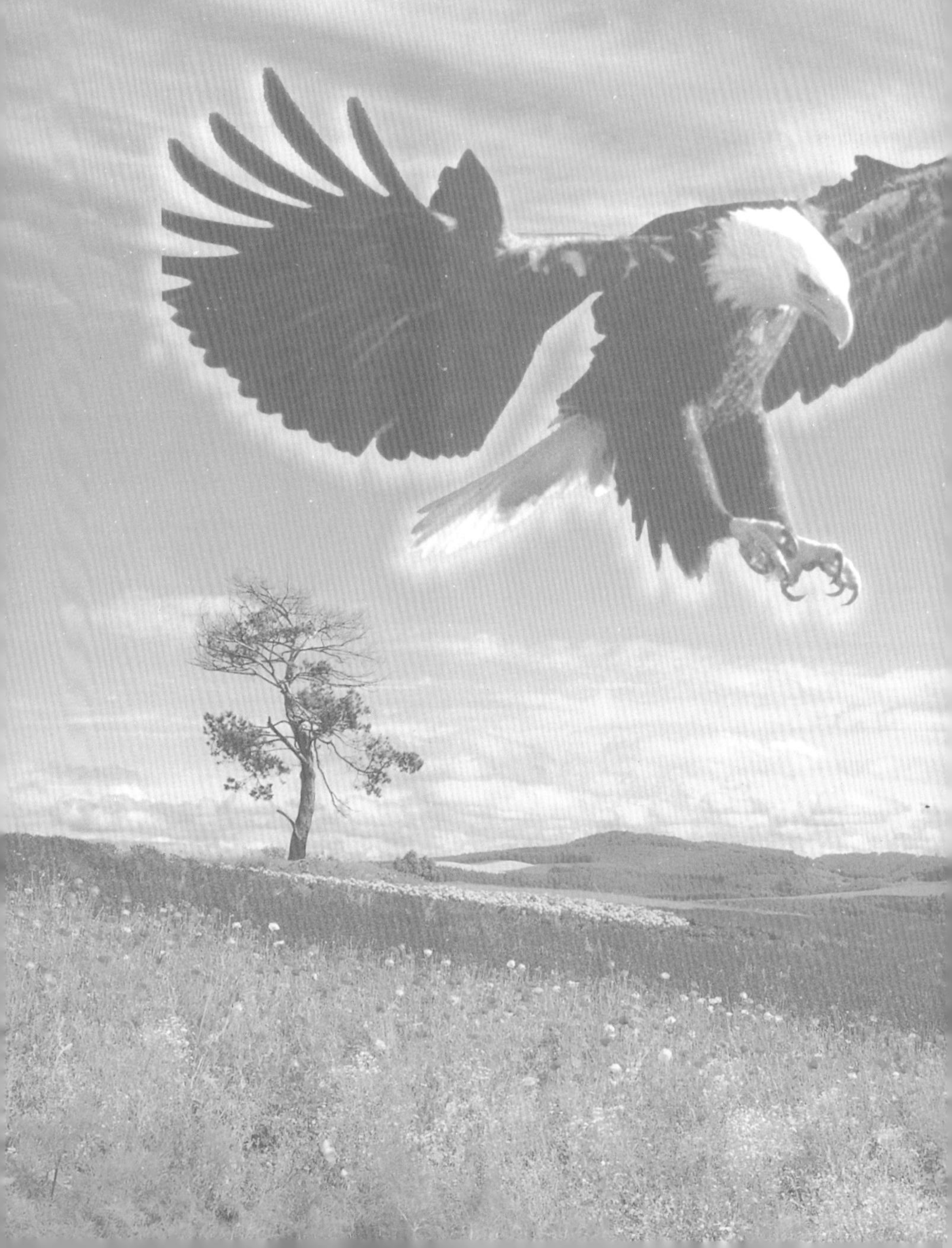

大展好書　好書大展

品嘗好書　冠群可期